HEINZ A. HOPPE

EUROPÄISCHE DROGEN

BAND I
A BIS H

DURCHGESEHEN UND ERGÄNZT
VON
W. PEYER

MIT 119 ABBILDUNGEN

HAMBURG
CRAM, DE GRUYTER & CO.
1948

Printed in Germany

Druck und Einband von **Broschek & Co.**, Hamburg

Vorwort

Von den maßgebenden Stellen aller europäischen Länder wurde in den letzten Jahren immer wieder auf die Wichtigkeit und den außerordentlichen Wert des Sammelns und des Anbaus von Heilpflanzen in Europa hingewiesen. Die bestmögliche Erfassung der Medizinalrohstoffe ist für das Sanitätswesen und die Erhaltung des Gesundheitszustandes der Bevölkerung Europas vordringlich.

Gerade die Medizinaldrogen erfordern erhöhte Aufmerksamkeit. Die sachgemäße und richtige Kenntnis der schwierigen Materie bei den angesetzten Kräften trägt unmittelbar zur Gesunderhaltung und mithin zur erhöhten Leistungsfähigkeit der Völker bei.

Es gilt, die Grundlagen für eine restlose und sachgemäße Erfassung der wertvollen Rohstoffe zu schaffen und den Anbau der dringend benötigten Heilstoffe mit allen zur Verfügung stehenden Kräften zu fördern.

Für die praktische Tätigkeit der Fachleute wurde der vorliegende Leitfaden geschrieben. Das Buch enthält Wesentliches über die wichtigsten europäischen Drogen. Hinweise auf die Standorte der Heilpflanzen, ihren Anbau sowie die Ernte und Bearbeitung wurden gemeinsam mit erfahrenen Praktikern zusammengestellt.

Es soll die Aufgabe des vorliegenden Werkes sein, der beruflichen Fortbildung zu dienen, vor allem aber auch der Schulungsarbeit an der Jugend. Sie ist die vornehmste Aufgabe aller Verantwortlichen. Meine Arbeit „Europäische Drogen" möge ein Beitrag zu dieser Schulungsarbeit sein.

Durch eine Zusammenarbeit mit maßgebenden Wissenschaftlern konnte ich neue Erkenntnisse verwerten. In dankenswerter Weise stellte mir auch bei diesem Fachbuch Herr Universitätsprofessor Dr. Willy Peyer sein reiches Wissen zur Verfügung. Herr Prof. Peyer und Herr Prof. Dr. C. Brunner vom Institut für angewandte Botanik,

Hamburg († 1945), haben das vorliegende Werk durchgesehen und die Korrekturen gelesen. Herr Prof. Dr. Bredemann, der Direktor des Instituts für Angewandte Botanik, Hamburg, hat gleichfalls die Korrekturabzüge durchgesehen und mir wertvolle Hinweise gegeben. Ich möchte den Herren an dieser Stelle für ihre selbstlose Mitarbeit meinen aufrichtigen Dank aussprechen.

119 Originalzeichnungen illustrieren die einzelnen Abschnitte des ersten Bandes. Sie wurden nach Drogenmustern oder meinem Herbarmaterial hergestellt. Der zweite Band der Arbeit ist in Vorbereitung.

Ich danke Herrn Karl Lüllemann für die Anfertigung der Zeichnungen sowie für seine stets hilfsbereite Mitarbeit.

Herrn Erich Blembel, in Fa. Blembel Gebrüder, Hamburg, Herrn Dr. med. Kurt Schüler sowie allen Fachleuten, die mich mit Ratschlägen unterstützten, vor allem aber dem Verlag Cram, de Gruyter & Co. spreche ich meinen aufrichtigen Dank für das stets bewiesene Entgegenkommen und die tatkräftige Unterstützung aus.

Im November 1948

Heinz A. Hoppe

Inhaltsübersicht – Band I

Inhaltsübersicht – Band II

(In Vorbereitung)

Verzeichnis der Abbildungen in Band I

ACHILLEA

Stammpflanze: ***Achillea Millefolium*** — Schafgarbe.

Familie: Compositae — Korbblütler.

Beschreibung der Stammpflanze: Ausdauernde, 20—60 cm hohe Pflanze mit kriechendem Wurzelstock, Ausläufern und zahlreichen aufrechten Laubsprossen. Stengel aufrecht, ästig, behaart. Kraut und Blüten vgl. unten. Blütezeit Juni/September. Zahlreiche Unterarten.

Standorte: Mittel-, Ost- und Südosteuropa. — Trockene Wiesen, Acker- und Wegränder, im Flachland und im Gebirge.

Verwendet werden 1. das getrocknete Kraut, 2. die getrockneten Blüten.

1. Herba Millefolii

Handelsbezeichnungen: Herba Achilleae millefolii, Summitates Millefolii, Folia Millefolii, Herba Achilleae albae, Herba Achilleae vulgaris (lat.) — Millefolium (hom.) — Schafgarbenkraut, Garbenkraut, Feldgarbe, Schafrippe, Tausendblatt, Achilleskraut (deutsch) — Milfoil (engl.) — Millefeuille (franz.) — Erba di millefoglie (ital.).

Offizinell: Im portugiesischen, rumänischen, russischen, schwedischen und schweizerischen Arzneibuch. Im homöopathischen Arzneibuch ist die frische, blühende Pflanze offizinell.

Herkunft: Deutschland, Italien, Balkanländer, Rußland (Ukraine).

Ernte und Bearbeitung: Von Juni/September wird das ganze blühende Kraut kurzstielig geschnitten und an luftigen Orten getrocknet. Blattware wird vor der Blütezeit geerntet. 4 T. frisches Kraut oder 7—8 T. frische Blätter = 1 T. Droge.

Beschreibung der Droge: Stengel kahl, behaart oder wollig behaart. Blätter wechselständig, die unteren gestielt, im Umriß länglich lanzettlich, 2—3fach fiederteilig, mehr oder weniger behaart. Einzelblättchen schmal, lanzettlich, meist stark geschrumpft. Blüten vgl. unten. Geruch aromatisch, etwas strenge, nicht unangenehm. Geschmack bitter, etwas salzig. Charakteristisch für die Schnittdroge sind die Teile der Blütenköpfchen mit den weißen oder rötlichen Zungenblüten (vgl. unten). Die stark geschrumpften Blattstückchen treten in den Hintergrund, häufiger sind die runden, längsgerillten, behaarten, oft violett angehauchten markigen Stengelstückchen. Das Pulver ist grünlichgrau.

Bestandteile: 0,1—0,4 % Azulen führendes, ätherisches Öl (mind. 0,15 %), Achilleïn (Bitterstoff), Gerbstoffe, Gummi, Säuren, Inulin. Asche max. 10 %. Das ätherische Öl enthält ca. 10 % Zineol, Pinen, Limonen und anderes, sowie Azulen, das mit dem aus Oleum Chamomillae vulgaris identisch ist. Farbe tiefdunkelblau.

Anwendung: Tonikum. Adstringens bei Blutungen. Gegen Leber-, Frauen- und Haemorrhoidalleiden. Gegen Magen- und Darmkatarrhe. Äußerlich gegen Wunden und Geschwüre. — In der Homöopathie bei Menstruationsstörungen. — In der Likörindustrie zu Magenbittern.

Handels- und Verordnungsformen: Herba Millefolii in foliis tota, concisa. Herba Millefolii cum floribus tota, concisa, pulvis.

Verordnet als Extractum Millefolii fluid. (Erg.-B.) sowie als Teeaufguß oder Tinktur. In der Homöopathie Essenz und Potenzen aus dem frischen vor der Blüte gesammelten Kraut.

Bemerkungen: Im Erg.-B. 6 aufgeführt.

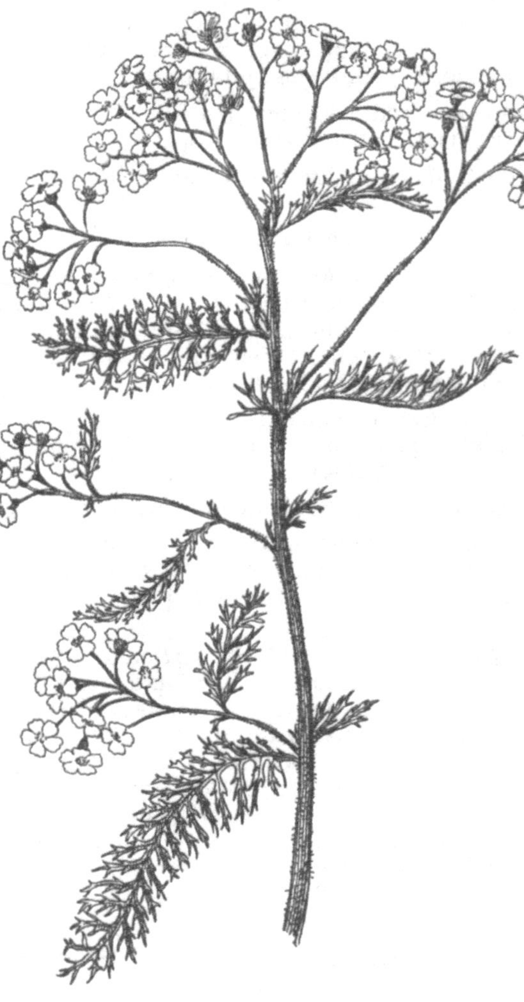

Herba Millefolii (2/3 nat. Gr.)

2. Flores Millefolii

Handelsbezeichnungen: Flores Achilleae millefolii. Flores Tanaceti albi, Flores Achilleae albae (lat.) — Schafgarbenblüten, Garbenblüten (deutsch) — Milfoil flowers, Yarrow flowers (engl.) — Fleurs de millefeuille (franz.). — Fiore di millefoglie (ital.).

Herkunft: vgl. Herba Millefolii.

Ernte und Bearbeitung: In den Monaten Juni/September werden die Dolden kurzstielig abgeschnitten und an luftigen Orten getrocknet. 4 T. frische Blüten = 1 T. Droge.

Beschreibung der Droge: Trugdolden. Durchmesser der einzelnen Blütenkörbchen 3—5 mm. Hüllkelch eirund, aus dachziegelig angeordneten, länglichen, am Rande trockenhäutigen grünlichen Blättchen bestehend. Randblüten fünfzähnig, weiß oder rötlich, Scheibenblüten fünfzähnig, gelb. Blütenboden gewölbt. Geruch würzig. Geschmack bitter, gewürzig.

Bestandteile: Mindestens 0,2 % Azulen führendes ätherisches Öl, Gerbstoffe, Bitterstoffe, Säuren, fettes Öl, Harz. Asche max. 8 %. Aus russischer Droge wurden 0,47—0,63 % ätherisches Öl gewonnen. Frische Blüten liefern 0,07—0,25 % ätherisches Öl.

Anwendung: vgl. Herba M.

Handels- und Verordnungsformen: Flores Millefolii natur. mit Stielen, kurzgepflückt, concisi, pulvis grossus und subtilis.
Verordnet als Aufguß.

Bemerkungen: Im Erg.-B. 6 aufgeführt. — Von Plinius als Heilmittel genannt.

Achillea-Arten

Stammpflanze: *A.-Arten* — Genippkräuter, Moschuskraut.

Beschreibung der Stammpflanze: Die Pflanzen sind der Schafgarbe ähnlich. *A. moschata.* Ausdauernde Pflanze mit kriechendem Wurzelstock und aufrechten, bis 20 cm hohen Stengeln. Blütezeit Juli/September. Mehrere Unterarten. *A. nana* hat Laubsprosse tragende Ausläufer. Höhe 10—30 cm. *A. atrata.* Die Pflanze ist weniger aromatisch. Die Grundachse ästig, 2 oder 3 Unterarten, mehrere Formen. *A. herba-rotae* ist den obigen Arten ähnlich, aber unbehaart.

Standorte: *A. moschata* in felsigen Gebieten in 2000 bis 2700 m Höhe. Besonders in den Alpen. Nicht auf kalkhaltigem Boden. *A. nana* an kalkarmen Felsen in den Alpengebieten. *A. atrata* auf Kalkfelsen und Kalkschutt in den Alpen. *A. herba-rotae* in den Westalpen.

Verwendet wird das getrocknete blühende Kraut.

Herba Achilleae moschatae

Handelsbezeichnungen: Herba Ivae moschatae, Herba Genepi veri, Herba Genippi veri (lat.) — Moschus-, Iva- oder Bisamkraut, Moschusschafgarbe, Genippkraut, Bisamgarbe (deutsch) — Achillée musquée, Génépi blanc (franz.).

Herkunft: Deutschland, Italien, Schweiz (Alpengebiete).

Ernte und Bearbeitung: Das blühende Kraut wird im Juli/August gesammelt und an luftigen Orten getrocknet.

Beschreibung der Droge: Stengel je nach der Art mehr oder weniger behaart, Blätter grün, länglich, 2—3fach fiederschnittig, Zipfel lineallanzettlich. Dolden mit 5—10 Blütenkörbchen, Hüllblätter mit dunklem Rand, gewimpert, 5—10 Strahlenblüten, weiß, Scheibenblüten gelblich-weiß. Die ersten drei Arten sehen einander sehr ähnlich, A. herba-rotae hat sitzende, ungeteilte, keilförmige Blätter, drüsig, braunpunktiert, an der Spitze gesägt. — Die Droge ist runzelig, geschrumpft. Geruch besonders beim Zerreiben würzig, nach Kampfer, moschusartig. Geschmack angenehm würzig, kräftig, bitter. Charakteristisch für die Schnittdroge sind Stückchen der Blätter, Blüten und Stengel.

Bestandteile: 0,3—0,6 (mind. 0,4 %) ätherisches Öl von angenehm moschusartigem Geruch. Hauptbestandteil Zineol. Ferner Achilleïn und andere Bitterstoffe. Asche max. 15 %.

Anwendung: Tonikum. Aromatisches Bittermittel, besonders bei der Herstellung von Kräuterlikören (Iva-Likör). Zur Gewinnung des ätherischen Öls, Oleum Ivae moschatae.

Handels- und Verordnungsformen: Herba Achilleae moschatae tota, concisa, pulvis grossus und subtilis.
Verordnet als Essentia Ivae composita (Erg.-B.) oder als Aufguß.

Abarten, Verwechslungen, Verfälschungen: *Flores Achilleae moschatae* werden als schweißtreibendes und Wundheilmittel verordnet. *A. Ptarmica — Wiesenbertram, Bertramsgarbe, weißer Dorant* wächst an Flußufern und auf feuchten Wiesen in Mitteleuropa. Bis 1 m hohe Pflanze mit großen, weißen Doldenblüten. Neben Herba Ptarmicae, das ätherisches Öl und Gerbstoff enthält, wird auch die scharfschmeckende Wurzel gehandelt. *A. nobilis — Edelschafgarbe* liefert *Herba Millefolii nobilis* von besonders starkem Geruch. Die Droge enthält azulenhaltiges ätherisches Öl. Ausbeute bei russischer Droge 0,2—0,4 %. *A. asplenifolia:* Blätter oberseits drüsig punktiert, Blattspindel breit geflügelt. *A. setacea:* Blätter seidig behaart, Blattzipfel büschelig, dicht gedrängt. *A. tanacetifolia:* Blattspindel gelappt oder gezähnt, geflügelt. Außerdem enthalten noch *A. ageratum, A. coronipifolia, A. alpina* ätherisches Öl.

Bemerkungen: Verschiedene A.-Arten wurden bereits bei Galen erwähnt. Herba Achilleae moschatae ist im Erg.-B. 6 aufgeführt.

ACONITUM

Stammpflanze: ***Aconitum Napellus*** — Echter Eisenhut.

Familie: Ranunculaceae — Hahnenfußgewächse.

Beschreibung der Stammpflanze: Ausdauernde, bis 1½ m hohe Pflanze mit rübenförmiger Knolle (vgl. unten), Stengel aufrecht, verästelt, Blätter 5—7teilig, handförmig, Blüten blauviolett in Trauben (vgl. unten), Kapselfrüchte mit schwarzen, dreikantigen, glänzenden Samen. Mehrere Varietäten. Blütezeit Juni/September.

Standorte: Mittel-, Süd- und Osteuropa. — Schattiger, feuchter Boden, auch Moorboden, besonders in Gebirgswäldern bis über die Baumgrenze hinaus.

Anbau: Auf feuchtem Boden. Häufig als Zierpflanze in Gärten. Samen im Herbst säen. Bei zweijährigen Pflanzen erfolgt die Vermehrung durch Teilung der Knollen.

Verwendet werden: 1. die getrockneten Knollen, 2. das getrocknete blühende Kraut.

1. Radix Aconiti

Handelsbezeichnungen: Tubera Aconiti, Radix Napelli, Tuber Aconiti, Radix Napelli, Radix Contrajervae germanicae (lat.) — Eisenhut-, Akonit- oder Sturmhutknollen, Fuchswurz, Giftwurzel, Mönchswurz, Teufelswurz, Wolfswurzel (deutsch) — Aconite root (engl.) — Tubercule d'aconit (franz.) — Tubero di Aconito (ital.) — Napello (port.).

Offizinell: Im belgischen, englischen, französischen, griechischen, italienischen, niederländischen, portugiesischen, rumänischen, russischen, spanischen und schweizerischen Arzneibuch. — Offizinell im Homöopath. Arzneibuch sind die frischen Knollen und Wurzeln von A. Napellus, A. Stoerkianum und A. ferox (vgl. Abarten).

Herkunft: Deutschland (Franken, Sachsen), Tschechoslowakei, Norditalien, Balkanländer, Rußland (Kasachstan, Kirgisien, Kaukasus).

Ernte und Bearbeitung: Im Frühjahr oder meist gegen Ende der Blütezeit August/September werden die Knollen gegraben, von den Nebenwurzeln und dem unteren Ende befreit. Vorsicht bei der Sammlung wegen der starken Giftigkeit, die frische Pflanze kann Entzündungen und Blasen auf der Haut hervorrufen. Die Trocknung erfolgt rasch bei 30—40° an luftigen Orten. Hinterher 1 Stunde bei 50° nachtrocknen. Die Droge ist feuchtigkeitsempfindlich. Verwendet werden nur die jungen Knollen des Erntejahres (Tochterknollen), nicht die vorjährigen (Mutterknollen).

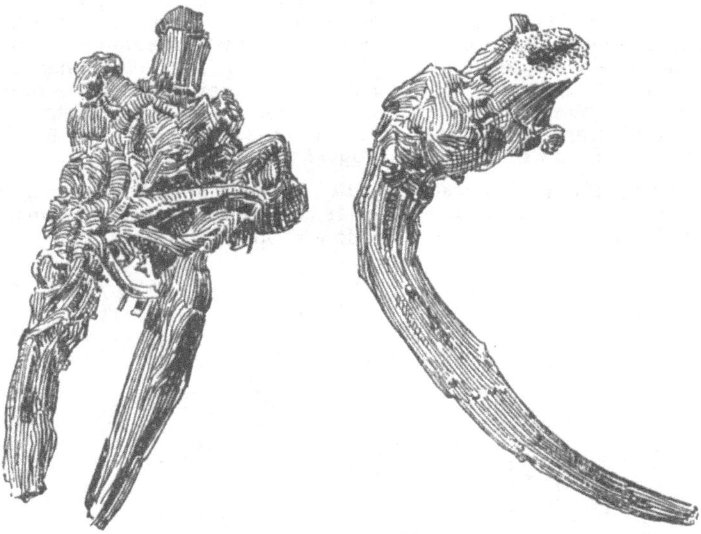

Radix Aconiti (1/1 Gr.)

Beschreibung der Droge: Knollen rübenförmig, am unteren Ende in eine Spitze auslaufend, die meist abgeschnitten ist, ca. 2 cm dick, 4—8 cm lang, hart, prall oder längsrunzelig, außen schwarzbraun, innen weißlichgrau, am oberen Ende meist mit den Resten der Knospe, seitlich ist die Bruchnarbe der Mutterknolle zu erkennen, ebenso die hellen Wurzelnarben. Bruch mehlig, weißgrau, glatt. — Geruchlos. Geschmack süßlich, hinterher kratzend und scharf. Charakteristisch für die Schnittdroge sind die braunen bis schwärzlichen, längsfurchigen Stückchen mit den weißgrauen Schnittflächen. Das Pulver ist bräunlich-weißgrau.

Bestandteile: 0,2—3 %, im Mittel 0,8 % Akonitin und Nebenalkaloide, Inosit, Mannit, Zucker, Harz, Säuren (keine Akonitsäure). Asche max. 4 % Der Gehalt schwankt beträchtlich, je nach Erntezeit und Herkunft. Es gibt auch praktisch alkaloidfreie Pflanzen (Schottland). Akonitin hat eine zuerst erregende, später lähmende Wirkung und ist wohl das giftigste Alkaloid. Es wird in Dosen von 0,1 mg verordnet. 5—6 mg gelten als tödliche Dosis. Die Alkaloide sind leicht spaltbar, die Wirkung der Droge nimmt bei längerer Lagerung ab.

Anwendung: Bei Rheuma, Gicht, Neuralgie, Neurasthenie, Migräne und fieberhaften Erkrankungen. In der Homöopathie bei Herz-, Bronchial- und Lungenleiden. — Zur Fabrikation der Alkaloide und ihrer zahlreichen Verbindungen. — Zur Ungeziefervertilgung.

Handels- und Verordnungsformen: Tubera Aconiti tota, concisa, pulvis grossus und subtilis.

Verordnet als Extractum Aconiti Tuberis, Tinctura Aconiti (Erg.-B.), ferner als Fluidextrakt, Salbe, Pulver. In der Homöopathie: Essenz und Potenzen aus den frischen Knollen.

Abarten, Verwechslungen, Verfälschungen: *A. Napellus var. vulgare und pyramidale:* die Knollen enthalten 0,4—1 % Alkaloide. *A. Lycoctonum — Wolfseisenhut, gelber Eisenhut:* in Bergwäldern vorkommend, 0,94 % Alkaloide enthaltend, zur Fabrikation. *A. anthora — feinblättriger Eisenhut,* Alpengebiete. Nur das Kraut enthält zwei Alkaloide. *A. Stoerkianum = A. cammarum,* die kleineren schlanken Knollen enthalten 0,48 % Akonitin und andere Alkaloide, sie sind unter der Lupe am anders gearteten Querschnitt kenntlich. *A. variegatum, mit rundlichen Knollen. A. orientale, A. autumnale* enthalten ebenfalls Akonitin und werden in gleicher Weise verwendet. *A. paniculatum* — Alpengebiete, *A. septentrionale* — Nordeuropa, enthalten kein Akonitin, sondern ähnliche Stoffe. Asiatische Arten vgl. „Heinz A. Hoppe — Drogenkunde" Nr. 627.

Bemerkungen: Im Erg.-B. 6 aufgeführt. **Giftdroge!** Eisenhut wurde im Mittelalter medizinisch verwendet. Stoerck kannte im 18. Jahrhundert nur die Anwendung der Blätter. Die Heilwirkung der Knollen wurde erst später bekannt.

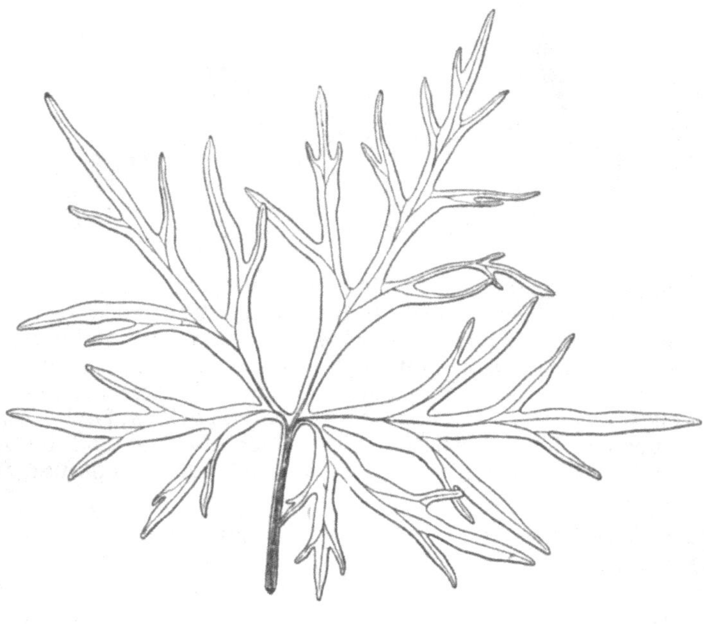

Folia Aconiti (½ nat. Gr.)

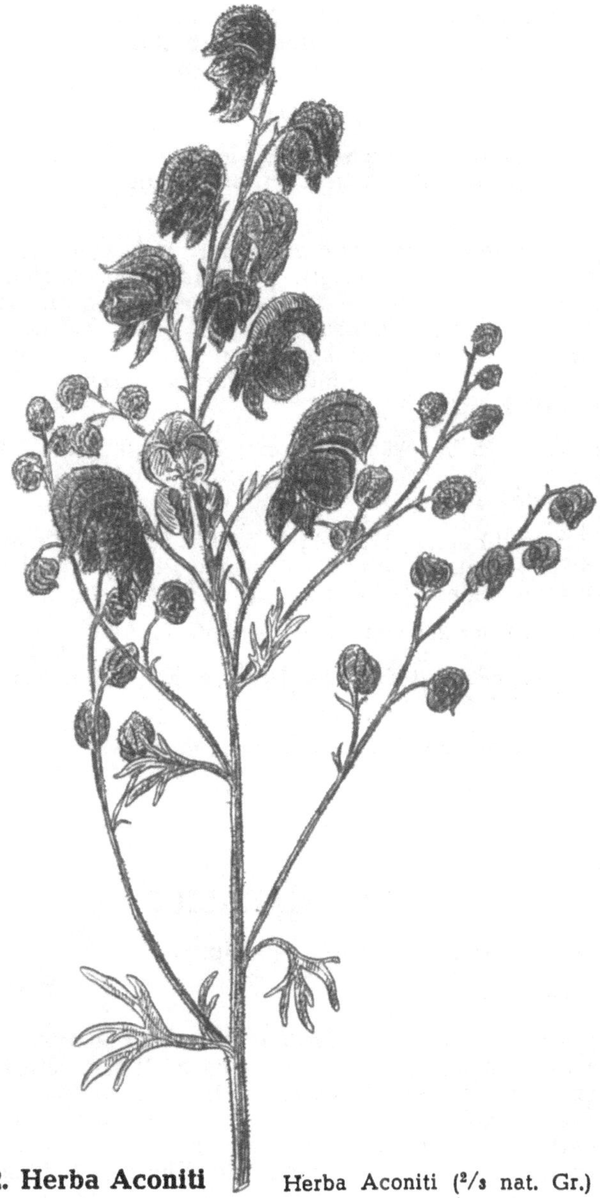

2. Herba Aconiti

Herba Aconiti ($^2/_3$ nat. Gr.)

Handelsbezeichnungen: Herba Aconiti Napelli, Herba Aconiti coerulei, Herba Contrajervae germanicae, Herba Napelli (lat.) — Aconitum (hom.) — Eisenhutkraut, Sturmhutkraut, Blauer Eisenhut, Helmkraut, Apollonienkraut, Hundstod, Teufelskraut, Würgling (deutsch) — Aconite leaves (engl.) — Feuilles d'aconit napel, Feuilles de capushou, Feuilles de pistolet (franz.) — Folhas de Napello (port.) — Hoja de aconito (span.).

Offizinell: Im französischen, portugiesischen und spanischen Arzneibuch ist Folia Aconiti Napelli. Offizinell im Homöopath. Arzneibuch ist die frische Pflanze.

Herkunft: Vgl. Radix A.

Ernte und Bearbeitung: Vor und während der Blütezeit werden die oberen Teile der Pflanze und die Blätter geschnitten und getrocknet. 5 T. frisches Kraut = 1 T. Droge.

Beschreibung der Droge: Blätter gestielt, fingerförmig eingeschnitten, Zipfel schmal, gesägt, oberseits dunkelgrün, unterseits graugrün, kahl oder schwach behaart. Blüten tiefblauviolett, seltener rosa, weiß oder gefleckt, fünfblättrig, das oberste ist helmförmig gewölbt. Fast geruchlos. Geschmack süßlich, hinterher brennend. Charakteristisch für die Schnittdroge sind die runzeligen Blattstückchen. Die weißlichen Nerven treten auf der Unterseite hervor. Blütenblatt-Teilchen blau.

Bestandteile: 0,2—1,25 % Akonitin und Nebenalkaloide, Akonitsäure, Stärke, Harz, Gerbstoff, Zucker. Asche max. bis 16 %. Auch die Stengel enthalten Alkaloide.

Anwendung: Gegen Rheuma, Neuralgie, Zahnschmerzen, Gicht, Ischias als schmerzstillendes Mittel. Zu schmerzstillenden Pflastern und Umschlägen. In der Homöopathie gegen Herzleiden, Fieber, Neurasthenie.

Handels- und Verordnungsformen: Herba Aconiti in foliis cum floribus tota, concisa, pulvis grossus und subtilis.
Verordnet als Extrakt oder Pulver. In der Homöopathie: Essenz und Potenzen aus dem frischen, blühenden Kraut.

Bemerkungen: Giftdroge! In Deutschland steht die Pflanze stellenweise unter Naturschutz.

ACORUS CALAMUS

Stammpflanze: ***Acorus Calamus*** — Kalmus.

Familie: Araceae — Arongewächse.

Beschreibung der Stammpflanze: Ausdauerndes schilfartiges Gewächs mit waagerecht kriechendem, bis über 1 m langem Rhizom, Dicke ca. 3 cm. Blätter ca. 2 cm breit, schwertförmig, mehr als 1 m lang, in 2 Reihen an der Grundachse sitzend, Kolbenstiel ca. 50—130 cm lang, dreikantig mit einem Blatt, Kolben schief stehend, ca. 10 cm lang, mit ca. 500—700 Blütchen. In Europa nicht fruchtend. Fortpflanzung durch die Rhizome. Blütezeit Juni/Juli.

Standorte: Besonders Osteuropa. — Sümpfe, stehende und langsam fließende Gewässer, Graben- und Teichufer. Wildwachsend. Große Bestände bildend.

Anbau: In stehenden Gewässern durch Auswerfen kleiner Stückchen, die von selbst weiterwuchern.

Verwendet werden: 1. die getrockneten Rhizome, 2. das ätherische Öl.

1. Rhizoma Calami

Handelsbezeichnungen: Radix Calami, Radix Calami aromatici, odorati, vulgaris, Radix Acori (lat.) — Calamus aromaticus (hom.) — Kalmuswurzel, Magenwurz, deutscher Ingwer oder Zitwer, Zehrwurz (deutsch) — Sweet flag root, Acorus root (engl.) — Acore vrai, Roseau aromatique (franz.) — Calamo aromatico (ital.) — Acoro (span.).

Offizinell: Im deutschen, griechischen, italienischen, kroatischen, niederländischen, norwegischen, portugiesischen, rumänischen, russischen, schwedischen, serbischen, spanischen, ungarischen und schweizerischen Arzneibuch. Im Homöopath. Arzneibuch ist die geschälte Ware offizinell.

Herkunft: Rußland (Ukraine, Westgebiet, Weißrußland, Galizien). Der Anfall ist mengenmäßig sehr bedeutend. Kleinere Mengen werden in Jugoslawien und Kroatien geerntet.

Ernte und Bearbeitung: Im Frühjahr oder Herbst werden die Wurzelstöcke aus dem Schlamm gerissen, Blätter und Wurzeln entfernt, der Länge nach gespalten, in 10—20 cm lange Stücke geschnitten und z. T. geschält. Trocknung rasch in luftigen, warmen Räumen oder bei geringer Wärme im Backofen. 4—5 T. frische Wurzel = 1 T. Droge.

Beschreibung der Droge: In den Arzneibüchern ist meist die geschälte Ware vorgeschrieben. Stücke ca. 1,5 cm dick, gelblichweiß, mit rosa Schimmer oder weißgebleicht. Wurzelnarben hellbraun, scharfrandig, in Zickzacklinien auf der Unterseite zu erkennen. Bruch kurz körnig, unter der Lupe porös erscheinend. Geruch stark aromatisch, Geschmack würzig, bitter.

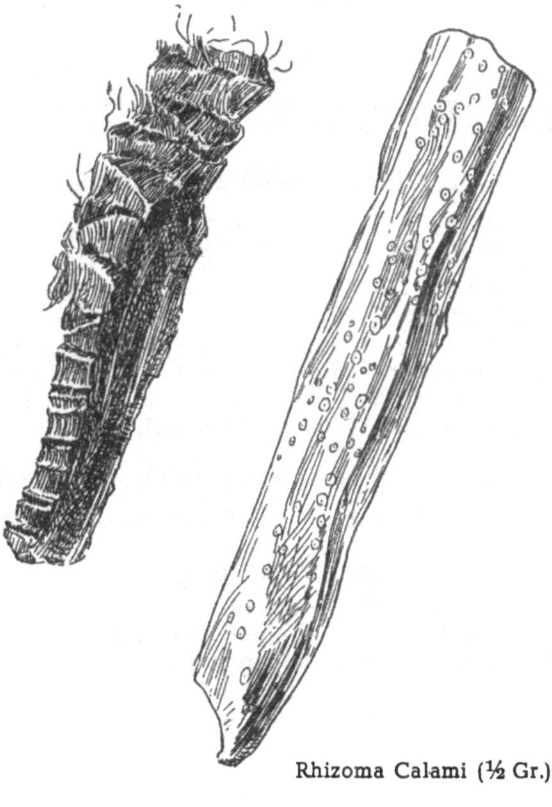

Rhizoma Calami (½ Gr.)

Naturelle, ungeschälte Ware ist außen hellbraun bis bräunlichgrün, runzelig. Blattnarben sind als dreieckige Felder zu erkennen. An den Seiten manchmal Schnittstellen von Verzweigungen. Charakteristisch für die Schnittdroge sind die unregelmäßigen, porösen Rhizomstücke.
Der Querschnitt weist Gefäßbündel, im äußeren Rindengewebe und im inneren Grundgewebe Ölzellen auf. Das Pulver geschälter Ware ist gelblichweiß, rosa schimmernd, naturelles Pulver mehr bräunlich mit viel kleinkörniger Stärke.

Bestandteile: ca. 0,2 % Acorin (Bitterstoff), 1,5—3,5 % ätherisches Öl (nach dem D. A. B. 6 mind. 2,5 %), Gerbstoff, Harz, Schleim, Stärke, Dextrin. Asche max. 6 %.

Anwendung: Magenmittel und Tonikum. Bei Rachitis, Gicht und Bleichsucht, Gallenleiden. — Heute vergessenes Kaumittel gegen Zahnschmerzen. — Zu Waschungen, Bädern, Zahnpulvern und Mundwässern. — Zu Bitterschnäpsen und Likören (Abtei-, Alpenkräuterlikör, Benediktiner, Boonekamp usw.). — Zu kandiertem Kalmus. — In der Veterinärpraxis als Zusatz zu Futtermitteln. — Zur Herstellung des äther. Öls.

Handels- und Verordnungsformen: Rhizoma Calami mundat. albiss. gebleicht, album tot., conc., minut. conc., pulvis grossus und subtilis — crudum tot., conc., minut. conc., pulvis grossus und subtilis.
Verordnet als Extractum und Tinctura Calami (D. A. B.), ferner als Fluidextrakt, kalter Auszug oder heißer Infus, Pulver, in kandierter Form.

Abarten, Verwechslungen, Verfälschungen: *Iris pseudacorus* — *Wasserschwertlilie.* Das Rhizom Radix Iridis pseudacori, Radix Acori vulgaris oder palustris könnte zu Verwechslungen Anlaß geben, es ist hellrotbraun, nicht aromatisch, nicht porös.

Prüfungen: Der Bruch schlecht getrockneter und daher minderwertiger Ware ist gelblich bis braun. — In Wasser gelegt, quillt die Droge auf und wird schwammig.

Bemerkungen: Den Griechen und Römern war Kalmus aus Indien bekannt. Europäische Ware und Kalmusöl sind seit dem 16. Jahrhundert im Handel.

2. Oleum Calami aethereum

Handelsbezeichnung: Kalmusöl (deutsch) — Oil of Calamus (engl.) — Essence de calamus (franz.).

Offizinell: Im deutschen Arzneibuch.

Herkunft: Deutschland, Rußland.

Gewinnung: Das ätherische Öl der naturellen Rhizome wird durch Destillation mit Wasserdämpfen gewonnen. Ausbeute aus frischen Wurzeln 0,8 %, aus getrockneten 1,5—3,5 %. Schalen und geschälte Droge geben geringere Ausbeute, da das Öl sich z. T. verflüchtigt hat.

Beschreibung: Dickliche Flüssigkeit, Farbe gelb bis braungelb. $\alpha \frac{20^0}{D} = +9$ bis 31. Geruch würzig, kampferartig. Geschmack bitter, brennend, gewürzig. Dichte 0,954—0,965.

Bestandteile: α-Pinen, Kamphen, Sesquiterpene, Palmitin- und andere Säuren, ferner Eugenol, Asaron, Kalmeon.

Anwendung: Stomachikum und Karminativum. Äußerlich als mildes Hautreizmittel bei Gicht und Rheuma. Zur Herstellung von Spiritus und Rotulae Calami.

Bemerkungen: Galizisches Öl ist qualitativ geringwertig.

ADIANTUM CAPILLUS VENERIS

Stammpflanze: ***Adiantum capillus Veneris*** — Frauenhaar.

Familie: Polypodiaceae — Tüpfelfarne.

Beschreibung der Stammpflanze: Zierliches Farngewächs mit ästigem Rhizom, das Spreuschuppen trägt. Wedel vgl. unten.

Standorte: Südeuropa. — An feuchten Felsen und Mauern, in wärmeren Gegenden weit verbreitet.

Anbau: Als Ziergewächs angebaut.

Verwendet werden: die getrockneten Wedel.

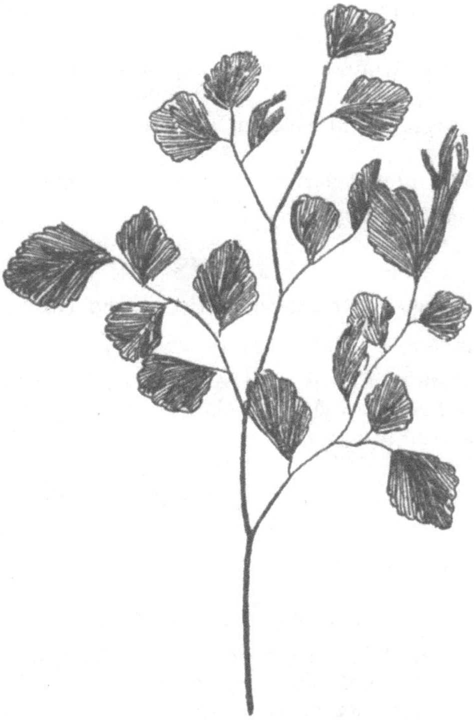

Herba Capillorum Veneris (1/1 Gr.)

Herba Capillorum Veneris

Handelsbezeichnungen: Herba Capilli Veneris, Herba Adianti magni, nigri, veri, vulgaris, Folia Linguae veris, Folia Adianti (lat.) — Frauenhaar, Venushaar, Jungfernhaar, Steinraute (deutsch) — Ladies hair (engl.) — Capillaire (franz.) — Capelvenere (ital.) — Avenca (portug.) — Culantrillo (span.).

Herkunft: Italien und Ungarn.

Ernte und Bearbeitung: Die Wedel werden im Juni oder Juli möglichst stielfrei gesammelt und getrocknet. 4 T. frisches Kraut = 1 T. Droge.

Beschreibung der Droge: Wedel 20—40 cm lang, im Umriß eiförmig bis länglich, 2—3fach gefiedert. Stengel kantig, kahl, glänzend, rotbraun bis schwarz, dünn, 10—20 cm lang. Fiederblättchen hellgrün, zart, dünn, kahl, keilförmig, am Rand gekerbt, mit darunterliegenden Sporenbehältern, die unreif hellfarbig, reif tiefbraun sind. Geruch schwach würzig, beim Zerreiben oder Übergießen mit heißem Wasser stärker. Geschmack bittersüß, etwas herb. Charakteristisch für die Schnittdroge sind die meist stark geschrumpften Fiederblättchen und kleine Stengelstücke.

Bestandteile: Ätherisches Öl, Bitterstoff, Gerbstoff, Schleim, Zucker. Asche max. 10 %.

Anwendung: Expektorans, bei Brustleiden, Darmkatarrhen und Frauenleiden. Adstringens.

Handels- und Verordnungsformen: Herba Capillorum Veneris tota und concisa. Die Droge wird als heißer Aufguß, Sirup oder Fluidextrakt verordnet.

Abarten, Verwechslungen, Verfälschungen: Andere *A.-Arten* liefern seltene Drogen, wie Herba Trichomanes.

Prüfungen: Erdige oder braungefärbte Ware ist abzulehnen.

Bemerkungen: Im Erg.-B. 6 aufgeführt.

ADONIS

Stammpflanze: ***Adonis vernalis*** — Frühlingsadonis.

Familie: Ranunculaceae — Hahnenfußgewächse.

Beschreibung der Stammpflanze: Ausdauerndes 20—30 cm hohes Kraut mit dunkelbraunem, mehrköpfigem Wurzelstock, keine Grundblätter, Stengel, Stengelblätter und Blüten, vgl. unten. Früchte kugelig, erbsengroß, behaart, runzelig, geschnäbelt. Blütezeit April/Mai.

Standorte: Süd-, Südost- und Osteuropa. — Auf sonnigen Hügeln mit Kalk- oder Sandboden.

Verwendet wird: das getrocknete Kraut.

Herba Adonidis vernalis

Handelsbezeichnungen: Adonisröschenkraut, Frühlingsteufelsauge, Teufelsauge, Ziegenblume, Ackerröschen, böhmisches oder falsches Nießwurzkraut, böhmisches Christwurzkraut (deutsch) — Spring pheasantseye (engl.) — Feuilles d'adonis (franz.) — Erba di adonide (ital.) — Adonis de primavera (span.).

Offizinell: Im italienischen, niederländischen, russischen, schweizerischen und spanischen Arzneibuch. — Im Homöopath. Arzneibuch ist die frische Pflanze offizinell.

Herkunft: Italien, Balkanländer, besonders Rumänien, Ungarn, Rußland (Ukraine, Kujbyschew-Gau, Baschkirien, Tscheljabinsker Gebiet).

Ernte und Bearbeitung: Im Frühjahr wird das Kraut geschnitten und sofort getrocknet. Die Wirksamkeit ist weitgehend von der Art der Trocknung abhängig. Am besten bei 30° C trocknen, ca. 30 Minuten bei 55—60° nachtrocknen und bei 110° stabilisieren. Die Wirkstoffe schwinden bei längerem Lagern.

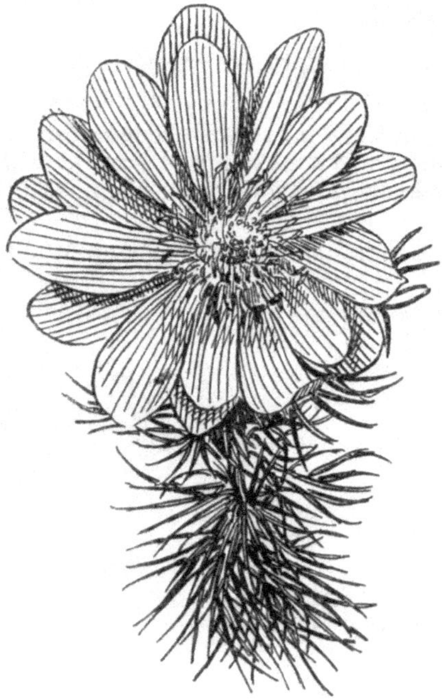

Herba Adonidis vernalis (1/1 Gr.)

Beschreibung der Droge: Oberirdische Teile blühender Pflanzen. Stengel bis 30 cm lang, oft violett angehaucht, rund, im oberen Teil etwas zusammengedrückt, kahl, zartgestreift, unten mit schwarzen Schuppen, markig, dicht beblättert. Untere Blätter gestielt, obere sitzend, am Grund stengelumfassend, eingerollt, fein zerschlitzt, kahl oder schwach behaart. Große Blüten an den Stengelspitzen. Kelch 5blättrig, außen behaart. 10 bis 20 leuchtend zitronengelbe Blütenblätter, spatelförmig, 2—3 cm lang. Zahlreiche Staubgefäße, Fruchtknoten grün, samtig behaart. Geruch schwach aromatisch. Geschmack scharf und bitter. Charakteristisch für die Schnittdroge sind die fadenförmigen, am Rand nach unten eingerollten Fiederblattstückchen, manchmal in Knäulen, die nervigen gelben Blütenblätter, die markigen Stengelteilchen und die geschnäbelten Früchtchen. Das Pulver ist graugrün.

Bestandteile: Schwerlösliche, digitalisähnliche Adonisglykoside, Berberin, Saponine, Harz, Fett, Säuren, Phytosterin und Cholin. Asche max. 10 %. In der Literatur ist vielfach angegeben, daß die Wirksamkeit höher ist als die von Digitalis. Die Wirkung ist jedoch nicht ganz zuverlässig, da die Glykoside beim Trocknen durch glykosidspaltende Enzyme teilweise ihre Wirkung verlieren. (Vgl. Trocknung.)

Anwendung: Herzmittel, bei Wassersucht und Arterienverkalkung. Diuretikum. In der Homöopathie bei Herz- und Nierenleiden.

Handels- und Verordnungsformen: Herba Adonidis vernalis tota, concisa und pulvis subtilis. — Extract. Adonidis fluid., Tinctura Adonidis (Erg.), ferner verordnet als Aufguß, kalter Auszug oder Infus. — In der Homöopathie. Potenzen.

Abarten, Verwechslungen, Verfälschungen: *A. aestivalis — Feuerröschen, Blutauge, Marienröschen, Sommeradonis, Feldadonis, Ackerröschenkraut, Herbe d'Adonide d'été* (franz.) gilt als Ersatzdroge. Wirkung schwächer. Kraut bis 50 cm hoch, Stengel kahl, Blüten kleiner, meist rot. Früchte kahl. — *A. cupaniana* und *A. autumnalis* werden in ähnlicher Weise verwendet. — Ein seltener Handelsartikel ist *Radix Adonidis vernalis.*

Bemerkungen: Im Erg.-B. 6 aufgeführt. **Giftdroge!**

AGRIMONIA

Stammpflanze: ***Agrimonia eupatoria*** — Odermennig.

Familie: Rosaceae — Rosengewächse.

Beschreibung der Stammpflanze: Staude mit kurzem, ausdauerndem Rhizom und verästelter Pfahlwurzel. Stengel über 1 m hoch, rundlich oder kantig, grünbraun, rötlich angehaucht, weich behaart, mehrfach verzweigt. Blütezeit Juni/August.

Standorte: Nord- und Mitteleuropa. — Auf trockenen Wiesen und Waldlichtungen, an Wegen und Hecken.

Verwendet wird das getrocknete blühende Kraut.

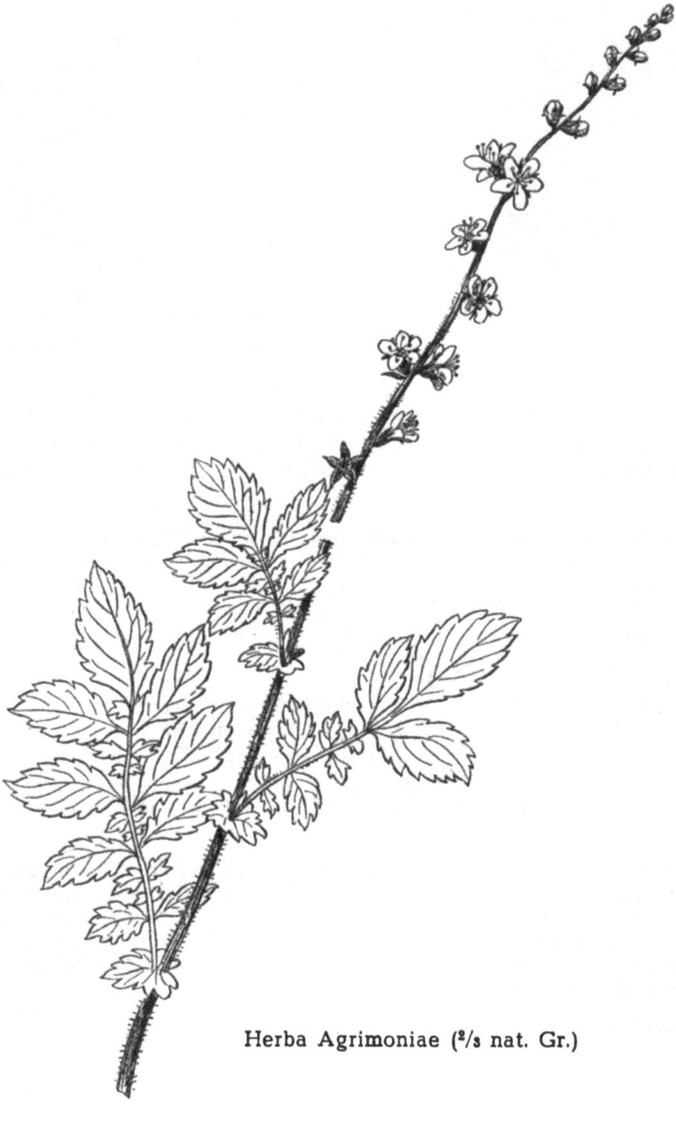

Herba Agrimoniae (2/3 nat. Gr.)

Herba Agrimoniae

Handelsbezeichnungen: Folia Eupatoriae, Herba Lappulae hepaticae (lat.) — Odermennigkraut, Ackermennig, Leberklette, Ackerkraut, Ackerminze, Bruchkraut, Fünffingerkraut, griechisches Leberkraut, Heil aller Welt, Steinkraut (deutsch) — Agrimony leaves (engl.) — Herbe d'aigremoine eupatoire (franz.).

Offizinell: Im portug. Arzneibuch.

Herkunft: Rußland, Balkanländer.

Ernte und Bearbeitung: Von Mai bis August wird das blühende oder fruchtansetzende Kraut geschnitten und getrocknet. 4 T. frisches Kraut = 1 T. Droge.

Beschreibung der Droge: Untere Stengelteile mit wechselständigen, lanzettlichen, gefiederten, gesägten, beiderseits behaarten Blättern, bis 15 cm lang, oberseits dunkelgrün, unterseits heller, drüsig punktiert. Obere Stengelteile mit traubig angeordneten, gelben, kurzgestielten Blüten, in den Achseln 3spaltiger Deckblätter, mit 5 grünen Kelchblättern, 5 gelben, verkehrt-eiförmigen Kronblättern und zahlreichen Staubgefäßen. Schließfrüchte stachelig. Geruch angenehm aromatisch, Geschmack zusammenziehend, würzig-bitter. Charakteristisch für die Schnittdroge sind die samtigen, oberseits dunkelgrünen, unterseits hellgrünen, dicht graufilzig behaarten Blatteile. Nerven deutlich hervortretend. Teile der Blütentrauben sind seltener, ebenso die Früchtchen. Das Pulver ist graugrün.

Bestandteile: 0,2 % äther. Öl, 4,1—5,4 % Gerbstoffe, Bitterstoffe, Kieselsäure. Asche **max.** 12 %.

Anwendung: Mittel gegen Magen-, Leber- und Gallenleiden und Hautleiden. Bei Gallensteinkoliken. Gegen Bettnässen und Durchfall. Zu Mundspülungen.

Handels- und Verordnungsformen: Herba Agrimoniae tota, concisa und pulvis. Die Droge wird als heißer Aufguß oder Pulver verordnet. Aufkochungen als Badewasserzusatz.

Abarten, Verwechslungen, Verfälschungen: *A. odorata* — Südeuropa wird in gleicher Weise verwendet. — *Verbascum nigrum* weist eine gewisse Ähnlichkeit mit A. eupatoria auf, ist aber stärker behaart.

Prüfungen: Stark stielige, blattlose Ware ist abzulehnen.

Bemerkungen: Im Erg.-B. 6 aufgeführt.

ALCHEMILLA

Stammpflanze: ***Alchemilla vulgaris*** — Frauenmantelkraut.
Familie: Rosaceae — Rosengewächse.

Beschreibung der Stammpflanze: Ausdauerndes 15—30 cm hohes Kraut mit langgestielten, halbkreis- bis nierenförmigen, 7—9lappigen, grundständigen und 6—8-lappigen, fast sitzenden, stengelständigen Blättern. Rand gesägt, gewimpert. In der Knospe gefaltet. Nebenblätter vorhanden. Farbe sattgrün bis gelbgrün. Behaarung variierend. Trugdolden mit zahlreichen kleinen, gelblichgrünen, vierzähligen, dicht gedrängt sitzenden Blüten. Blütezeit Mai/September.

Standorte: Mittel-, Ost- und Südeuropa. — Auf feuchten Wiesen und Triften, an Deichen und Waldrändern.

Verwendet werden: die getrockneten oberirdischen Teile.

Herba Alchemillae vulgaris

Handelsbezeichnungen: Herba Alchimillae, Herba Leontopodii (lat.) — Frauenmantelkraut, Sinau, Taurose (deutsch).

Herkunft: Osteuropa, Italien.

Ernte und Bearbeitung: Während der Blütezeit wird das Kraut geschnitten und getrocknet.

Beschreibung der Droge: Vgl. oben. Geruchlos. Geschmack bitter, zusammenziehend. Charakteristisch für die Schnittdroge sind die gefalteten Blattstückchen. Jüngere Blätter sind seidig behaart, glänzend, ältere weniger behaart. Gelbgrün. Das feinmaschige, braune Nervensystem ist deutlich zu erkennen. Teile der Trugdolden sind auch in der concis-Ware zu erkennen. Das Pulver ist graugrün.

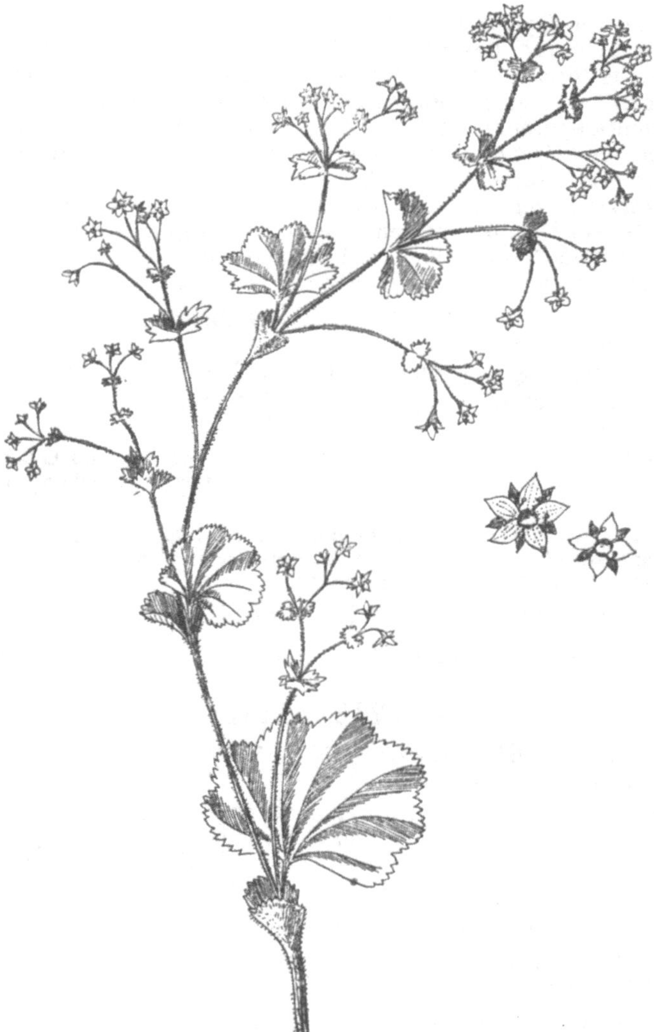

Herba Alchemillae vulgaris (⅔ nat. Gr.)

Bestandteile: Äther Öl, Bitterstoff, ca 8,4 % Gerbstoff, Asche max. 9 %.

Anwendung: Adstringens, Wundmittel. Gegen Blutungen und Diarrhöe. Menstruationshemmendes Mittel. Bestandteil zahlreicher Diabetiker- und Frauentees. Zu Umschlägen. In der Homöopathie bei Fallsucht und Diabetes.

Handels- und Verordnungsformen: Herba Alchemillae tota, concisa und pulvis. Die Droge wird als heißer Aufguß oder als Abkochung verordnet. In der Homöopathie werden Urtinktur und Potenzen verwendet. Preßsaft der frischen Pflanze bei Wunden und Geschwülsten.

Abarten, Verwechslungen, Verfälschungen: *A. arvensis — Feldsinau* wird bis 10 cm hoch. Grundständige Blätter fehlen, Stengelblätter dreiteilig, bis 2 cm lang. Vorzugsweise auf Äckern. *Droge:* Herba Alchemillae arvensis. *Bestandteile:* Gerbstoffe. — Als Diuretikum verwendet.

A. alpestris (alpina) — Alpensinau, Milchkraut wird bis 20 cm hoch, Blätter grundständig, 7—9fingerig, stengelständig, 5fingerig, mit Nebenblättern, behaart. Blütezeit Juni/August. Gebirge. *Droge:* Herba Alchemillae alpestris. *Bestandteile:* Gerbstoffe. *Anwendung.* wie oben. Die Pflanze soll die Milchsekretion der Weidetiere erhöhen.

Radix Alchemillae vulgaris wird in ähnlicher Weise wie die Blattdroge verwendet.

Bemerkungen: Herba A. vulgaris ist im Erg.-B. 6 aufgeführt.

ALKANNA

Stammpflanze: ***Alkanna tinctoria*** — Rote Ochsenzunge, Schminkwurz.

Familie: Borraginaceae — Boretschgewächse.

Beschreibung der Stammpflanze: Ausdauernde Staude mit einer Blattrosette und zahlreichen aufsteigenden, bis 20 cm hohen, dicht graubehaarten Stengeln. Blütenkelche tief geteilt. Kronen blau.

Standorte: Mittelmeergebiete.

Anbau: stellenweise.

Verwendet werden: die getrockneten Wurzelstöcke und Wurzeln.

Radix Alkannae

Handelsbezeichnungen: Radix Anchusae, Radix Anchusae rubrae, tinctoriae, Radix Alkannae spuria (lat.) — Alkannawurzel, rote Ochsenzungenwurzel, Schminkwurz, Alkermeswurzel, Färberkrautwurzel (deutsch) — Alkanna root (engl.) — Racine d'orcanette (franz.).

Herkunft: Ungarn.

Ernte und Bearbeitung: Die gegrabenen Wurzeln müssen sorgfältig getrocknet werden.

Beschreibung der Droge: Kräftige Wurzeln, bis 25 cm lang, bis 1,5 cm dick, meist mit roten, rauhen, weißhaarigen Stengel- und Blattresten, spindelförmig, zerklüftet, gedreht, oft gespalten, verzweigt, mit abblätternder, schuppenartiger, brüchiger, schwarzroter Rinde. Holzkörper weißlich, hart, unregelmäßig strahlig. Mark braun. Fast geruchlos. Geschmack schleimig, schwach bitter, zusammenziehend. Charakteristisch für die Schnittdroge sind die dunkelroten Bruchstücke der Borke und die helleren Holzstücke. Das Pulver ist dunkelrot.

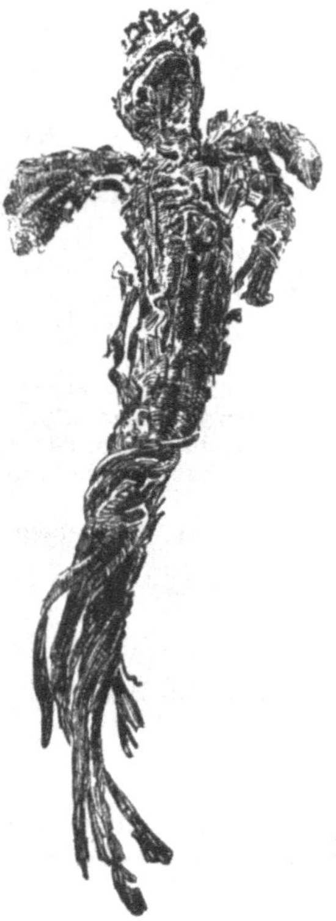

Bestandteile: 5—6 % Alkannin (Farbstoff), Gerbstoff, Alkanna- und Anchusasäure, Harz, Wachs. Asche max. 14 %.

Anwendung: Zusammenziehendes Mittel bei Diarrhöe und Geschwüren. Färbemittel in der Kosmetik- und Likörindustrie. Zur Herstellung von Alkannin, das als Farbstoff für Öl und Fett, sowie als Indikator in der anorganischen Analyse verwendet wird.

Handels- und Verordnungsformen: Radix Alkannae tota, concisa, pulvis grossus und subtilis.
Verordnet als Extractum Alkannae (Erg.-B.).

Bemerkungen: Im Erg.-B. 6 aufgeführt. Unter der Bezeichnung Alkanna wurde früher nur die Wurzel von Lawsonia inermis, der Hennapflanze, gehandelt.

Radix Alkannae (ca. 2/3 nat. Gr.)

ALTHAEA

Stammpflanze: ***Althaea officinalis*** — Eibisch.

Familie: Malvaceae — Malvengewächse.

Beschreibung der Stammpflanze: 1—1,5 m hohe, ausdauernde, filzig behaarte Pflanze mit kurzem, vielköpfigem Wurzelstock. Im ersten Jahre bildet sich eine Blattrosette, im zweiten der markige, kantige, wenig verzweigte, im unteren Teil meist verholzte Stengel. Blätter gestielt. Blüten in Büscheln in den Blattachsen (vgl. unten). Früchte 10—18 einsamige Teilfrüchte. Blütezeit Juli/August.

Standorte: Mittel-, Ost- und Südosteuropa. — Auf feuchtem Salzboden. An Gräben, auf Wiesen, in Gebüschen. Steppenpflanze auf trockenem Boden. Wildwachsend.

Anbau: Feldmäßiger Anbau auf mittelfeuchtem, lehmigem Sandboden oder sog. Gartenkultur. Boden im Herbst tief pflügen, im Frühjahr gut düngen, Nachdüngung mit Kali und Stickstoff ratsam. Anzucht aus Samen im April, vorher gegebenenfalls in Mistbeeten. Setzlinge oder „Keime" werden im Frühjahr auf Felder gepflanzt. Aus den „Keimen" entwickeln sich mehrere dicke Wurzeln. Kohl, Rüben und Bohnen können als Zwischenfrucht angebaut werden. Die eigentliche Wurzelentwicklung beginnt im August.

Verwendet werden: 1. die getrockneten Wurzeln, 2. die getrockneten Blätter, 3. die getrockneten Blüten.

1. Radix Althaeae

Handelsbezeichnungen: Radix Bismalvae, Radix Doronicae, Radix Hibisci (lat.) — Eibischwurzel, Altheawurzel, Heilwurz, Schleimtee, weiße Süßholzwurzel (deutsch) — Marshmallow root (engl.) — Racine de guimauve (franz.) — Radice di altea (ital.).

Offizinell: In allen Arzneibüchern mit Ausnahme des englischen.

Herkunft: Deutschland (Franken, Umgebung von Ulm), Tschechoslowakei, Belgien, Spanien, Norditalien, Balkanländer, besonders Ungarn, Rußland (Ukraine, Salzsteppen am Schwarzen und Kaspischen Meer).

Ernte und Bearbeitung: Bei Anzucht aus Samen werden die Wurzeln von September bis November des 2. oder 3. Jahres, bei „Keim"-Kulturen bereits im ersten Spätherbst gegraben. Der größte Teil der Droge stammt aus Kulturen, wildwachsende Pflanzen liefern eine weniger schleimreiche Droge. Frische, fleischige, noch nicht verholzte Haupt- und Nebenwurzeln werden gegraben, gewaschen, durch Schälen von der Korkschicht und einem Teil der Rinde befreit, die Faserwurzeln werden entfernt. Die Trocknung muß rasch auf Darren bei ca. 60° erfolgen. Werden diese Vorschriften nicht beachtet, nimmt die Droge eine gelblichbraune Farbe an, wird schimmelig und schmeckt widerlich. Ältere, verholzte Wurzeln haben nur einen niedrigen Schleimgehalt und sind geringwertig. Eine solche Ware wurde wiederholt aus Italien und Spanien angeboten. — Im Frühjahr gesammelte Ware hat ebenfalls nur geringen Schleimgehalt. 5 T. frische Wurzeln = 1 T. Droge.
Wiederholtes späteres Nachtrocknen ist zu empfehlen. — In Ungarn ist auch die Produktion von wildwachsenden Pflanzen ständig im Steigen. Schälen und Schneiden ist meist Hausindustrie. Der Würfelschnitt wird dort durchweg auf kleinen Tabakschneidemaschinen hergestellt.

Beschreibung der Droge: Arzneibuchware ist gelblichweiß, 10—30 cm lang, 1—2 cm dick, längsfurchig, meist unverzweigt, etwas gedreht. Die Narben der Wurzelfasern sind als bräunliche Flecken zu erkennen. Die Droge ist faserig, die Rindenschicht zähe, der Bruch langfaserig, der Holzkörper bricht körnig, wenig stäubend. Geruch schwach, aber sehr charakteristisch, nicht dumpfig. Geschmack schleimig, etwas süß, nicht bitter. Charakteristisch für die Schnittdroge sind die weißlichen bis leicht gelblichgrauen, meist mehr oder weniger würfelförmigen Stückchen. Das Pulver ist gelblichweiß bis graugelblich. Auch naturelle, ungeschälte Ware wird gehandelt. Meist sind es dünnere Wurzeln mit bräunlicher Epidermis.

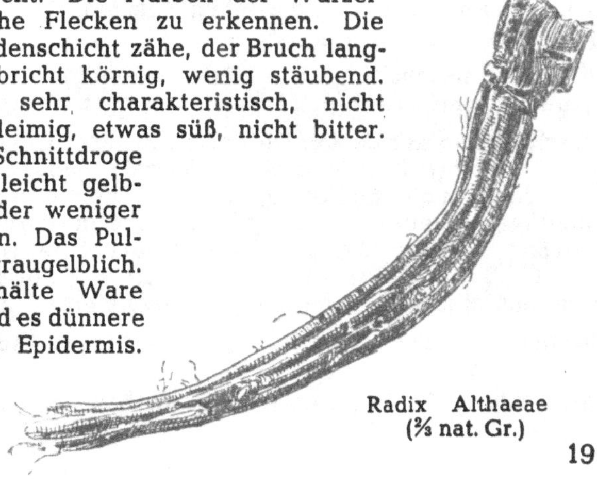

Radix Althaeae (⅔ nat. Gr.)

Bestandteile: ca. 2 % Asparagin, ca. 35 % Schleim, ca. 10 % Zucker, ca. 30—38 % Stärke, ca. 10 % Pektin, ca. 1,5 % fettes Öl, Eiweiß, Asche max. 7 %, meist weniger. Der Schleim befindet sich in besonderen Schleimzellen; der Gehalt schwankt je nach der Jahreszeit und ist im Herbst am höchsten.

Anwendung: Schleimmittel bei Katarrhen der Luft- und Harnwege, bei Nierenleiden und Darmkatarrhen, besonders in der Kindertherapie. Zu Hustentee-Kompositionen. In der Pillenherstellung.

Handels- und Verordnungsformen: Radix Althaeae natural. tota — mundata siccat. ota — □ concisa albiss., □ concisa alba, minut. concisa, pulvis grossus und subtilis Verordnet als kalter Aufguß oder heißer Auszug, letzterer gelatiniert leicht. — Bestandteil der offizinellen Species pectorales. Sirupus Althaeae ist im D. A. B. 6 aufgeführt, ferner zu Kataplasmen, Pasten und Salben. In der Homöopathie: Urtinktur und Potenzen aus der frischen Wurzel. Alle Auszüge sollten tunlichst durch kalte Mazeration hergestellt werden, da durch Kochen eine dicke, kräftig schmeckende Gallerte entsteht, die therapeutisch geringwertig ist.

Abarten, Verwechslungen, Verfälschungen: *Althaea narbonensis* — Europa. Die Wurzel enthält gleichfalls Asparagin. — *Althaea rosea* — *Baummalve.* Die Wurzel ist grobfaserig, zäh, gelblich. Beide Arten haben einen faserigen Holzkörper. In den letzten Jahren wurden sie nur selten festgestellt.

Prüfungen: Mißfarbene oder dumpfig riechende Ware ist abzulehnen. Ein Pudern der Droge mit Kreide, Gips, Talkum, Mehl oder ähnlichen Stoffen ist nicht zulässig, ebensowenig eine Bleichung mit schwefliger Säure. Die Schleimprobe des D. A. B. 6 soll einen gelblichen, keinesfalls braunen Schleim ergeben. Man übergieße 1 T. Droge mit 10 T. kaltem Wasser. Der Schleim muß den charakteristischen Geruch aufweisen und darf Lackmuspapier kaum verändern. — Verholzte, oberirdische Pflanzenteile sind meist hohl und dürfen in der Droge nicht enthalten sein. Sie haben keinen Schleimgehalt. Der Querschnitt soll sich mit Ammoniakflüssigkeit sofort gelb, mit Jodlösung blauschwarz färben.

Bemerkungen: Althaea ist eine der ältesten deutschen Heilpflanzen. Zur Zeit Kaiser Karls des Großen gab es bereits bedeutende Anbauflächen.

2. Folia Althaeae

Handelsbezeichnungen: Folia Bismalvae, Folia Hibisci, Herba Malvae visci (lat.) — Eibischblätter, Sammetpappelblätter, Altheeblätter, Attigkraut (deutsch) — Marshmallow leaves (engl.) — Feuilles de guimauve (franz.) — Foglia d'altea (ital.).

Offizinell: Im belgischen, deutschen, niederländischen, rumänischen, schweizerischen und ungarischen Arzneibuch.

Herkunft: Vgl. Radix A.

Ernte und Bearbeitung: Die Blätter werden in den Monaten Juli/September gepflückt und an luftigen Orten getrocknet. 8 T. frische Blätter = 1 T. Droge.

Beschreibung der Droge: Die Droge besteht aus Grund- und Stengelblättern. 6—10 cm lang, 4—8 cm breit, 3—5lappig, Lappen spitz, im Umriß eiförmig, am Grunde meist keilförmig, gezähnt. Die Nerven treten an der Unterseite handförmig hervor. Farbe gelblich- bis graugrün, beiderseits dicht filzig behaart, brüchig. Geruchlos. Geschmack fade, schleimig. Charakteristisch für die Schnittdroge sind die behaarten Blattstückchen. Die Nerven erscheinen oberseits eingesenkt, unterseits erhaben. Das Pulver ist graugrün.

Bestandteile: Schleim, ätherisches Öl, Säure. Asche max. 16 %, meist aber nur 13—15 %.

Anwendung: Schleimmittel bei Katarrhen der Luftwege. Bei Nierenleiden.

Handels- und Verordnungsformen: Folia Althaeae tota, concisa, pulvis grossus, mittelfein und subtilis.
Verordnet als **Aufguß**, Kataplasma, Gurgelwasser, Bestandteil der Species emollientes (D. A. B. 6) und anderer Teekompositionen.

Abarten, Verwechslungen, Verfälschungen: *A. rosea — Baummalve* hat langgestielte, rundliche bis herzförmige Blätter, grau behaart, runzelig, am Rande fein gekerbt. *Lavathera thuringica — Thüringer Strauchpappel* hat Blätter mit Zähnen, die doppelt so breit wie lang sind.

Prüfungen: Blätter wildwachsender Pflanzen sind kleiner als die kultivierter, Rand schärfer gezahnt. — Pilzbefallene Ware ist abzulehnen, gegen vereinzeltes Vorkommen dürften Bedenken nicht erhoben werden. Der *Rostpilz — Puccinia malvacearum* — hat schon wiederholt ganze Eibischkulturen vernichtet.

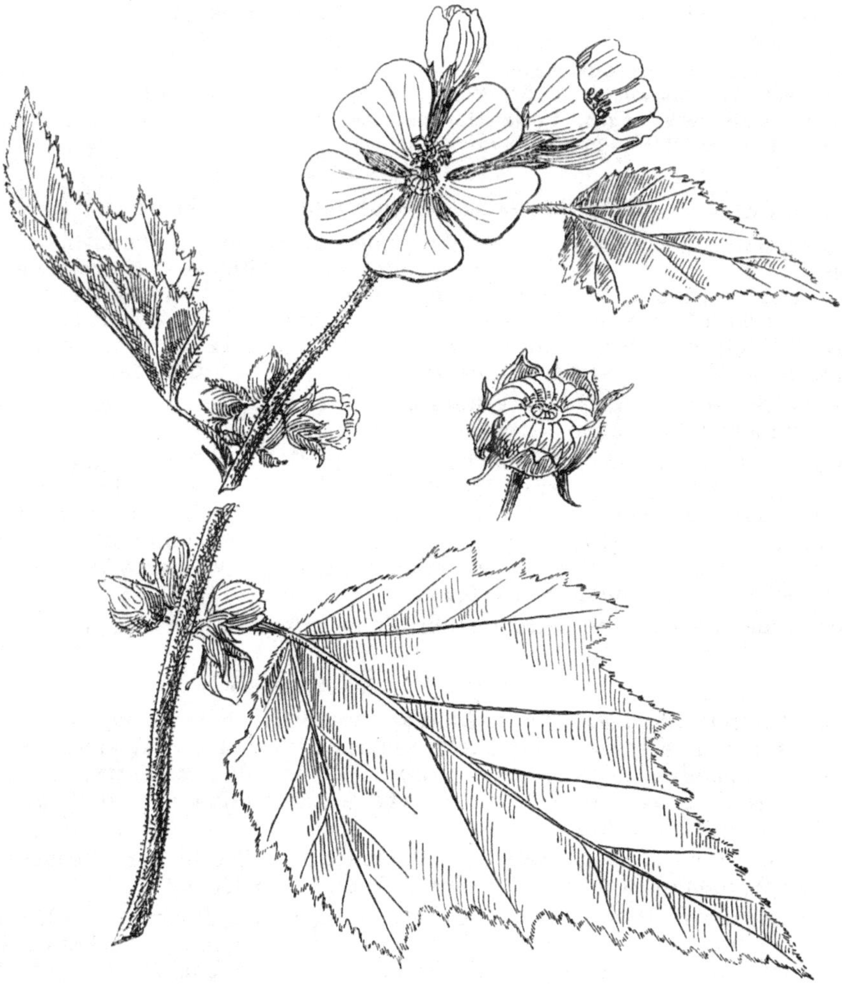

Fol. et Flores Althaeae offic. (1/1 Gr.)

3. Flores Althaeae

Handelsbezeichnungen: Flores Malvae visci, Flores Bismalvae (lat.). — Eibischblüten, Sammetpappelblüten (deutsch) — Marshmallow flowers (engl.) — Fleurs de guimauve (franz.).

Offizinell: Im belgischen, französischen und rumänischen Arzneibuch.

Herkunft: Vgl. Radix A.

Ernte und Bearbeitung: Die Blüten müssen bei trockenem Wetter gepflückt und sorgfältig getrocknet werden, da sie sonst mißfarbig werden.

Beschreibung der Droge: Blüten kurzgestielt, mit 8—10 länglichen Außenkelchblättern. 5 Kronenblätter, verkehrt-herzförmig, am Scheitel breit, etwas ausgerandet, an der Basis verwachsen, ca. 2 cm lang, seidig glänzend, frisch weiß bis hellrosa, getrocknet meist gelblich-weißgrau. Fruchtknoten filzig behaart. Fast geruchlos. Geschmack schleimig, süßlich.

Bestandteile: Schleim, Zucker, Stärke, fettes und ätherisches Öl.

Anwendung: Vgl. Folia A. Weniger gebräuchlich.

Handels- und Verordnungsformen: Flores Althaeae tot. und concisi. Verordnet als Tee, besonders als Zusatz zu Brustteemischungen. Zu Gurgelwässern.

Abarten, Verwechslungen, Verfälschungen: *Lavatera thuringica* hat Blüten mit dreiteiligem, großblättrigem Außenkelch.

Stammpflanze: *Althaea rosea* — Baummalve, Stockrose.

Beschreibung der Stammpflanze: Ein- oder mehrjährige Pflanzen, meist zweijährig, 1—3 m hoch. Wurzel spindelförmig. Stengel aufrecht, wenig verästelt, rauhhaarig. Blätter rundlich, 5—7lappig, gekerbt, behaart, runzelig, langgestielt. Die großen Blüten stehen in den Blattwinkeln, am oberen Ende des Stengels eine Ähre bildend. Fruchtkapseln einsamig, weich behaart. Zahlreiche Varietäten und Kulturformen. Blütezeit Juli/Oktober.

Standorte: Mittel-, Süd- und Osteuropa. — Kulturpflanze. Manchmal an Wegrändern und Zäunen verwildert.

Anbau: An sonnigen, möglichst vor Wind geschützten Stellen auf gutem, gedüngtem Boden angebaut. Anzucht aus Samen. Aussaat im Juli, im Herbst oder kommenden Frühjahr auspflanzen. Vermehrung auch durch Teilung der Wurzelstöcke im Frühjahr. Im zweiten Jahre müssen die Pflanzen meist an Stöcken angebunden werden. Im Winter Wurzeln vor Frost schützen. Zierpflanze in Gärten.

Verwendet werden: die getrockneten Blüten mit oder ohne Kelch.

Flores Malvae arboreae

Handelsbezeichnungen: Flores Malvae hortensis, hortulanae, hiemalis, majoris, romanae, roseae, Flores Alceae (lat.) — Baummalvenblüten, Stockrosen, Pappelrosenblüten, Stangenrosen, Rosen-Eibischbluten, Stockmalvenblüten, Schwarze Malven (deutsch) — Rose mallow flowers (engl.) — Fleurs de rose alcée (franz.).

Herkunft: Deutschland, Belgien, Frankreich, Balkanländer, besonders Rumänien (Banat), Rußland (Ukraine, Woronescher Gebiet).

Ernte und Bearbeitung: Blüten vor der völligen Entfaltung von Juli/September morgens oder abends mit kurzem Stiel pflücken. Trocknung im Schatten oder auf der Darre bei Temperaturen, die von 70° auf 40° absinken. In dünner Schicht ausbreiten. Bei einer Ware sine calicybus werden die Blätter vor der Trocknung aus den Kelchen herausgezupft.

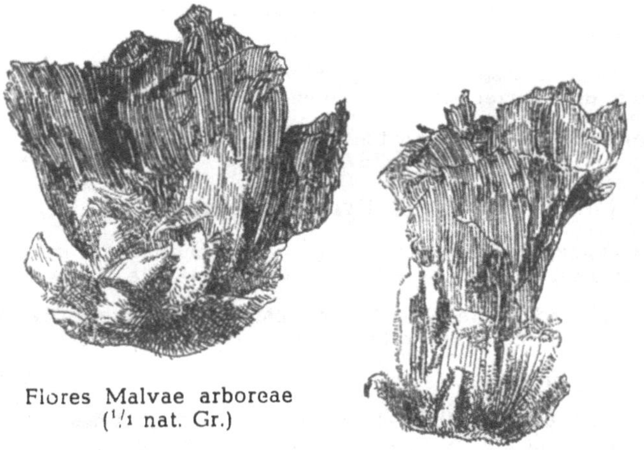

Flores Malvae arboreae
($^1/_1$ nat. Gr.)

Beschreibung der Droge: Graugrüner Doppelkelch, filzig behaart. Außenkelch 6—9spaltig, Innenkelch 5spaltig, Zipfel länger. Die 5 Kronenblätter sind bis 5 cm breit, bis 4 cm lang, rundlich-dreieckig, schwarz-purpurn, etwas runzelig, am Grunde weiß behaart, mit der Staubblattröhre verwachsen. Charakteristisch für die Schnittdroge sind die runzeligen, gefalteten Kronblattstücke und die graugrünen, filzigen Kelchteile. Fruchtkapseln sind nur selten in der Droge zu finden. Geruchlos. Geschmack schleimig, herb.

Bestandteile: Schleim, Gerbstoff, Stärke, Anthocyan-Farbstoff, ca. 6% Eiweiß. Asche max. 14%.

Anwendung: Schleimmittel bei Husten, Heiserkeit, Harnbeschwerden. Äußerlich bei Geschwüren und Entzündungen. Färbemittel, besonders in der Fruchtwasserfabrikation.

Handels- und Verordnungsformen: Flores Malvae arboreae cum und sine calicybus tot. und concisi.
Verordnet als Aufguß.

Abarten, Verwechslungen, Verfälschungen: Die weißen, gelben, rosa und bunten Varietäten werden für arzneiliche Zwecke nicht verwendet.

Prüfungen: Die wässerige Abkochung der Droge färbt sich mit Säuren hellrot.

Bemerkungen: Im Erg.-B. 6 aufgeführt.

ANACYCLUS

Stammpflanze: ***Anacyclus Pyrethrum*** — Römischer Bertram.

Familie: Compositae — Korbblütler.

Beschreibung der Stammpflanze: Mehrjährige, bis 50 cm hohe Pflanze, Blätter dreifach gefiedert, mit linealen Zipfeln, kahl. Durchmesser der Blütenköpfchen ca. 1 cm. Blütenboden mit spatelförmigen Spreublättern. Scheibenblüten gelb, Randblüten zungenförmig, weiß, manchmal außen rötlich, zurückgeschlagen, Früchte häufig geflügelt.

Standorte: Mittel- und Südeuropa (Heimat Nordafrika). — Auf trockenem, sandigem Boden. Wildwachsend.

Anbau: Feldmäßig. Aussaat im Frühjahr oder Herbst. Das Kraut wird im Herbst abgeschnitten, die Wurzel wird im zweiten Jahr geerntet.

Verwendet werden: die getrockneten Wurzeln.

Radix Pyrethri romani

Handelsbezeichnungen: Radix Dentariae (lat.) — Römische Bertramwurzel, Speichelwurzel, Zahnwurzel (deutsch) — Pellitory root (engl.) — Racine de pyrèthre (franz.).

Offizinell: Im englischen, französischen, griechischen, portugiesischen, rumänischen, spanischen sowie im österreichischen Arzneibuch.

Herkunft: Mittelmeerländer.

Ernte und Bearbeitung: Die Wurzeln werden im Spätherbst des zweiten Jahres, wenn die Pflanzen verkümmern, gegraben und sorgfältig getrocknet. Vor Wurmfraß schützen.

Beschreibung der Droge: Wurzel einfach, 6—12 cm lang, bis 1 cm dick, spindelförmig oder zylindrisch, längsfurchig, oft mit Blatt- oder Stengelresten. Oberfläche graubraun, Bruch weißlich, hart, spröde, glänzend, grobstrahlig. In der schmalen Rinde und in den Markstrahlen des Holzes sind Sekretbehälter als dunkle Punkte zu erkennen. Dünne Fadenwurzeln selten. Geschmack scharf und brennend. Beim Kauen erfolgt starke Speichelabsonderung. Charakteristisch für die Schnittdroge sind die außen graubraunen Stückchen mit den weißlichen Schnittflächen. Das Pulver ist hellbraun.

Bestandteile: Scharf schmeckendes Harz mit dem Alkaloïd Pyrethrin, das giftige Alkaloïd Pellitorin, ätherisches Öl, ca. 30—50 % Inulin, Gerbstoff. Asche max. 6 %.

Anwendung: Erregendes und reizendes Mittel. Kaumittel zur Anregung des Speichelflusses. Bei Verdauungsschwäche. Zu Zahn- und Mundwässern, früher gegen Zahnschmerzen. Zu Niespulvern. Bestandteil von Bitterschnäpsen.

Handels- und Verordnungsformen: Radix Pyrethri romani tota, concisa, contusa, pulvis grossus und subtilis. Die Droge wird als Tinctura Pyrethri (Erg.-B.) oder in Pulverform verordnet. 1 %ige Abkochungen zu Mundspülungen.

Abarten, Verwechslungen, Verfälschungen: *A. officinarum — Deutscher Bertram* liefert *Radix Pyrethri germanici.* Bei Magdeburg und im Vogtland kultiviert, einjährig, kleiner, zerstreut behaart. Wahrscheinlich handelt es sich um eine Kulturform von A. Pyrethrum. Droge dünner, aber in bezug auf Bau und Inhaltsstoffe mit der oben beschriebenen weitgehend übereinstimmend. Auch bei Rheuma und Neuralgie verwendet. Als *Pyrethrum* im Homöopath. Arzneibuch offizinell. Preislich höher bewertet.

Bemerkungen: Radix Pyrethri romani ist im Erg.-B. 6 aufgeführt. — Seit dem frühen Mittelalter in Europa bekannt.

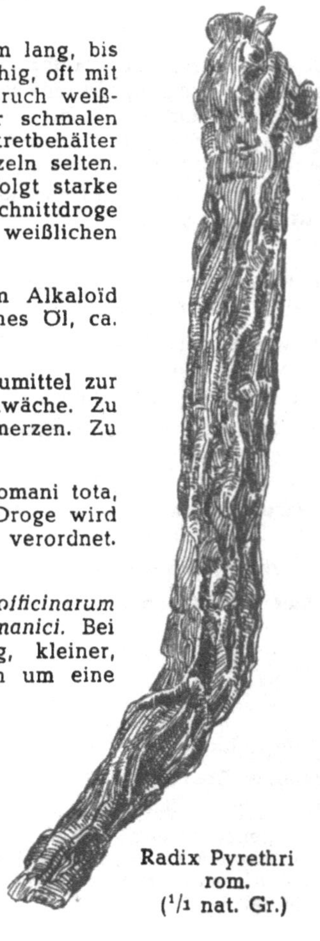

Radix Pyrethri rom. (1/1 nat. Gr.)

ANEMONE

Stammpflanze: ***Anemone Hepatica*** — Leberkraut.

Familie: Ranunculaceae — Hahnenfußgewächse.

Beschreibung der Stammpflanze: Ausdauerndes Kraut. Höhe 10—15 cm. Rhizom walzenförmig, mit zahlreichen Wurzelfasern. Grundständige 3lappige Blätter. Lappen breiteiförmig, ganzrandig, oberseits kahl, grün, unterseits behaart, grünlichbraun, am Grunde herz- oder nierenförmig. Blüten vor den Blättern erscheinend; sie stehen in Büscheln auf behaarten Stengeln, mit kelchartiger, dreiblättriger Hülle. 6—7 Kronenblätter, blau, seltener rot oder weiß. Honigblätter fehlen. Früchtchen kahl. Kurze Blütezeit März/April.

Standorte: Ost- und Südosteuropa. — Schattige Wälder und Gebüsche, auf kalkhaltigem Boden.

Verwendet werden: die getrockneten Blätter.

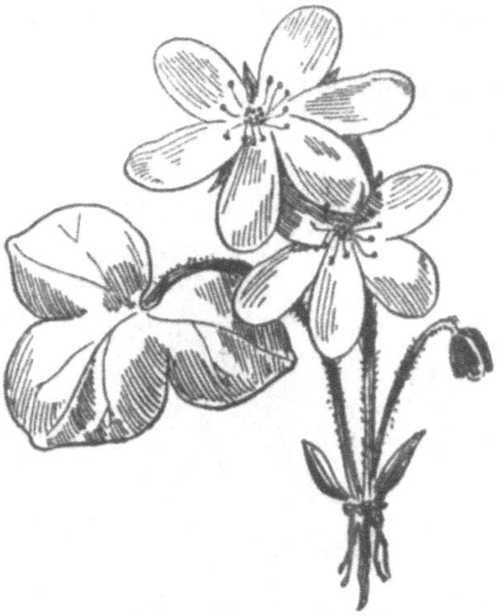

Folia Hepaticae (ca. ¾ nat. Gr.)

Folia Hepaticae

Handelsbezeichnungen: Herba Hepaticae nobilis, Folia Trifolii aurei (lat.) — Hepatica triloba (hom.) — Leberkraut, Leberblümchenblätter (deutsch) — Liver leaves (engl.).

Offizinell: Im Homöopath. Arzneibuch sind die frischen Blätter.

Herkunft: Balkanländer, Rußland (Weißrußland, Ukraine).

Ernte und Bearbeitung: Blätter im Frühjahr nach der Blüte während der vollen Entfaltung pflücken und trocknen. Wurzeln und trockene Blätter des Vorjahres dürfen nicht mit gesammelt werden.

Beschreibung der Droge: Vgl. Beschr. d. Stammpfl. Blätter derb, lederartig, im Jugendzustand auch beiderseitig behaart. Fast geruchlos. Geschmack schwach zusammenziehend.

Bestandteile: Gerbstoff, Harz. In der frischen Pflanze Anemonin.

Anwendung: Tonikum und zusammenziehendes Mittel bei Leberleiden. Diuretikum.

Handels- und Verordnungsformen: Herba Hepaticae nobilis tota und concisa. Verordnet als kalter Aufguß. In der Homöopathie.

Stammpflanze: 1. ***Anemone pratensis*** — Küchenschelle, nickende Kuhschelle, Wiesenschelle.

2. ***A. Pulsatilla*** — Küchenschelle, echte Kuhschelle.

Familie: Ranunculaceae — Hahnenfußgewächse.

Beschreibung der Stammpflanze: *1. A. pratensis* — Ausdauerndes 20—40 cm hohes Kraut mit mehrköpfiger, schwarzbrauner Pfahlwurzel. Blätter fiederteilig, im Herbst absterbend. Blüten dunkelviolett, glockig hängend (vgl. unten). Teilfrüchte, geschnäbelt, geschweift, behaart. Blütezeit April/Mai. — *2. A. Pulsatilla* — Ausdauerndes 10—30 cm hohes Kraut mit mehrköpfiger, brauner Pfahlwurzel. Blätter fiederteilig, Blüten hellviolett, aufrecht (vgl. unten). Teilfrüchte wie oben. Blütezeit März/April.

Standorte: Europäische Gebirge. — Sonnige Abhänge, Heiden, lichte Wälder, an trockenen Stellen.

Anbau: Durch Wurzelteilung oder Aussaat im Herbst auf unbebautem Boden, an Gebirgsabhängen.

Verwendet wird: das getrocknete, blühende Kraut.

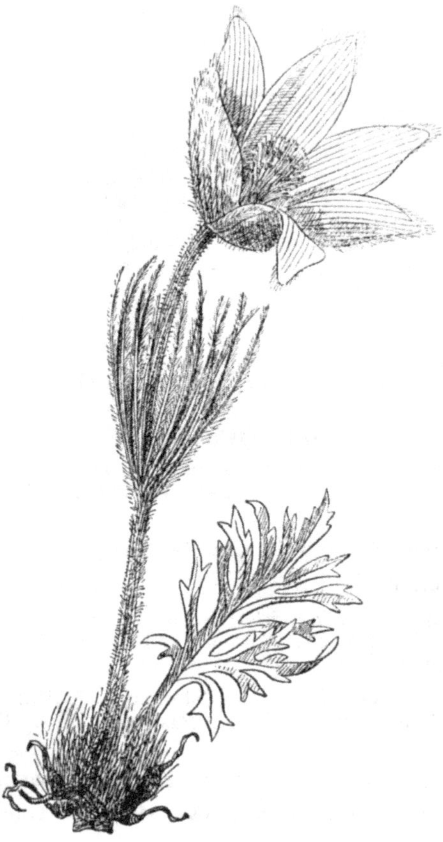

Herba Pulsatillae (ca. 2/3 nat. Gr.)

Herba Pulsatillae

Handelsbezeichnungen: Herba Phenii florens, Herba Pulsatillae vulgaris, nigricantis oder nigrae (lat.) — Pulsatilla (hom.) — Küchenschellenkraut, Kuhschellenkraut, Windblumenkraut, Osterblumenkraut (deutsch) — Meadow wind flower (engl.) — Anemone Pulsatille (franz.) — Anemola (portug.).

Offizinell: Im französischen und portugiesischen Arzneibuch. Im Homöopath. Arzneibuch ist die frische, blühende Pflanze offizinell.

Herkunft: Deutschland, Italien (Alpengebiete), Balkanländer, Rußland (Ukraine).

Ernte und Bearbeitung: Abblühendes Kraut wird im April oder Mai gesammelt und meist frisch verarbeitet. Frischer Saft ruft Rötung und Blasenbildung auf der Haut hervor. Trocknung sehr sorgfältig, da die Bestandteile leicht zersetzlich sind.

Beschreibung der Droge: Grundständige Blätter langgestielt, 2—3fach fiederteilig, bis 15 cm lang, ganzrandig, seidig behaart, Stengel am Grunde zottig behaart, Blüten bei A. pratensis mit glockenförmig angeordneten, ca. 2 cm langen, nach außen etwas aufgerollten, zottig behaarten Hüllblättern, dunkelviolett. Bei A. Pulsatilla fehlt der Kelch. 6 Blütenblätter, länglich, spitz, seidig behaart, hellviolett. Fast geruchlos. Geschmack bitter, das frische Kraut schmeckt brennend. Charakteristisch für die Schnittdroge sind die behaarten Pflanzenteile, die violetten Blütenblätter und die oft violett angelaufenen Stengelteile. Das Pulver ist graugrün.

Bestandteile: Anemonin, ätherisches Öl, Bitter- und Gerbstoffe. Asche max. 12%. Die Droge ist nicht reich an Wirkstoffen, die sich außerdem beim Trocknen und Lagern sehr verringern.

Anwendung: Diuretikum und schweißtreibendes Mittel. Herzmittel. — Das Hauptanwendungsgebiet ist die Homöopathie, besonders bei Kreislaufstörungen, bei Nierenleiden und Erkrankungen der Harnwege.

Handels- und Verordnungsformen: Herba Pulsatillae tota, concisa, pulvis subtilis. Verordnet als Pulver, Infusum, Tinktur oder Extrakt. In der Homöopathie.

Abarten, Verwechslungen, Verfälschungen: Früher wurden die Drogen der verschiedenen Stammpflanzen gesondert gehandelt, heute besteht die Handelsdroge meist aus einem Gemisch der angeführten Arten. Ferner wird noch *A. nigricans*, die seltener vorkommt, mitgeerntet. Die Wurzeldroge wird gleichfalls gehandelt und gegen Neuralgie verordnet.

Bemerkungen: Giftdroge! Im Erg.-B. 6 aufgeführt.

ANETHUM

Stammpflanze: ***Anethum graveolens*** — Dill.

Familie: Umbelliferae — Doldenblütler.

Beschreibung der Stammpflanze: Einjährige, 50—100 cm hohe Pflanze. Stengel aufrecht, kahl, rund, hohl, gerillt, verästelt. Blätter wechselständig, 2—3fach fein gefiedert, im Umriß eiförmig, Fiedern ganzrandig, fast fadenförmig. Die unteren Blätter sind gestielt, die oberen sitzend. Blattscheiden weiß berandet. Dolden vielstrahlig. Blüten gelb, mit 5 rundlichen Blättchen. Früchte vgl. unten. Die ganze Pflanze ist bläulich bereift. — Blütezeit Juni/August.

Standorte: Europa. — In großem Maße angebaut.

Anbau: Auf lockerem Boden in sonnigen Lagen. Als Zwischenfrucht für Spargel, Salat und Gemüse geeignet. Aussaat im April in Saatbeeten. Später aufs Feld pflanzen.

Verwendet werden: 1. die getrockneten Früchte, 2. das ätherische Öl der Früchte.

1. Fructus Anethi

Handelsbezeichnungen: Dillfrüchte, Dillsamen, Düll, Bergkümmel, Gurkenkrautsamen, Dollensamen, Hexensamen, Teufelssamen (deutsch) — Dill fruit (engl.) — Fruit d'aneth (franz.) — Anata (ital.).

Offizinell: Im englischen und portugiesischen Arzneibuch.

Herkunft: Deutschland, Holland, Rumänien, Bulgarien, Rußland (Galizien, Ukraine, Woronescher Gebiet, nördliche Kaukasusgebiete, dort auch wild wachsend).

Ernte und Bearbeitung: Die reifenden Dolden werden im August geschnitten und auf Papierunterlagen an schattigen Orten getrocknet. Die Früchte fallen leicht ab.

Beschreibung der Droge: Reife Teilfrüchte 3 bis 5 mm lang, 2—4 mm breit, rötlichgelb bis gelbbraun, glatt, im Umriß eiförmig, flach zusammengedrückt. Jedes Teilfrüchtchen hat 5 dünne, helle Rippen. Randrippen flügelartig, hellbräunlich. Die ebene Fugenseite zeigt eine helle Mittellinie. Geruch würzig, stark aromatisch. Geschmack würzig. Das Pulver ist braun.

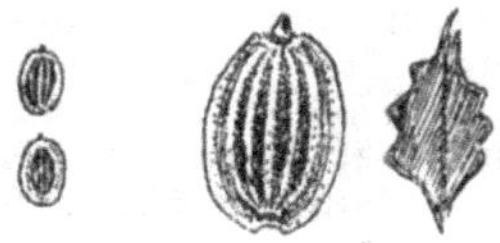

Fructus Anethi
1/1 nat. Gr. 3fach nat. Gr

Bestandteile: 3—4 %, mind. 2,5 % ätherisches und 10—20 % fettes Öl, Proteïn, Aminbasen. Asche max. 8 %.

Anwendung: Magenmittel, bei Krämpfen und besonders Blähungen, Diuretikum. Milchsekretionanregendes Mittel. Zur Fabrikation des ätherischen Öls. Gewürz.

Handels- und Verordnungsformen: Fructus Anethi tot., pulvis grossus und subtilis. Verordnet als Aufkochung mit Wasser oder Wein, als Aqua Anethi. — In der Homöopathie.

Bemerkungen: Im Erg.-B. 6 aufgeführt. — Anethum war schon im Altertum als Gewürzpflanze bekannt. Im Sanscrit erwähnt. Mit Fenchel, Kümmel und Anis zur Zeit der Griechen und Römer in Europa angebaut. Das ätherische Öl wurde zuerst 1587 gewonnen.

2. Oleum Anethi

Handelsbezeichnung: Dillöl (deutsch) — Oil of Dill (engl.) — Essence d'aneth (franz.).

Herkunft: Vgl. oben, Spanien.

Gewinnung: Das ätherische Öl wird durch Wasserdampfdestillation aus den zerquetschten Früchten gewonnen. Ausbeute 2,5—4 %.

Beschreibung: Farbe wasserhell, bald gelblich werdend. $\alpha\frac{20^\circ}{D} = +70^\circ$ bis $+82^\circ$. Brechungsindex 1,483—1,492. Geruch an Kümmel erinnernd. Geschmack anfangs milde, später scharf und brennend. — Dichte 0,890 bis 0,912 bei 15°.

Bestandteile: 40—60% Carvon, ferner d.-Limonen und Phellandren.

Anwendung: Innerlich als blähungtreibendes Mittel. Gegen Würmer. Äußerlich in Verdünnung mit weingeistigem Öl als schmerzstillendes Einreibemittel. — In der Likörindustrie.

Abarten, Verwechslungen, Verfälschungen: In Rußland und in Südeuropa wird auch das ganz frische Kraut destilliert. Ausbeute auf die Trockensubstanz berechnet 0,56—1,5 %, mit 15 % Carvon und Phellandren. Spanisches Dillöl wird aus dem Kraut mit unreifen Früchten destilliert und hat abweichende Eigenschaften. — Das ätherische Öl des Krautes findet besonders in der Likörindustrie Verwendung.

Bemerkungen: Im Erg.-B. 6 aufgeführt.

ANGELICA

Stammpflanze: ***Angelica Archangelica*** (A. officinalis) — Engelwurz, Angelika.

Familie: Umbelliferae — Doldenblütler.

Beschreibung der Stammpflanze: 2—4jährige, 1—2 m hohe Pflanze. Wurzel kräftig, verzweigt, gelben Milchsaft führend. Stengel aufrecht, im oberen Teil verzweigt, hohl, gerillt, bläulich bereift, oft violett schimmernd. Blätter wechselständig, kahl, bläulichgrün, Grundblätter langgestielt, obere sitzend, zwei- bis dreifach gefiedert. Blättchen fast herzförmig, gesägt, zwei- oder dreilappig. Blattscheiden groß, blasig. Große Dolden, 20—40strahlig, behaart. Blüten klein, 5blättrig, grünlichgelb, nach Honig duftend. Früchte vgl. unten. Blütezeit Juli/August. — Der Saft der frischen Pflanze wirkt hautreizend, beim Trocknen schwindet die Wirkung.

Standorte: Mittel- und Osteuropa. — Auf feuchten Wiesen, an Bach- und Flußufern, nur zerstreut.

Anbau: Die Samenpflanzen werden in den Bauerngärten angepflanzt. — Die frischen, im August geernteten Samen werden sofort in Saatbeete gesät. Keimdauer 4 Wochen. Im Winter vor Frost schützen. Im folgenden Frühjahr werden die Setzlinge aufs Feld gepflanzt. Vor der Ernte wird das Kraut entfernt, damit die Wurzeln kräftiger werden. Die Stengel werden z. T. an Konservenfabriken geliefert. — Die Pflanzen verlangen guten, gedüngten, feuchten Boden. Nur frische Samen haben Keimkraft.

Verwendet werden: 1. die getrockneten Wurzeln, 2. das ätherische Öl der Wurzeln, 3. die getrockneten Samen.

1. Radix Angelicae

Handelsbezeichnungen: Radix Angelicae sativae, majoris, Radix Archangelicae (lat.) — Angelica Archangelica (hom.) — Engelwurz, Angelikawurzel, Gartenangelikawurzel, Heiligenwurzel, Theriakwurzel, Brustwurz, Heilwurz, Zahnwurz, Heiligenbitter, Gilke (deutsch) — Angelica root (engl.) — Racine d'angélique (franz.) — Radice di angelica (ital.).

Offizinell: Im deutschen, französischen, russischen, rumänischen, schweizerischen und ungarischen sowie im Homöopath. Arzneibuch.

Herkunft: Deutschland (Sachsen, Thüringen, Erzgebirge, Franken), Tschechoslowakei, Italien, Rußland (Ukraine).

Ernte und Bearbeitung: Im zweiten Jahr werden Mitte Oktober, nach der Kartoffelernte, die Wurzeln losgepflügt und hinterher, meist mit der Spitzhacke, herausgehoben, gewaschen und an der Luft oder in warmen Räumen getrocknet. Bei künstlicher Wärme nachtrocknen. Größere Exemplare werden gespalten. In Sachsen und im Erzgebirge werden die Wurzeln in Zöpfe geflochten. In manchen Gegenden findet die Ernte im Frühjahr statt. 5 T. frische Wurzeln = 1 T. Droge. Die Droge ist vor Insektenfraß zu schützen, sie ist feuchtigkeitsempfindlich und muß von Zeit zu Zeit nachgetrocknet oder über Kalk aufbewahrt werden.

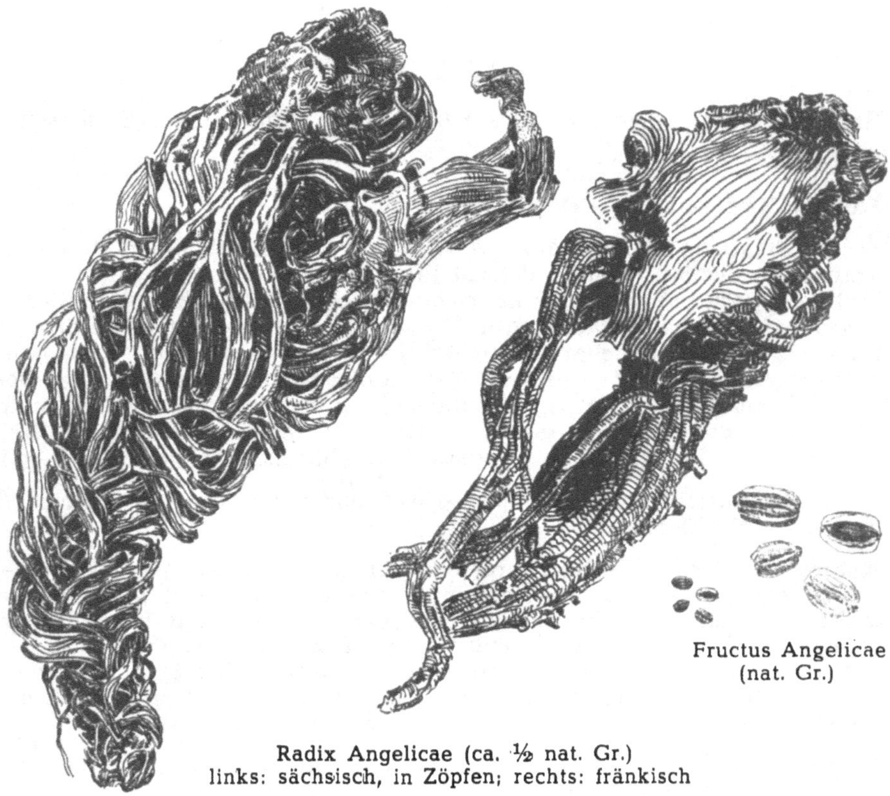

Fructus Angelicae (nat. Gr.)

Radix Angelicae (ca. ½ nat. Gr.)
links: sächsisch, in Zöpfen; rechts: fränkisch

Beschreibung der Droge: Wurzelstock bis 5 cm dick, mit großem Markzylinder, fein geringelt, mit Resten des Blatt- und Stengelansatzes, manchmal der Länge nach durchschnitten. Wurzeln bis 30 cm lang, bis 1 cm dick, längsfurchig, querhöckerig, braungrau bis rötlichbraun, die großen Sekretgänge sind in der Droge schon mit bloßem Auge zu erkennen. Bruch glatt, weißgrau, wenn die Ware scharf getrocknet ist, sonst zäh. Der gelbliche Milchsaft ist in der Droge zu einem gelbroten Gummiharz erstarrt. Geruch stark würzig. Geschmack scharf würzig, bitter. Charakteristisch für die Schnittdroge sind die dünnen, dunkelgraubraunen, längsfurchigen Wurzelstückchen. Ältere Stücke weisen im Querschnitt eine breite grauweiße, zerklüftete Rinde mit vielen braunen Sekretbehältern auf. Das Kambium umschließt einen gelben, radial gestreiften Holzkörper. Das Pulver ist braun.

Bestandteile: 0,35—1 % ätherisches Öl, Angelicasäure, Angelicin, 6 % Harz, Gerbstoff, Bitterstoff, aromatische Säuren, reichlich Stärke, Pektin, 24 % Zucker. Asche max. 14 %.

Anwendung: Aromatisches Bittermittel. Magenmittel bei Koliken, Blähungen und Darmkatarrhen. Diuretikum und schweißtreibendes Mittel. Zur Herstellung des ätherischen Öls. In der Likörindustrie zu Kräuterlikören und Bitterschnäpsen (Boonekamp, Benediktiner, Karthäuser usw.).

Handels- und Verordnungsformen: Radix Angelicae tota, concisa, min. concisa, pulvis grossus und subtilis, Radix Angelicae saxonia tota in Zöpfen.
Verordnet als Tinctura Angelicae (Erg.-B.), kalter Aufguß oder Pulver. In der Homöopathie.

Abarten, Verwechslungen, Verfälschungen: Das Kraut — *Herba Angelicae* — enthält ätherisches Öl, Gerbstoff, Bitterstoff und wird als Tonikum, harn- und schweißtreibendes Mittel verwendet. — *A. silvestris* — *Wilde Angelika,* besonders im Osten vorkommend, liefert Radix Angelicae silvestris oder minoris. — *Wasserangelika, wilde Engelwurz, Waldbrustwurz.* Die Droge ist fast geruchlos, holzig und weist nur wenige rotgelbe Sekretbehälter auf. In Italien verwendet man auch die Wurzeln von A. nemorosa.

Bemerkungen: Die frischen Stengel der Pflanze werden kandiert und zu Konditoreiwaren als Tortenbelag verwendet (grüne Sternchen auf Torten). — Angelika ist eine seit langem bekannte Pflanze, sie wurde schon um das Jahr 1000 in nordischen Ländern als Gemüsepflanze angebaut, sie dient auch heute noch, z. B. in Grönland, als Nahrungsmittel. Ab 1500 als Arznei- und Gewürzdroge verwendet.

2. Oleum Angelicae aethereum

Handelsbezeichnungen: Angelikaöl, Engelwurzöl (deutsch), Oil of Angelica root (engl.), Essence de la racine d'angélique (franz.).

Offizinell: Im deutschen und anderen europäischen Arzneibüchern.

Herkunft: Vgl. Radix A.

Gewinnung: Das ätherische Öl der Wurzeln wird durch Destillation gewonnen. Ausbeute bei trockener Wurzel 0,35—1 %, bei frischer Wurzel 0,1—0,37 % mit feinerem Aroma.

Beschreibung: Zuerst farblos, dann gelblich bis bräunlich. $\alpha\frac{20^\circ}{D} = +16^\circ$ bis $+41^\circ$. Geruch aromatisch, pfefferartig, etwas an Moschus erinnernd. Geschmack würzig. Dichte 0,848—0,913.

Bestandteile: Hauptsächlich Phellandren, ferner mehrere Säuren, Alkohole, Terpene und Laktone. Das Öl aus abgelagerten Wurzeln zeigt eine andere Zusammensetzung.

Anwendung: Diuretikum. Aromatisches Stimulans. Zur Herstellung von Spiritus Angelicae compos. (D. A. B. 6). In der Spirituosenindustrie.

3. Semen Angelicae

Handelsbezeichnungen: Fructus Angelicae (lat.) — Engelwurzsamen, Angelikafrüchte (deutsch) — Angelica oder Archangel fruit (engl.) — Fruit d'angélique (franz.).

Herkunft: Vgl. Radix A., besonders Belgien und Italien.

Ernte und Bearbeitung: Die Dolden werden vor der völligen Reife geschnitten und hinterher nachgetrocknet.

Beschreibung der Droge: Spaltfrüchte 5—7 mm lang, 4—5 mm breit, stark zusammengedrückt, hellbraun bis gelblichgrün mit 3 Rippen auf der Rückseite und geflügelten Rändern. Die Samen führen im Endosperm fettes Öl. Geruch aromatisch. Geschmack würzig.

Bestandteile: 0,5—1,5 % ätherisches Öl mit Phellandren, ca. 17 % fettes Öl, Harz, Bitterstoff.

Anwendung: Schweiß- und harntreibendes Mittel, Magenstärkungsmittel. Zur Herstellung des ätherischen Öls Oleum Angelicae Fructus. In der Likörindustrie, besonders bei der Herstellung von Chartreuse.

Handels- und Verordnungsformen: Semen Angelicae tot., pulvis grossus und subtilis. Verordnet als Aufguß.

ANTHEMIS

Stammpflanze: ***Anthemis nobilis*** — Römische Kamille.

Familie: Compositae — Korbblütler.

Beschreibung der Stammpflanze: Ausdauernde, bis 30 cm hohe Pflanze mit achsenförmiger Wurzel. Stengel niederliegend, blühend und nicht blühend, verästelt, behaart. Blätter gefiedert, mit schmalen Zipfeln. Blüten vgl. unten Früchte dreikantig, kahl, glänzend. Blütezeit Juni/Juli.

Standorte: Mittel- und Westeuropa. — An sonnigen Hängen.

Anbau: Kultiviert wird die gefüllte Varietät. An sonnigen Berghängen, am besten auf humusreichem Sandboden. Aussaat im März in Mistbeete. Zweifaches Umsetzen ist vorteilhaft. Die Vermehrung kann auch durch Wurzelstockteilung im Frühjahr erfolgen. Nach einigen Jahren müssen die Pflanzen umgesetzt werden. — Düngung wirkt sich günstig auf die Ölausbeute aus.

Verwendet werden: 1. die getrockneten Blüten, 2. das ätherische Öl der Blüten.

1. Flores Chamomillae romanae

Handelsbezeichnungen: Flores Chamomillae majoris, hortensis, nobilis, odorati, Flores Chamaemeli hortensis, Flores Anthemidis odoratae, Flores Leucanthemi (lat.) — Chamomilla romana (hom.) — Römische Kamillen, große Kamillen, doppelte Kamillen (deutsch) — Chamomile flowers (engl.) — Camomille romaine (franz.) — Camomila romana oder nobile (ital., span.).

Offizinell: Im belgischen, englischen, französischen, italienischen, niederländischen, portugiesischen, schweizerischen, spanischen Arzneibuch. Im Homöopath. Arzneibuch ist die frische, ganze, blühende Pflanze offizinell.

Herkunft: Belgien (Hauptherkunftsgebiet), Frankreich. Auch in Deutschland anbaufähig.

Ernte und Bearbeitung: Blütenköpfchen bei trockenem Wetter mittags von kultivierten Pflanzen pflücken und in luftigen Bodenräumen rasch und vorsichtig trocknen. Wird bei feuchtem Wetter geerntet, so ist künstliche Trocknung erforderlich, da sonst die helle Farbe verlorengeht und die Droge braun wird. Der Gehalt an ätherischem Öl ist in jungen Blüten höher als in älteren. 4 T. frische Blüten = 1 T. Droge.

Beschreibung der Droge: Durchmesser der getrockneten Blütenköpfchen 2—3 cm. Der Hüllkelch besteht aus ovalen, dachziegelig angeordneten Blättchen, am Rand gesägt, trockenhäutig. Blütenboden markig, gewölbt. Strahlenblüten weiß bis blaßgelblich, zungenförmig, bis 7 mm lang, 3zähnig, in der Achsel von doppelt gesägten Spreublättchen sitzend. In der Mitte des Köpfchens wenige gelbe Röhrenblüten. Bei den kultivierten Pflanzen sind die Röhrenblüten meist durch Zungenblüten ersetzt. Geruch würzig, balsamisch. Geschmack aromatisch, bitter.

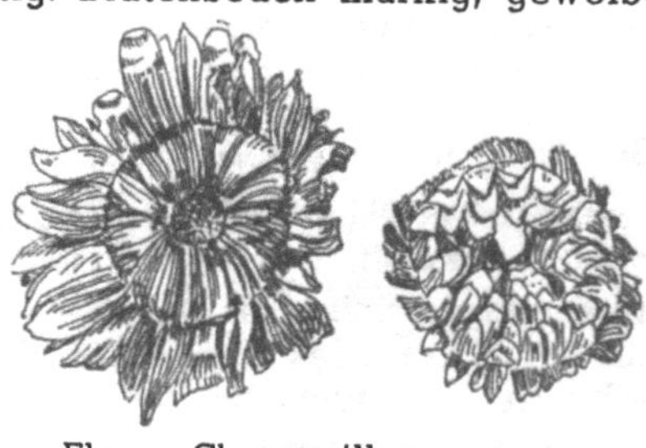

Flores Chamomillae romanae (nat. Größe)

Das Pulver ist gelblichweiß.

Bestandteile: 0,5—1 % ätherisches Öl, gefüllte Köpfchen enthalten bis 1,75 %, ungefüllte erheblich weniger. Mind. 0,6 % Bitterstoff, Apigenin (Glykosid), Zucker. Asche max. 6 %.

Anwendung: Schweißtreibendes Mittel, besonders bei krampfartigen Zuständen. Als Aufguß zu Wund- und Mundspülungen. Vgl. auch Flores Chamomillae vulgaris S. Bd. II. In der Kosmetik zu Haarwässern und Haarwaschmitteln für blondes Haar. In der Likörindustrie zu aromatischen Likören.

Handels- und Verordnungsformen: Flores Chamomillae romanae tot. und pulvis subtilis. Verordnet als Aufguß oder Abkochung. In der Homöopathie.

Abarten, Verwechslungen, Verfälschungen: *Anthemis arvensis — Feld- oder Hundskamille* (vgl. S. Bd. II, Matricaria chamomilla). Die Blüten sollten nicht gesammelt werden, sie haben keine eigene Bedeutung und werden lediglich zum Fälschen von Flores Ch. romanae und vulgaris verwendet. Sie enthalten ein Alkaloid, Anthemissäure und nur Spuren von ätherischem Öl. *Chrysanthemum Parthenium — Mutterkraut.* Blüten kleiner, Blütenboden nackt und flach. Spreublättchen und der charakteristische Geruch fehlen.

Bemerkungen: Im Erg.-B. 6 aufgeführt. — Die Droge ist seit dem Mittelalter bekannt.

2. Oleum Chamomillae romanae

Handelsbezeichnungen: Oleum Anthemis (lat.) — Römisches Kamillenöl (deutsch) — Oil of Chamomile (engl.) — Essence de camomile romaine (franz.).

Herkunft: Deutschland, Belgien.

Gewinnung: Durch Wasserdampfdestillation der Blütenköpfchen gewonnen. — Ausbeute 0,8—1 %.

Beschreibung: Farbe hellblau, allmählich in Grün und Braungelb übergehend. $\alpha \frac{20^\circ}{D} = +1^\circ$ bis $+3^\circ$. Dichte 0,905—0,915.

Bestandteile: Ester der Butter- und Angelikasäure mit verschiedenen Alkoholen. Azulen.

Anwendung: Tonikum, gegen Magenkrämpfe und Keuchhusten.

Bemerkungen: Bei Destillation der ganzen Pflanze wird eine Ausbeute von 0,2—0,35 % erzielt.

ARCTIUM

Stammpflanze: ***Arctium lappa*** — Große Klette — A. minus — Kleine Klette — A. tomentosum — Filzige Klette.

Familie: Compositae — Korbblütler.

Beschreibung der Stammpflanze: Zweijährige Pflanzen von 1—2 m Höhe. Stengel kräftig, violett schimmernd, gefurcht, verästelt, wolligbehaart. Blätter groß, rundlich-eiförmig, etwas wellig, meist gezahnt, oberseits grün, dünn behaart, unterseits graufilzig. Blütenköpfchen kugelig, in sperrigen Trauben, Hüllblätter grün mit Widerhaken, Kronblätter purpurfarben. Früchte länglich, kantig, hell- bis dunkelbraun. Blütezeit Juli/September. A. lappa ist der Hauptlieferant. A. minus und A. tomentosum sind am weitesten verbreitet.

Standorte: Mittel-, Ost- und Südosteuropa. — An Wegrändern und Hecken, auf Schutthalden, in Gebüschen. An schattigen Stellen gruppenweise. Weit verbreitet.

Verwendet werden: die getrockneten Wurzeln, seltener die getrockneten Blätter und die Samen.

Radix Bardanae

Handelsbezeichnungen: Radix Lappae, Radix Lappae majoris, Radix Arctii (lat.) — Arctium Lappa (hom.) — Klettenwurzel, Klettendistelwurzel (deutsch) — Burdock root (engl.) — Racine de bardane (franz.).

Offizinell: Im portugiesischen Arzneibuch, im Homöopath. Arzneibuch die frische Wurzel.

Herkunft: Tschechoslowakei, Balkanländer, Italien, Belgien, Rußland (Ukraine, Daghestan).

Ernte und Bearbeitung: Die Wurzeln zweijähriger Pflanzen werden im Frühjahr oder Herbst gegraben, gewaschen, zum Teil gespalten und sorgfältig getrocknet. Feuchtigkeitsempfindlich, von Zeit zu Zeit nachtrocknen. 5 T. frische Wurzeln = 1 T. Droge. Vor Wurm- und Käferfraß schützen.

Beschreibung der Droge: Wurzelstöcke 10—20 cm lang, ca. 1 cm dick, längsrunzelig, spindelförmig oder zylindrisch, graubraun bis dunkelbraun, oft etwas gedreht, wenig verästelt. Dickere Stücke zuweilen der Länge nach gespalten. Am oberen Ende oft mit weißfilzigem Stengelrest. Bruch hornartig, glatt, weißgrau mit weißer Rindenschicht, bräunlichem Holzkörper, im Innern mit einem schwammigen Gewebe. Fast geruchlos. Geschmack schleimig, unangenehm süßlich, hinterher bitter. Charakteristisch für die Schnittdroge sind die außen braunen, längsrunzeligen Stückchen. Die weiße Rinde weist bei jüngerer Droge einen Ring brauner Sekretbehälter auf. Der gelbbraune Holzkörper ist radial gestreift. Das Pulver ist hellgraubraun.

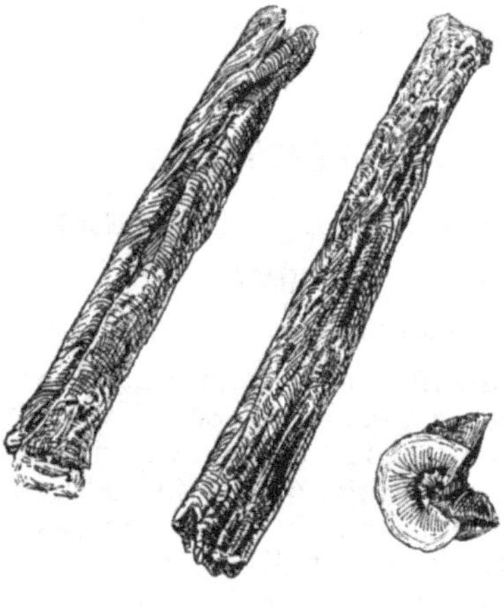

Radix Bardanae (ca. ⅔ nat. Gr.), rechts: Abschnitt

Bestandteile: Bis 0,17 % ätherisches Öl, Gerbstoff, Bitterstoff, 20—50 % Inulin, Schleim, Fett, Zucker, Säuren. Asche max. 6 %.

Anwendung: Diuretikum. Schweißtreibendes und magenstärkendes Mittel. Bei Gallen- und Steinleiden. Selten zu Blutreinigungstees. — Klettenwurzelöl ist ein mit fettem Öl hergestellter Auszug der Wurzel (Haaröl).

Handels- und Verordnungsformen: Radix Bardanae tota, 2 cm Schnitt, concisa, minutim concisa, pulvis grossus und subtilis.
Verordnet als heißer Aufguß, Abkochung, Pulver, Extrakt und Fluidextrakt. In der Homöopathie.

Abarten, Verwechslungen, Verfälschungen: *A. nemorosum — Waldklette* hat rhabarberähnliche Blätter. Die Wurzeln werden in gleicher Weise verwendet. *Herba Bardanae — Klettenkraut* enthält Schleim, Gerbstoff, Inulin und Spuren von ätherischem Öl. Angewendet als Diuretikum, blutreinigendes und appetitanregendes Mittel. Äußerlich gegen Geschwüre. *Semen Bardanae — Klettensamen* enthalten ein Glykosid, ca. 15 % fettes Öl. — Appetitanregendes Mittel, in größeren Gaben als Abführmittel.

Prüfungen: In der Wurzeldroge dürfen stark verholzte Stücke nicht vorkommen. Der Querschnitt darf sich mit Jodlösung nicht blau färben.

Bemerkungen: Im Erg.-B. 6 aufgeführt.

ARCTOSTAPHYLOS UVA-URSI

Stammpflanze: ***Arctostaphylos Uva-ursi*** — Bärentraube.

Familie: Ericaceae — Heidekrautgewächse.

Beschreibung der Stammpflanze: Niedriger, immergrüner Strauch. Äste am Boden kriechend, bis 1 m lang. Zweige aufrecht, dicht beblättert. Blätter wechselständig (vgl. unten). Blüten in endständigen, hängenden, 3—10-blütigen Trauben. Blumenkronen weiß oder rosa, 5zipfelig, bis 6 mm lang, wachsartig. Früchte rund, mehlig, scharlachrot, mit 5 Kernen. Blütezeit März/Juli.

Standorte: Europäische Mittel- und Hochgebirge. — Heideflächen, Nadelwälder, auf moorig-sandigem Boden, besonders im Gebirge. Rasenbildend.

Anbau: Nach dem Aussäen dauert die Keimung mehrere Jahre, besondere Pflege ist nicht erforderlich.

Verwendet werden: die getrockneten Blätter.

Folia Uvae-ursi

Handelsbezeichnungen: Folia Arctostaphyli oder Vaccini ursi, Herba Garjubae (lat.) — Uva ursi (hom.) — Bärentraubenblätter, Wolfs-, Sand- oder Moosbeerenblätter, Achelblätter, Achelkraut, wilder Buchsbaum, Bärenkraut, Steinbeerblätter (deutsch) — Bearberry leaves (engl.) — Feuilles de busserole, Raisin d'ours (franz.) — Uva ursina (ital.).

Offizinell: In allen europäischen Arzneibüchern, mit Ausnahme des spanischen. — Im Homöopath. Arzneibuch die frischen Blätter.

Herkunft: Spanien, Italien, Polen, Rußland (Weißrußland, Leningrader Gebiet, Kaukasus).

Ernte und Bearbeitung: Von Mai/Juli werden die Blätter abgekämmt, auf Tüchern aufgefangen, Stiele und braune Blätter aussortiert. Trocknung erfolgt an der Luft, im Schatten, später bei künstlicher Wärme. 5 T. frische Blätter = 1 T. Droge.

Beschreibung der Droge: Blätter kurzgestielt, 1—2,5 cm lang, 0,8—1,2 cm breit, spatel- oder verkehrt-eiförmig, abgerundet, zugespitzt, am Grunde keilförmig, ganzrandig, Rand leicht zurückgebogen, steif, brüchig, kahl. Oberseits glänzend dunkelgrün, lederartig, die dunklen Nerven erscheinen vertieft, unterseits blaßgrün, Nerven schwach hervortretend. Geruchlos. Geschmack zusammenziehend, schwach bitter, hinterher etwas süßlich. Charakteristisch für die Schnittdroge sind die steifen, brüchigen Blattstückchen. Braune Blätter und Stielteilchen sollen möglichst fehlen. Das Pulver ist grün.

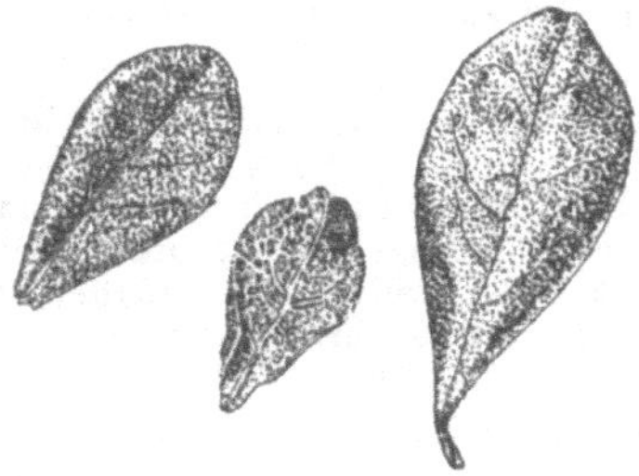

Folia Uvae-ursi (nat. Gr.)

Bestandteile: ca. 6—12% Arbutin, bzw. z. T. Methylarbutin (therapeutisch wichtige Glykoside), Glykosidischer Bitterstoff, ca. 0,5% Hydrochinon, Harz, ca. 15—20% Gerbstoffe, Säuren, Farbstoffe, ätherisches Öl, Asche max. 4%. Das Verhältnis von Arbutin und Methylarbutin schwankt je nach der Herkunft der Droge. Die eine Sorte enthält nur Arbutin (östliche Ware), die andere beide Stoffe nebeneinander (Alpenware). Den höchsten Glykosidgehalt hat die spanische Provenienz. Die Wirkung der Droge ist desinfizierender, nicht diuretischer Natur.

Anwendung: Bei Erkrankungen der Harnorgane und des Nierenbeckens als Desinfektionsmittel. Bestandteil von Teegemischen bei Blasenleiden, bei Blasenkatarrh, bei Stein- und Gallenleiden, Antidiarrhoikum. — Zur Herstellung des Arbutins. — Technisch in der Leder- und Textilindustrie als Gerb- und Farbstoff.

Handels- und Verordnungsformen: Folia Uvae-ursi electa tota, depurata tota, concisa, minutim concisa, pulvis grossus und subtilis.
Verordnet als Extractum Uva-ursi fluid. (Erg.-B.) als kalter Aufguß, Abkochung, Dekokt oder Pulver. In der Homöopathie: Essenz und Potenzen aus den frischen Blättern. Abkochungen sind aus minutim concisa oder pulvis grossus zu bereiten.

Abarten, Verwechslungen, Verfälschungen: *Buxus sempervirens — Buchsbaum* hat papierartige, dünne Blätter, die in zwei Schichten spaltbar sind. *Vaccinium uliginosum — Rauschbeere, Moorbeere*, hat matte, unterseits blaugrüne, nicht lederige, papierartige Blätter. *V. myrtillus — Heidelbeere* und *V. Vitis-idaea — Preißelbeere* vgl. Band II. *V. Alpina — Alpenbärentraube* hat ovale, nervig gezeichnete Blätter, nach oben verschmälert, in zwei Schichten spaltbar. *Rhododendron ferrugineum — rostblättrige Alpenrose* hat derb lederartige Blätter mit rostbrauner Unterseite, dicht drüsig punktiert.

Prüfungen: Kocht man 0,1 g zerkleinerte Droge mit 5 ccm Wasser einige Minuten, filtriert und fügt etwas Ferrosulfat hinzu, so färbt sich bei Folia Uvae-ursi die Flüssigkeit sofort violett und es entsteht ein violetter Niederschlag.

Bemerkungen: Die Droge ist seit langer Zeit, besonders bei den nordischen Völkern, bekannt, wurde im Mittelalter verordnet, hat aber seit der Mitte des 18. Jahrhunderts an Bedeutung beträchtlich gewonnen.

ARNICA

Stammpflanze: ***Arnica montana*** — Arnika, Bergwohlverleih.

Familie: Compositae — Korbblütler.

Beschreibung der Stammpflanze: Bis 75 cm hohe, ausdauernde Pflanze mit kriechendem Wurzelstock und grundständiger Blattrosette. Stengel aufrecht, wenig verästelt, wenig beblättert, mit einem oder mehreren Blütenköpfchen. (Vgl. unten.) Früchte grün bis schwärzlich, mit Pappus, beiderseits verschmälert, behaart. Blütezeit Juni/August.

Standorte: Mittel-, Süd- und Osteuropa. — Feuchte, moorige, sonnige Wiesen, im Gebirge bis 2600 m ansteigend. Auf Torfboden im Flachland.

Anbau: Für den Anbau sind besonders schlechte Bergwiesen geeignet. Aussaat im Mai, im Sommer umpflanzen, im Herbst ins freie Land setzen oder mit Grassamen vermengt unmittelbar auf die Wiesen säen. Später säen sich die Pflanzen von selbst aus.

Verwendet werden: 1. die getrockneten Wurzeln, 2. das getrocknete Kraut, 3. die getrockneten Blüten.

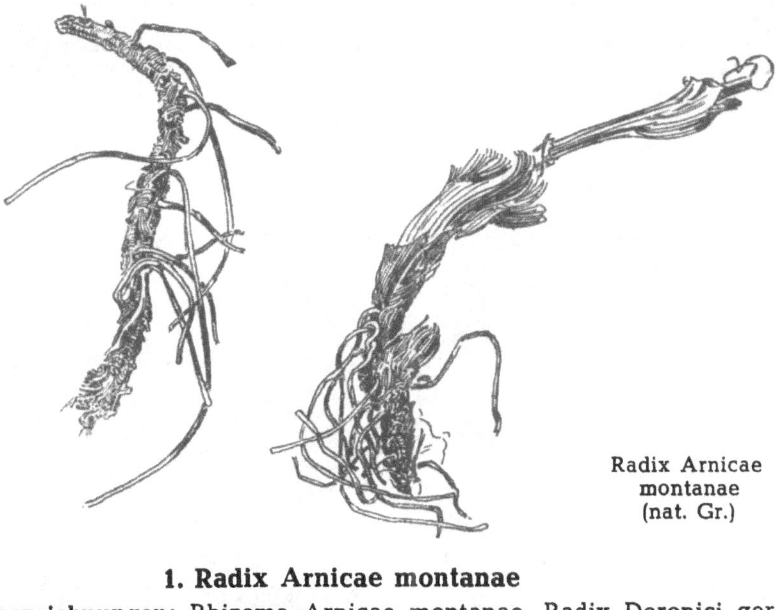

Radix Arnicae montanae (nat. Gr.)

1. Radix Arnicae montanae

Handelsbezeichnungen: Rhizoma Arnicae montanae, Radix Doronici germanici (lat.) — Arnica (hom.) — Arnikawurzel, Bergwohlverleihwurzel, Fallkrautwurzel, Mutterwurz, Stichwurzel (deutsch) — Arnica root (engl.) — Rhizome d'arnique (franz.).

Offizinell: Im italienischen, kroatischen, portugiesischen, rumänischen, serbischen, spanischen und im Homöopath. Arzneibuch.

Herkunft: Süddeutschland, Tschechoslowakei, Norditalien, Balkanländer, Rußland (Ukraine, Weißrußland).

Ernte und Bearbeitung: Die Rhizome werden im Frühjahr oder Herbst mit den Wurzeln gegraben, gewaschen und getrocknet.

Beschreibung der Droge: Rhizome bis 10 cm lang, 0,3—0,5 cm dick, mehrköpfig, vielfach gekrümmt, zylindrisch, runzelig, geringelt, höckerig, hart. Stengel und Blattreste sind oft noch vorhanden. An der Unterseite zahlreiche, zerbrechliche Wurzeln von 5—8 cm Länge, 1—2 mm Dicke. Farbe gelbbraun bis dunkelrotbraun. Bruch glatt, Rinde grau, Mark graubraun, dazwischen liegen Leitbündel, in der Rinde sind Sekretgänge zu erkennen. Geruch würzig. Geschmack brennend, bitter. Charakteristisch für die Schnittdroge sind die dunkelbraunen, undeutlich geringelten, höckerigen Rhizomteile und die rotbraunen Wurzelstückchen.

Bestandteile: Arnicin (Bitterstoff), 0,5—1,5 % hellgelbes ätherisches Öl, Harz, Gerbstoff, Gummi, Wachs, Säuren. Die Wurzeldroge ist der Blütendroge an Wirksamkeit überlegen. Die Ermittlung und Untersuchung der Inhaltsstoffe ist noch nicht abgeschlossen.

Anwendung: Gegen Durchfall, Wund- und Fiebermittel. Bei Magenleiden. Äußerlich gegen rheumatische Erkrankungen, auch in Form von Pflastern. In der Homöopathie bei Quetschungen, Wunden und inneren Blutungen. Bei Menstruationsstörungen.

Handels- und Verordnungsformen: Radix Arnicae montanae tota, concisa, pulvis grossus und **subtilis.**
Verordnet als heißer Aufguß, Pulver oder Pflaster. In der Homöopathie: Innerlich Tinktur und Potenzen, äußerlich die Tinktur aus der getrockneten Wurzel.

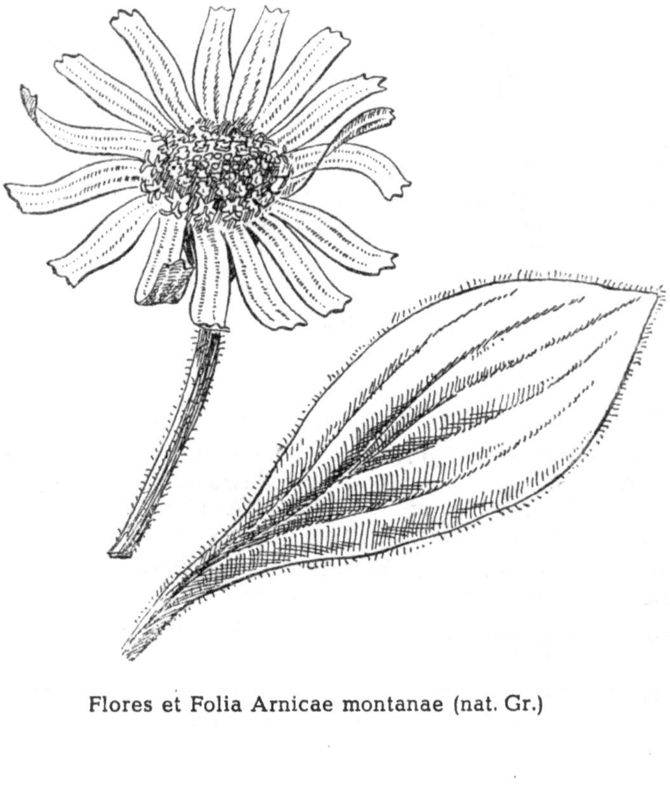

Flores et Folia Arnicae montanae (nat. Gr.)

2. Herba Arnicae montanae

Handelsbezeichnungen: Herba Doronici germanici (lat.), Arnikakraut, Bergwohlverleihkraut, Fallkraut, Johanniskraut, Engelskraut, Gamskraut, Stichkraut (deutsch), Mountain Tobacco (engl.), Herbe d'arnice (franz.).

Offizinell: Im rumänischen Arzneibuch ist die Blattware, im Homöopath. Arzneibuch die frische, blühende Pflanze.

Herkunft: Vgl. Radix A.

Ernte und Bearbeitung: Das Kraut wird vor oder während der Blütezeit geschnitten und an luftigen Orten im Schatten getrocknet.

Beschreibung der Droge: Rosettenblätter 10—15 cm lang, lanzettlich bis verkehrteiförmig, oberseits schwach behaart oder auch kahl, lederig in den Stiel verschmälert, fast ganzrandig, gewimpert. Stengelblätter kreuzgegenständig, sitzend, kleiner als die Rosettenblätter. Geruch gewürzhaft. Geschmack scharf, bitter.

Bestandteile: Ätherisches Öl, Arnicin (Bitterstoff), Harz, Fett, Gerbsäure.

Anwendung: Gegen Fieber, Wundheilmittel.

Handels- und Verordnungsformen: Herba Arnicae tota, concisa, pulvis grossus. Verordnet als Aufguß, Tinktur, Extrakt. In der Homöopathie als Tinktur.

3. Flores Arnicae montanae

Handelsbezeichnungen: Flores Alismae montanae, Flores Calendulae alpinae (lat.) — Arnikablüten, Bergwohlverleihblüten, Fallkrautblüten, Gemsblumen, Wolfsblumen, Johannisblumen, Bergwurzelblumen, Blutblumen, Engelblumen (deutsch) — Arnica flowers (engl.) — Fleurs d'arnique (franz.) — Fiori di arnica (ital.).

Offizinell: In allen europäischen Arzneibüchern, mit Ausnahme der finnischen, griechischen und ungarischen.

Herkunft: Vgl. Radix A.

Ernte und Bearbeitung: Blüten von Juli/August an trockenen Tagen pflücken. Nach dem Vortrocknen werden die Blüten meist aus den Kelchen herausgezupft (Flores Arnicae cum und sine calycibus) und bei künstlicher Wärme nachgetrocknet. 5 T. frische Blüten = 1 T. Droge. Es ist darauf zu achten, daß die Ware nicht von Tephritis Arnicae (Fam. Trypetiden) befallen wird, Larven schwarz oder weiß.

Beschreibung der Droge: Ganze Blütenköpfchen oder ausgezupfte Zungen- und Röhrenblütchen. — Hüllkelch zweireihig mit 20—24 schmalen, lanzettlichen, bräunlichen, drüsig behaarten Blättern. Pappus blaßgelb, borstig, stark entwickelt. Fruchtknoten schwach 5kantig, behaart. Die Fruchtwände enthalten ein schwarzes Sekret, das Phytomelan (wichtiges Erkennungsmerkmal!). 14—20 rotgelbe, bis 2 cm lange, zungenförmige, 3zahnige Strahlenblüten und zahlreiche (ca. 100) 5zahnige Röhrenblüten. Blütenboden grubig, behaart. Geruch würzig. Staub niesenerregend. Geschmack aromatisch, bitterlich, beißend.

Bestandteile: 0,04—0,14 % ätherisches Öl mit hautreizender Wirkung, ca. 4% Arnicin (Bitterstoff), Gerbstoffe, Harz, Fett, Farbstoff. Die Ermittlung und Untersuchung der Inhaltsstoffe ist noch nicht abgeschlossen.

Anwendung: Fieber- und Nervenmittel. Hautreiz- und Wundheilmittel. Expektorans. Bei Wechselfieber, Lungenentzündung, Furunkulose, Blutergüssen. Gegen Rheuma und Arteriosklerose, bei Angina pectoris, Keuchhusten, Asthma. Äußerlich in Form von Umschlägen bei Quetschungen. In der Veterinärmedizin besonders bei Stauchungen, Lähmungen und rheumatischen Erkrankungen. — Zu aromatischen Kräuterlikören (Karthäuser) und Bitterschnäpsen in geringem Maße.

Handels- und Verordnungsformen: Flores Arnicae cum calycibus tot., pulvis grossus und subtilis. Flores Arnicae sine calycibus tot. (D. A. B. 6) und pulvis grossus.
Verordnet als Tinctura A. (D. A. B. 6), Tinctura A. destill. (Erg.-B.) = Tinctura A. alba = Spiritus A., ferner als Aufguß oder Extrakt.

Abarten, Verwechslungen, Verfälschungen: *Tragopogon pratensis* — *Wiesenbocksbart* hat ähnliche Blüten, ist aber an der andersartigen Form der Blätter zu erkennen. — *Scorzonera humilis* — *kleine Schwarzwurzel*. Die Blüte hat einen derberen Pappus und doppelt große Achänen. — *Inula britannica* — *Wiesenalant* hat sehr kleine Achänen und Pappus. — *Anthemis tinctoria* — *Färberkamille* hat Achänen ohne Pappus. — *Doronicum Pardalianches* — *echte Gemswurz* hat ebenfalls Achänen ohne Pappus. — *Calendula officinalis* — *Ringelblume* hat keinen Pappus. Alle aufgeführten Verwechslungen und Verfälschungen sowie auch die Blüten anderer Kompositen enthalten in der Fruchtwand kein Phytomelan, wie es bei Flores Arnicae der Fall ist.

Bemerkungen: Arnikablüten sind ein altes Volksheilmittel. Gegen Ende des 16. Jahrhunderts begann die Wissenschaft sich mit der Droge zu beschäftigen. Vom Volke wurde sie beinahe als Allheilmittel angesehen. Die Meinungen über die Wirksamkeit der Droge scheinen auseinander zu gehen. Es wird von nicht ungefährlichen Vergiftungserscheinungen berichtet. Ob das ätherische Öl oder das Arnicin dafür verantwortlich gemacht werden kann, bleibt noch offen. Die ätherischen Öle aus Blüten und Wurzeln sind verschieden. Vielfach wird Arnica montana als Giftpflanze bezeichnet. Stellenweise unter Naturschutz.

ARTEMISIA

Stammpflanze: ***Artemisia Abrotanum*** — Eberraute.

Familie: Compositae — Korbblütler.

Beschreibung der Stammpflanze: 50 cm bis über 1 m hoher, ästiger, buschiger Halbstrauch mit aufrechten, im oberen Teil verästelten, kahlen Stengeln. Blätter wechselständig, doppelt gefiedert. Blüten in Trauben. Blütezeit Juli/Oktober. Die Pflanze hat einen starken, zitronenartigen Geruch.

Standorte: Südeuropa. — An sonnigen, trockenen Stellen. In Gärten, auf Friedhofen. Vielfach verwildert.

Anbau: In Mitteleuropa als Gewürzpflanze kultiviert. Die Vermehrung erfolgt durch Wurzelteilung.

Verwendet wird: das getrocknete Kraut.

Herba Abrotani

Handelsbezeichnungen: Summitates Abrotani (lat.) — Eberraute, Eberrautenbeifuß, Eberreis, Alpraute, Stabwurzbeifuß, Zitronenkraut (deutsch) — Southernwood (engl.) — Armoise aurone (franz.) — Abrotano (ital.).

Offizinell: Im Homöopath. Arzneibuch sind die frischen Blätter und Blüten.

Herkunft: Deutschland, Italien, Frankreich.

Ernte und Bearbeitung: Die Blätter und blühenden Zweige werden zur Blütezeit gesammelt und an luftigen Orten getrocknet. 4 T. frisches Kraut = 1 T. Droge.

Beschreibung der Droge: Stengel graugrün. Untere Blätter doppelt fiederteilig, mit schmalen Fiedern. Obere Blätter einfach gefiedert, dreiteilig, sehr schmal, fast fadenförmig, seidig behaart. Blütenkörbchen weißfilzig, klein fast kugelig, in Trauben. Blütenblätter gelb, äußere Hüllblätter länglich-lanzettlich, spitz, innere verkehrt-eiförmig, kurzhaarig. Geruch gewürzhaft. Geschmack aromatisch, an Zitronenmelisse erinnernd, brennend, bitter.

Bestandteile: Ätherisches Öl, Abrotin (Alkaloid), Bitterstoff, Gerbstoff.

Anwendung: Aromatikum. Expektorans. Gegen Würmer. Gewürz. In der Likörindustrie bisher wenig verwendet, aber neuerdings sehr empfohlen.

Handels- und Verordnungsformen: Herba Abrotani tota, gestreift, concisa, pulvis mittelfein.
Verordnet als heißer Aufguß, Tinktur, ätherische Tinktur, ätherischer Extrakt. In der Homöopathie: Essenz und Potenzen aus den frischen Blättern.

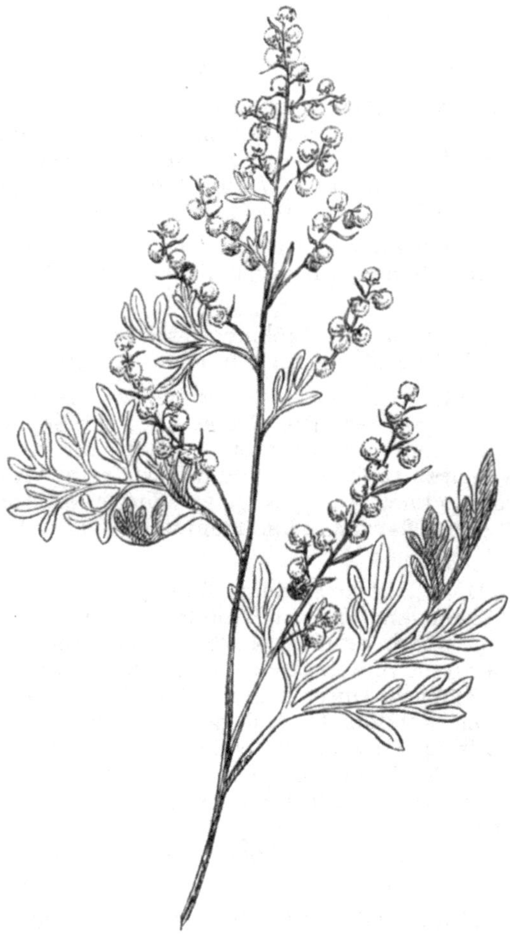

Herba Absinthii vulgaris (2/3 nat. Gr.)

Stammpflanze: ***Artemisia Absinthium*** — Wermut, Absinth.

Beschreibung der Stammpflanze: Ausdauerndes 50—120 cm hohes Kraut. Wurzel mehrköpfig. Stengel aufrecht, ästig, im unteren Teil verholzt, silbrigfilzig behaart. Blätter und Blüten vgl. unten. Blütezeit Juni/September.

Standorte: Europa. — An Wegrändern, Zäunen, Dorfstraßen, auf Schutthalden und freien Plätzen. Mit Vorliebe auf trockenem oder kalkhaltigem Boden. Wildwachsend.

Anbau: Der Anbau dürfte kaum lohnend sein, wird aber da vorgenommen, wo der entsprechende Absatz vorhanden ist. Vermehrung durch Teilung der Wurzelstöcke. Weitere Pflege ist nicht erforderlich. Ältere Pflanzen sind nicht mehr winterhart.

Verwendet werden: 1. die getrockneten Blätter oder die blühenden Zweigspitzen, 2. das ätherische Öl des Krautes.

1. Herba Absinthii vulgaris

Handelsbezeichnungen: Herba Absinthii hortensis, Herba Absinthii majoris, rusticani oder incani, Summitates Absinthii (lat.) — Absinthium (hom.) — Wermutkraut, Absinth, Wurmtod, bitterer Beifuß, Alsam, Alsei, Eltzkraut, Magenkraut (deutsch) — Absinth, Wormwood (engl.) — Absinthe (franz.) — Grande Assenzio (ital.) — Ajenjo (span.).

Offizinell: In allen europäischen Arzneibüchern, mit Ausnahme des englischen. Offizinell im Homöopath. Arzneibuch sind die frischen Blätter und Blüten.

Herkunft: Italien, Balkanländer, Rußland (besonders in der Ukraine und im Gebiet der Wolga, bei Saratow, in zahlreichen Abarten).

Ernte und Bearbeitung: Ware für medizinische Zwecke besteht aus Blättern oder blühenden Zweigspitzen. Die Droge wird zu Beginn der Blütezeit gesammelt und im Schatten getrocknet. — Ware für industrielle Zwecke besteht aus dem ganzen blühenden Kraut. Das Kraut wird mit der Sichel geschnitten und getrocknet. Häufiges Umwenden ist erforderlich. Bei zweijährigen und älteren Pflanzen kann mehrmals geerntet werden. — 5 T. frisches Kraut = 1 T. Droge.

Beschreibung der Droge: Bodenständige Blätter sind langgestielt, dreifach fiederteilig, mit schmalen, spitzen Zipfeln. Untere Stengelblätter sind doppelt fiederteilig, obere einfach. Farbe infolge reichlicher Behaarung mattglänzend, silbergrau. Blütenstände rispig, Einzelblüten kugelig, nickend, achselständig, bis 3 mm im Durchmesser. Blütenkörbchen außen glänzend, drüsig, mit wenigen Randblüten und gelben, röhrenförmigen Scheibenblüten. Geruch würzig. Geschmack würzig, stark und anhaltend bitter. Charakteristisch für die Schnittdroge sind die kugeligen Blütenköpfchen und die oberseits hellgrau, unterseits mehr weißgrau behaarten, seidigglänzenden Blattstückchen. Graufilzig behaarte, längsgerillte, markige Stengelstückchen dürfen nur in geringem Maße vorhanden sein. Das Pulver ist graugrün.

Bestandteile: Absinthiin und andere Bitterstoffe glykosidischer Art, 0,25 bis 0,5% ätherisches Öl (russische Ware lieferte 0,2—0,47%). Gehalt während der Blütezeit am höchsten, je nach der Witterung schwankend. Ferner Harz, Gerbsäure, Säuren. Asche max. 10%.

Anwendung: Tonikum. Bitteres Magenmittel, gegen Würmer, Bleichsucht, Blutarmut. Gallenmittel. Verdauung förderndes und Appetit anregendes Mittel. Hom. gegen Magenkrämpfe. In Form von Salbe als Hautreizmitel, als Tinktur gegen Insektenstiche. In der Spirituosenindustrie. — Die Herstellung des Absinthschnapses ist in fast allen europäischen Ländern wegen der gesundheitsschädigenden Wirkung verboten. Wermut und zahlreiche Abarten werden aber auch zur Bereitung der bekannten Wermutweine verwendet, sowie als aromatisches Bittermittel bei Kräuterlikören. Gegen die Anwendung in den handelsüblichen Mengen sind Bedenken nicht zu erheben.

Handels- und Verordnungsformen: Herba Absinthii vulgaris in foliis tota, concisa, pulvis grossus und subtilis. Herba Absinthii cum floribus tota, concisa, pulvis grossus und subtilis.
Verordnet als Extractum Absinthii, Tinctura Absinthii (D. A. B. 6), Oleum Absinthii infusum aus Wermutpulver (Erg.-B.), ferner als Aufguß und Salbe.

Abarten, Verwechslungen, Verfälschungen: vgl. Schluß des Kapitels.

Bemerkungen: Artemisia Absinthium ist im Papyrus Ebers verzeichnet und wird von den griechischen und römischen Schriftstellern des Altertums erwähnt. Um 1150 erfolgte eine Beschreibung durch die Äbtissin Hildegard von Bingen. Im 13. Jahrhundert wurden Kulturen für Heilzwecke angelegt. Das ätherische Öl ist vom 15. Jahrhundert ab bekannt.

2. Oleum Absinthii aethereum

Handelsbezeichnungen: Wermutöl, Absinthöl (deutsch), Oil of Wormwood (engl.), Essence d'absinthe (franz.).

Herkunft: Italien, Frankreich, Spanien, Rußland.

Gewinnung: Das ätherische Öl des Wermutkrautes wird durch Wasserdampfdestillation gewonnen. Ausbeute ca. 0,5 %.

Beschreibung: Etwas dickliche Flüssigkeit. Farbe frisch destillierter Ware dunkelbraun, später dunkelgrün, zuweilen blau oder braun. Geruch aromatisch. Geschmack anhaltend bitter, kratzend. Brechungsindex 1,467—1,487. Dichte 0,895 bis 0,955. Die Qualität des Absinthöls ist je nach der Art der Ausbeute und des Krautes verschieden. Das Öl kultivierter Pflanzen weicht von dem wildwachsender ab.

Bestandteile: 25—70 % Thujol, 3—12 % Thujon, ferner Phellandren, Cadinen, Sesquiterpene und freie Säuren.

Anwendung: Innerlich in kleinen Dosen als Verdauung anregendes Mittel. Gegen Würmer. Äußerlich gegen Rheuma, als schmerzstillendes Mittel.

Bemerkungen: Im Erg.-B. 6 aufgeführt. **Giftdroge!** Die Verwendung zu Spirituosen ist verboten.

Stammpflanze: *Artemisia Dracunculus* — Esdragon.

Beschreibung der Stammpflanze: Ca. 1 m hohe, buschig verzweigte Staude mit runden Stengeln. Blütezeit August/Oktober. Var. sativa liefert ebenfalls Herba Dracunculi.

Standorte: Europa. — Besonders an den Ufern der mittel- und südrussischen Ströme.

Anbau: In Mitteleuropa als Gewürzpflanze kultiviert.

Verwendet wird: 1. das getrocknete Kraut, 2. das ätherische Öl des Krautes.

1. Herba Dracunculi

Handelsbezeichnungen: Esdragon, Dragon (deutsch) — Tarragon (engl.) — Herbe d'esdragon (franz.) — Esdragon (ital.).

Herkunft: Deutschland, Italien, Rußland.

Ernte und Bearbeitung: Das Kraut wird zur Blütezeit gesammelt und getrocknet. 4 T. frisches Kraut = 1 T. Droge.

Beschreibung der Droge: Stengel glatt, verästelt. Blätter dunkelgrün, ungestielt, lineallanzettlich, ganzrandig, kahl. Blüten in achselständigen Trauben. Köpfchen klein, oval. Blütenblätter weiß. Geruch angenehm aromatisch. Geschmack scharf, gewürzig, kaum bitter.

Bestandteile: 0,25—0,8 % ätherisches Öl, Gerb- und Bitterstoffe.

Anwendung: Appetitanregendes Mittel. Zur Herstellung von Kräuteressig (Esdragonessig). Küchengewürz. Zur Fabrikation des ätherischen Öls.

Handels- und Verordnungsformen: Herba Dracunculi natur., gestreift, concisa, pulvis grossus und subtilis. — Verordnet als Aufguß.

2. Oleum Dracunculi aethereum

Handelsbezeichnungen: Esdragonöl (deutsch), Oil of estragon (engl.), Essence d'estragon (franz.).

Herkunft: Rußland, Deutschland.

Gewinnung: Das ätherische Öl des blühenden Krautes wird durch Wasserdampfdestillation gewonnen. Ausbeute 0,25—0,6 %. Die Ausbeute ist weitgehend von der Bodenbeschaffenheit abhängig.

Beschreibung: Farbe wasserhell bis gelbgrün. $\alpha \frac{20°}{D} = +2°$ bis $+9°$. Geruch etwa an Anis erinnernd, aromatisch. Geschmack würzig. Dichte 0,900—0,945.

Bestandteile: Methylchavicol, aliphatische Kohlenwasserstoffe, Phellandren u. a.

Anwendung: Vgl. Herba Dracunculi.

Stammpflanze: ***Artemisia vulgaris*** — Beifuß.

Beschreibung der Stammpflanze: Ausdauernde, 1—1,5 m hohe Staude. Wurzelstock mehrköpfig, faserig, mit mehreren aufrechten Stengeln. Stengel kantig, oft bläulich-violett angelaufen, im oberen Teil rispig verzweigt. Kraut vgl. unten. Blütezeit Juli/September.

Standorte: Europa. — An Flußufern, Wegen, Zäunen, auf Ödland und Schutthaufen.

Verwendet wird: das getrocknete, blühende Kraut.

Herba Artemisiae

Handelsbezeichnungen: Herba Artemisiae vulgaris, rubrae, albae, officinarum. Summitates Artemisiae, Herba regiae (lat.) — Beifuß, echtes Beifußkraut, Gänsekraut, wilder Wermut, Fliegenkraut, Johannisgürtelkraut, Jungfernkraut, Weiberkraut (deutsch) — Mugwort, Common Wormwood (engl.) — Armoise commune (franz.) — Erba di artemisia volgare, Piccolo assenzio (ital.).

Offizinell: Im französischen, portugiesischen und schweizerischen Arzneibuch.

Herkunft: Deutschland, Frankreich, Italien, Rußland.

Ernte und Bearbeitung: Die blühenden Zweigspitzen werden gesammelt und sorgfältig getrocknet. 4 T. frisches Kraut = 1 T. Droge. Daneben werden auch die abgestreiften Blätter gesammelt und getrocknet.

Beschreibung der Droge: Blätter halbstengelumfassend, oberseits kahl, dunkelgrün, unterseits weißfilzig. Die unteren Blätter sind doppelt fiederspaltig. Einzelblätter lanzettlich, spitz, ganzrandig oder gesägt. Blüten in endständigen Rispen, Blütenkörbchen länglich-eiförmig, außen filzig be-

haart. Blütenblätter länglich-eiförmig, gelb oder rötlich. Geruch aromatisch. Geschmack würzig, etwas bitter.
Charakteristisch für die Schnittdroge sind die zahlreichen Blütenköpfchen mit den grauweißen, behaarten Hüllkelchblättern und den gelben oder rötlichen Blütenblättern. Die Blattstückchen sind oberseits dunkelgrün, unterseits weißbehaart. In der Schnittdroge oft zusammenhängend. — Die markigen Stengelstücke dürfen nur in geringem Umfang vorhanden sein. Das Pulver ist graugrün.

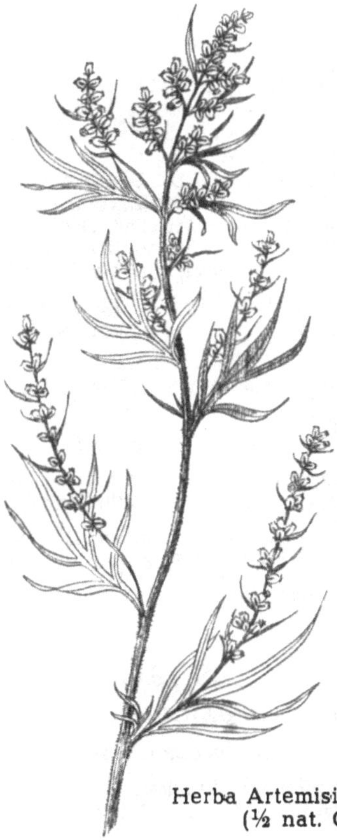

Herba Artemisiae vulgaris
(½ nat. Gr.)

Bestandteile: Bis 0,2 % ätherisches Öl mit Zineol und Thujon, Gerbstoff, Bitterstoffe. Asche max. 9 %.

Anwendung: Aromatisches Mittel. Bei Hysterie und Menstruationsstörungen. Bittermittel bei Magenstörungen. Gewürz, besonders bei Gänsebraten. Verwechslungen mit A. absinthium (Wermut) würden die Speisen ungenießbar machen.

Handels- und Verordnungsformen: Herba Artemisiae cum floribus in Bündeln, natur. tota, concisa, pulvis grossus; Herba Artemisiae in foliis gestreift. Verordnet als heißer Aufguß oder Tinktur.

Abarten, Verwechslungen, Verfälschungen: Die Pflanze variiert stark. *Radix Artemisiae — Beifußwurzel* ist rhizomartig, mit 1—2 mm dicken, dunkelgraubraunen, rundlichen, tief längsfurchigen Wurzeln. Bruch hornartig, weißgrau.

Bestandteile: Ätherisches Öl, Gerbstoffe, Harz, Inulin. Tonikum. Im Homöopath. Arzneibuch ist die frische Wurzel offizinell.

Bemerkungen: Herba Artemisiae ist im Erg.-B. 6 aufgeführt. — Die Droge war den alten Ägyptern bekannt.

Artemisia-Abarten.

A. mutellina, A. glacialis, A. spicata — Alpenbeifuß, weißer Genipp, Alpengebiete, Norditalien, liefern Herba Absinthii alpini, Herba Genepi albi. Die Droge enthält 0,15—0,30 % ätherisches Öl und Bitterstoff. Sie wird als Magen- und Bittermittel, sowie in der Likörindustrie zu Kräuterlikören (Benediktiner, Karthäuser) verwendet. — *A. maritima — Meerstrandsbeifuß,* Osteuropa, besonders Kaukasus- und Schwarzmeergebiete, liefert Herba Absinthii maritimi. Die Droge enthält Bitterstoff (Artemisin), 0,6 % ätherisches Öl und Gerbstoff. Sie wird als Tonikum und Magenmittel verwendet. Verschiedene Varietäten liefern die santoninfreie Wurmsaat. — *A. maritima var. incana* (Saratow) enthält 0,79 % ätherisches Öl. — *Var. salina* (Saratow) enthält 0,19 % ätherisches Öl. — *Var. astrachanica* (Wolgagebiete) enthält 0,4—0,9 % ätherisches Öl. Die Drogen finden als Wurmmittel Verwendung. — *A. pontica — Pontischer Absinth, römischer Wermut,* Italien, Kaukasusgebiete, liefert Herba Absinthii pontici. Die Droge enthält ätherisches Öl und Bitterstoff. Sie wird als Magen- und Bittermittel verwendet. Da sie aromatischer und weniger bitter ist als A. Absinthium, wird sie in der Likörindustrie oft bevorzugt.

A. Herba alba, Spanien. Die Blütenköpfe, die kein Santonin enthalten, werden als Wurmmittel verwendet und sind unter dem Namen Flores Cinae herberis im Handel.

A. arborescens, Mittelmeergebiete. Das Kraut enthält Absinthiin und andere Bitterstoffe sowie ätherisches Öl.

A. variabilis, Spanien, Süditalien. Das Kraut liefert ätherisches Öl.

A. camphorata, Mittelmeergebiete. In Italien wegen des starken Kampfergeruches als Canfora bezeichnet und verwendet. Weitere A.-Arten, wie *A. campestris,*

A. austriaca, A. scoparia, A. gracilis, A. inodora, A. pauciflora, A. procera, A. armeniaca (sämtlich in Rußland vorkommend), enthalten ätherisches Öl und Bitterstoffe.

A. gallica, A. vallesiaca, A. Barreliera (in den Mittelmeerländern vorkommend) enthalten und liefern ätherisches Öl.

ASARUM

Stammpflanze: *Asarum europaeum* — Haselwurz.

Familie: Aristolochiaceae — Osterluzeigewächse.

Beschreibung der Stammpflanze: Ausdauernde, bis 10 cm hohe Pflanze mit kriechendem, ästigem Rhizom. Rhizom und Kraut vgl. unten. Blütezeit April/Mai.

Standorte: Osteuropa. — In schattigen Laubwäldern auf humusreichem Boden. Besonders im Gebirge.

Verwendet wird: 1. die ganze getrocknete Pflanze mit den Wurzeln, 2. das ätherische Öl.

1. Radix Asari cum herba

Handelsbezeichnungen: Rhizoma Asari, Herba Asari c. rad., Radix Nardi rusticae, Silvestris (lat.), Asarum (hom.), Haselwurz, Hasenöhrlein, deutsche Brechwurz, wilde Narde (deutsch), Asarum root (engl.), Racine d'asaret (franz.), Radice di asaro (ital.).

Offizinell: Im schweizerischen Arzneibuch, im Homöopath. Arzneibuch der frische Wurzelstock.

Herkunft: Balkanländer, Rußland (Kaukasus).

Ernte und Bearbeitung: Die ganze Pflanze wird im Frühjahr nach der Blattentwicklung oder im August gegraben, gesäubert und bei gelinder Wärme getrocknet. 4—5 T. frische Wurzel = 1 T. Droge.

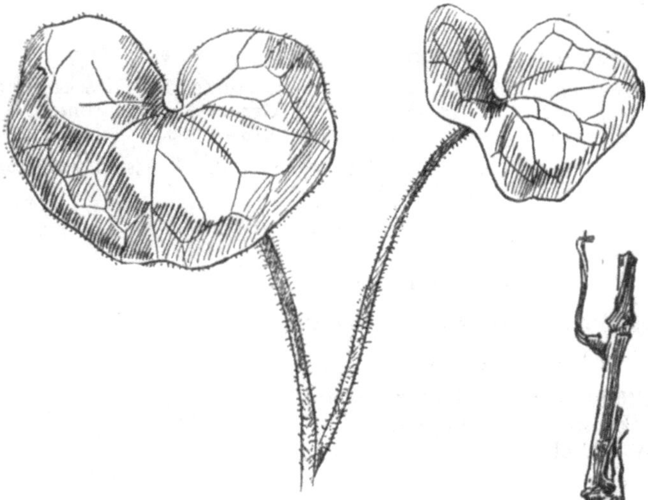

links. Herba Asari (nat. Gr.)

unten: Radix Asari (nat. Gr.)

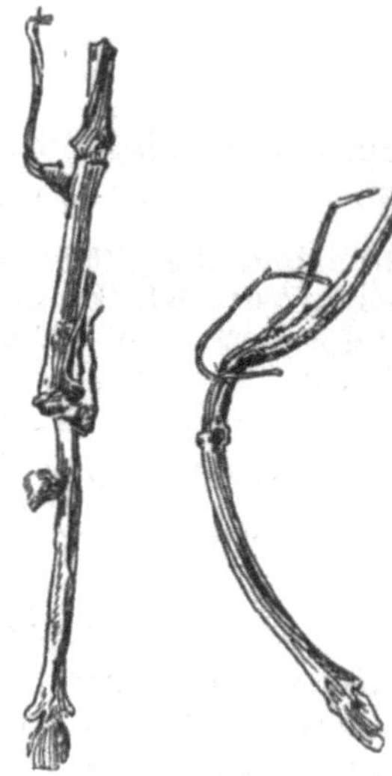

Beschreibung der Droge: Rhizome bis 10 cm lang, 2—3 mm dick, gekrümmt, verzweigt, knotig gegliedert, grau- bis rotbraun, schwach vierkantig, geschrumpft, längsgestreift. An den Knoten dünne Wurzeln oder deren Narben. Bruch weißlich. — Blattstengel an den Knoten sitzend, behaart, kurz, an der Spitze mit zwei gestielten, nierenförmigen, ganzrandigen, glänzend lederigen Blättern, bis 5 cm im Durchmesser, Farbe dunkel bläulich-grün. — Blüte außen grünlich, innen braunrot, glockenförmig, Blumenblätter getrennt. Fruchtkapsel 6fächerig, nicht aufspringend, mit zahlreichen kleinen Samen, elliptisch, bis 1 cm lang. — Samen graubraun, länglich. — Geruch kampferartig, an Pfeffer und Baldrian erinnernd. Der Staub reizt zum Niesen. — Charakteristisch für die Schnittdroge sind die unregelmäßigen, längsstreifigen Wurzelstücke und die derben Blattstückchen. — Das Pulver ist braun.

Bestandteile: Ca. 1 % (mind. 0,7 %) pfefferartig riechendes ätherisches Öl mit 30—35 % Asaron, Gerbstoff, Harz, Schleim, ein Glykosid. Asche max. 12 %. — Asaron, der Haselwurzkampfer, ist eine sehr flüchtige Substanz, die bei der Lagerung verschwindet.

Anwendung: Brechmittel. — Diuretikum, besonders bei Wassersucht. Auch gegen Asthma. Schweißtreibendes Mittel gegen Fieber. Zu Niespulvern. Vor der Einführung der Ipecacuanha war die Droge das bekannteste pflanzliche Brechmittel. Im Weltkrieg 1914/18 als Pfefferersatz empfohlen.

Handels- und Verordnungsformen: Radix Asari cum und sine herba tota, concisa, pulvis grossus und subtilis. Verordnet als Aufguß, Pulver, Tinktur. In der Homöopathie.

Abarten, Verwechslungen, Verfälschungen: Verwechslungen mit Herba Hepaticae sind vorgekommen. An der Blattform zu erkennen.

Bemerkungen: Im Erg.-B. 6 aufgeführt. **Schwache Giftdroge!** Seit dem 1. Jahrhundert bekannt. Im Mittelalter mehr als heute verwendet, neuerdings wieder mehr beachtet.

2. Oleum Asari aethereum

Handelsbezeichnung: Haselwurzöl (deutsch), Oil of Asarum europaeum (engl.), Essence d'asaret (franz).

Herkunft: Rußland (Kaukasus).

Gewinnung: Durch Wasserdampfdestillation der Wurzel. Ausbeute ca. 1 %.

Beschreibung: Dickes, schweres, braunes, in Wasser untersinkendes Öl. Zuweilen scheiden sich bei längerem Stehen Asaron-Kristalle ab. Geruch kräftig aromatisch. Geschmack pfefferig, terpentinartig, brennend. Dichte 1,018—1,068.

Bestandteile: 30—35 % Asaron, 2—3 % Asarylaldehyd, 15—20 % Methyleugenol, 12—15 % Bornylazetat, ein Sesquiterpen, ein Terpen.

Anwendung: Ähnlich wie die Droge. Zur Herstellung des Asarons.

ASPERULA

Stammpflanze: ***Asperula odorata*** — Waldmeister.

Familie: Rubiaceae — Krappgewächse.

Beschreibung der Stammpflanze: Ausdauernde Pflanze mit kriechendem, dünnem Wurzelstock, mit zahlreichen Stengeln (vgl. unten). Früchte kugelig, 3 mm im Durchmesser. Blütezeit April/Mai.

Standorte: Mittel-, Ost- und Südosteuropa. — Schattige Wälder, besonders Buchenwälder.

Verwendet wird: das getrocknete Kraut.

Herba Asperulae

Handelsbezeichnungen: Herba Asperulae odoratae, Herba Matrisilvae, Herba Cordialis, Herba Hepaticae stellatae (lat.)—Waldmeister, Maikraut, Sternleberkraut (deutsch) — Sweet woodruff (engl.) — Aspérule odorante, Muguet des bois (franz.) — Asperella odorata (ital.).

Offizinell: Im Homöopath. Arzneibuch ist das frische Kraut.

Herkunft: Osteuropa, Italien, Balkanländer.

Ernte und Bearbeitung: Im Frühjahr Kraut vor der Blütezeit schneiden und in luftigen Räumen rasch trocknen. Häufig wenden, vor Licht schützen, da die Ware sonst braun wird. Wurzeln dürfen nicht vorhanden sein.

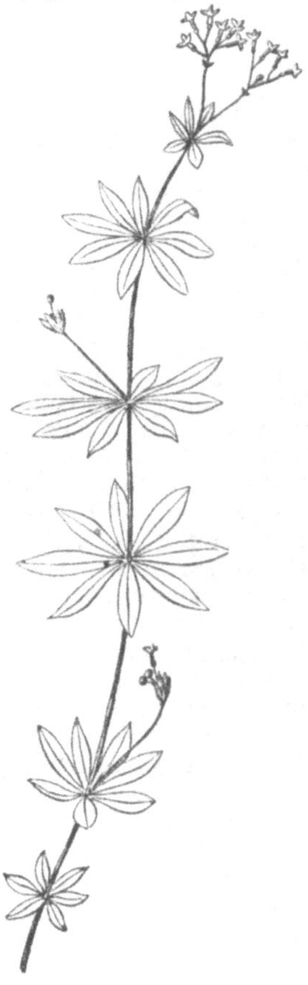

Herba Asperulae (1/2 nat. Gr.)

Beschreibung der Droge: Stengel 4kantig, 10—30 cm hoch, kahl, quirlig beblättert, an den Knoten mit einem Borstenkranz. Blätter 2—5 cm lang, ½—1 cm breit, spitz, kahl, oberseits dunkelgrün, ganzrandig, bewimpert. Unterseits graugrün, der Mittelnerv tritt hervor. Untere Blätter zu sechs, obere zu neun in einem Quirl. Blüten klein, weiß, trichterförmig, in endständiger, lockerer Trugdolde. Geruch cumarinartig, Geschmack gewürzhaft, herbe. Charakteristisch für die Schnittdroge sind die kleinen Blattstückchen mit den unterseits hervortretenden Nerven und die dünnen, kantigen Stengelteilchen. Das Pulver ist graugrün.

Bestandteile: Cumarin bzw. Cumaringlycosid. Der Gehalt ist im Frühjahr am höchsten, im Herbst nur ungefähr ein Sechstel. Fettes und ätherisches Öl, Gerbstoff, Bitterstoff, Vitamin C. Asche max. 14 %.

Anwendung: Bei Bronchialkatarrh, Wassersucht, Gallen- und Steinleiden. Äußerlich zu Umschlägen. Aromatikum. Häufiger Bestandteil von Kräuterlikören mit Cumarinaroma. Asperula hat wegen seines Cumaringehaltes narkotische Wirkungen. (Eigenartige Kopfschmerzen nach zu starker Maibowle.)

Handels- und Verordnungsformen: Herba Asperulae tota, concisa und pulvis grossus. — Als Zusatz zu Kräutertees oder als kalter Aufguß. In der Homöopathie: Essenz und Potenzen aus dem frischen Kraut.

Abarten, Verwechslungen, Verfälschungen: Verwechslungen mit *Galium silvaticum* (Stengel rund) und *G. Mollugo* (Stengel kantig) sind leicht zu erkennen.

Bemerkungen: Im Erg.-B. 6 aufgeführt.

ATROPA BELLADONNA

Stammpflanze: ***Atropa Belladonna*** — Tollkirsche, Teufelskirsche, Tollkraut.

Familie: Solanaceae — Nachtschattengewächse.

Beschreibung der Stammpflanze: Ausdauernde, bis 1,5 m hohe, krautige Pflanze mit großer, bis 1 m lang werdender Pfahlwurzel. Stengel aufrecht, ästig, bräunlich, gestreift, am oberen Teil behaart. Blätter wechselständig, je ein größeres und ein kleineres Blatt stehen einander gegenüber. Frische Blätter riechen stark narkotisch. Einzelblüten gestielt, hängend. Blumenkrone außen bräunlich-violett bis grünlich, innen gelblich, 5blättrig, glockenförmig. Kelch grün, 5blättrig. Beerenfrucht (keine Kirsche), erst grünlich, in reifem Zustand glänzend schwarzviolett, mit dem Kelch verwachsen. Saft rot oder rotviolett. Zahlreiche kleine Samen. Mehrere Varietäten, u. a. eine gelbblühende Art, die sehr alkaloidreich sein soll. Blütezeit Juni/August.

Standorte: Mittel-, Ost- und Südosteuropa. — In lichten Wäldern, auf Kahlschlägen, besonders im Gebirge an sonnigen Hängen (gehaltreichste Ware). Auf Kalk- oder Tonboden.

Anbau: Feldmäßig oder in Zwischenkulturen angebaut. — In Wäldern oder Gärten. Schwerer, kalkreicher Tonboden ist zu bevorzugen. Gut düngen. Düngung mit Phosphorsäure, Kalinitrat und Stallmist wirkt sich am vorteilhaftesten auf die Alkaloidbildung aus. Aussaat im Mai in Saatbeete. Keimdauer mindestens 4 Wochen. Im Herbst in Abständen von ½—1 m auf Felder pflanzen. Nach Pater Aussaat im Herbst, im Frühjahr lichten. Bei der Ernte der Blattdroge ist nach 5—6 Jahren Umpflanzen nötig. Saatgut möglichst selbst gewinnen. **Vorsicht! Giftpflanze!**

Verwendet werden: 1. die getrockneten Wurzeln, 2. die getrockneten Blätter, ferner das Kraut und die Samen.

1. Radix Belladonnae

Handelsbezeichnungen: Belladonnawurzeln, Tollkirschenwurzeln, Tollwurz (deutsch) — Belladonna root (engl.) — Racine de belladonne (franz.) — Radice di belladonna (ital.).

Offizinell: Im englischen, portugiesischen, rumänischen, schweizerischen und spanischen Arzneibuch.

Herkunft: Deutschland, Tschechoslowakei, Balkanländer, Ungarn (besonders Oberungarn), Bosnien (in den Wäldern wild wachsend), Rumänien (Waldgegenden Siebenbürgens), Bulgarien, Rußland (Ukraine, Krim, Kaukasus, Umgebung von Tiflis). Die Klima- und Bodenverhältnisse sind hier besonders günstig für Kulturen zur Erzielung eines hohen Alkaloidgehalts.

Ernte und Bearbeitung: Die Wurzeln werden vom 2.—4. Jahr im Hochsommer oder Herbst, frühestens während des Abblühens, meist von wild wachsenden Pflanzen gegraben, gereinigt, manchmal gespalten und meist ungeschält bei Höchsttemperaturen von 50°, möglichst im Freien, rasch getrocknet. 3jährige Wurzeln sind am gehaltreichsten. Nebenwurzeln werden entfernt. 2—3 T. frische Wurzeln = 1 T. Droge. Die Droge ist feuchtigkeitsempfindlich und muß von Zeit zu Zeit nachgetrocknet werden. Aufbewahrung vorsichtig.

Beschreibung der Droge: Zylindrische, oft längsgespaltene 5—15 cm lange, bis 2 cm dicke, außen hellgraubraune, mehr oder weniger längsrunzelige Stücke. Bruch glatt, staubend, weißlichgrau, mehlig, geruchlos. Geschmack zuerst schleimig, süßlich, später kratzend und bitter, heftiges Würgen im Hals hervorrufend.
Charakteristisch für die Schnittdroge sind die weißlichen Wurzelstücke mit der grauen, runzeligen Außenseite. Das Pulver ist weißlichgrau.

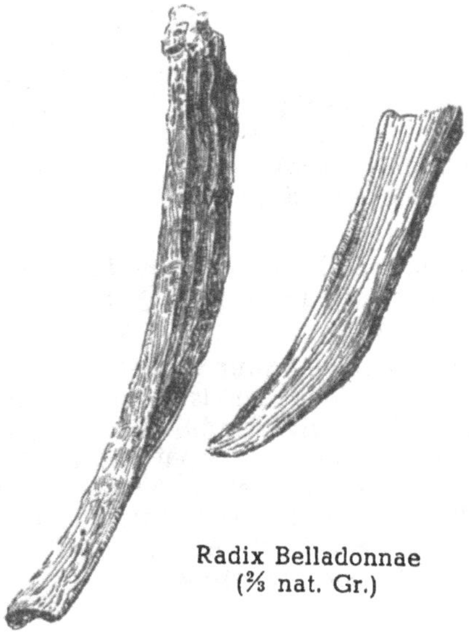

Radix Belladonnae
(⅔ nat. Gr.)

Bestandteile: 0,35—1,5 % Hyoscyamin, Scopolamin und andere Alkaloide, ca. 12 % Gerbstoff, Stärke. Asche max. 8 %.

Anwendung: Narkotikum und Beruhigungsmittel bei Brust- und Nervenleiden. Gegen Koliken. Bei Herzbeschwerden und als schweißhemmendes Mittel verordnet. Zur Fabrikation der Alkaloide.

Handels- und Verordnungsformen: Radix Belladonnae cruda tota, concisa, pulvis grossus und subtilis. Radix Belladonnae mundata. — Verordnet als Pulver oder Dekokt. Neuerdings als Belladonna-Vollauszug (bulgar. Belladonna, s. Abarten) bei postencephalitischen Erscheinungen. In der Homöopathie: Essenz oder Potenzen aus der frischen Wurzel.

Abarten, Verwechslungen, Verfälschungen: Die in den letzten Jahren vielgenannte *bulgarische Belladonnawurzel* stammt von einer Varietät von A. Belladonna, auch Schipka- oder Raff-Wurzel genannt. Anatomisch der oben beschriebenen Art ähnlich, meist weniger runzelig. Zusammensetzung der Alkaloide andersartig. — Spezifikum gegen Encephalitis und ähnliche Erkrankungen. — *Scopolia carniolica* — *Glockenbilsenkraut* (Ostalpen, Karpaten, Balkanländer). Die Wurzel weist Einschnürungen und Narben auf. Sie enthält ca. 0,5 % Hyoscyamin, Scopolamin und andere Alkaloide und gilt als Belladonna-Ersatz, besonders bei der fabrikmäßigen Herstellung der Basen. Eine Verfälschung mit *Radix Bardanae* und *Radix Ebuli* (vgl. S. 34) dürfte leicht zu erkennen sein.

Prüfungen: Die Bruchfläche von Radix B. färbt sich mit Jodlösung blau. Ältere, holzige Wurzeln mit faserigem Bruch und zitronengelbem, strahligem Holzkörper sind abzulehnen. Im Frühjahr gesammelte, grobrunzelige, hornartig brechende Wurzeln ohne Stärkemehl sowie junge Wurzeln sind gleichfalls abzulehnen.

Bemerkungen: Im Erg.-B. 6 aufgeführt.

2. Folia Belladonnae

Handelsbezeichnungen: Herba Solani furiosi, Herba Belladonnae (lat.) — Belladonna (hom.) — Tollkirschenblätter, Tollkrautblätter, Waldnachtschattenblätter, Wolfsbeerenblätter, Wolfskirschenblätter (deutsch) — Belladonna leaves (engl.) — Feuilles de belladonne (franz.) — Foglia di belladonna (ital.) — Hoja de belladonna (span.).

Offizinell: In allen europäischen Arzneibüchern. Im Homöopath. Arzneibuch ist die frische Pflanze offizinell.

Herkunft: Vgl. Radix B.

Ernte und Bearbeitung: Von Juni/September werden die Blätter von zweijährigen und älteren Pflanzen geerntet und in warmen, luftigen Räumen oder an der Sonne rasch getrocknet. Die in frischem Zustande grünen Blätter nehmen beim Trocknen einen bräunlichgrünen Farbton an. — Der Alkaloidgehalt ist abhängig von der Erntezeit, dem Alter der Pflanzen, der Bodenbeschaffenheit und den klimatischen Verhältnissen. Er ist an sonnigen Tagen höher als an trüben, morgens höher als abends, und erreicht den Höchststand oft im September. Blätter dreijähriger Pflanzen sind am wertvollsten. Daß Sonnenblätter gehaltreicher sind als Schattenblätter, wird von einigen Autoren angegeben, von anderen abgelehnt. — Blüten, Kelche mit jungen Fruchtknoten und Früchte enthalten gleichfalls Alkaloide. 6—7 T. frische Blätter = 1 T. Droge. Die Ware ist feuchtigkeitsempfindlich. — Bei zu langsamem Trocknen entstehen Alkaloidverluste durch Enzyme. Die Alkaloide sind leicht spaltbar. Das ist bei der Aufbewahrung zu berücksichtigen. Stabilisierte Blätter weisen keine Schwankungen auf.

Beschreibung der Droge: Blätter bis 25 cm lang, bis 10 cm breit, elliptisch oder eiförmig, zugespitzt, in den halbrunden Blattstiel verschmälert. Oberseits grün bis bräunlichgrün, unterseits heller, fast graugrün, ganzrandig, fiedernervig, dünn, fast kahl. Jüngere Blätter stärker behaart, in frischem Zustande klebrig. Mit der Lupe ist häufig Kristallsand auf der Unterseite der Blätter in Form weißer Punkte zu erkennen. Die Droge ist brüchig. — Geruch schwach narkotisch. Geschmack schwach bitter, scharf. Charakteristisch für die Schnittdroge sind die bräunlichgrünen, gerunzelten Blattstückchen. Stengelstücke und sonstige Pflanzenteile treten stark zurück. Das Pulver ist grün, mit einer Nuance ins Bräunliche.

Bestandteile: 0,09—1,32 % Hyoscyamin (nach dem D. A. B. 6 mindestens 0,3 %). Ca. 99 % des Alkaloidgehaltes entfallen auf l-Hyoscyamin bzw. Atropin, der Rest auf Scopolamin und mehrere andere Alkaloide. In der

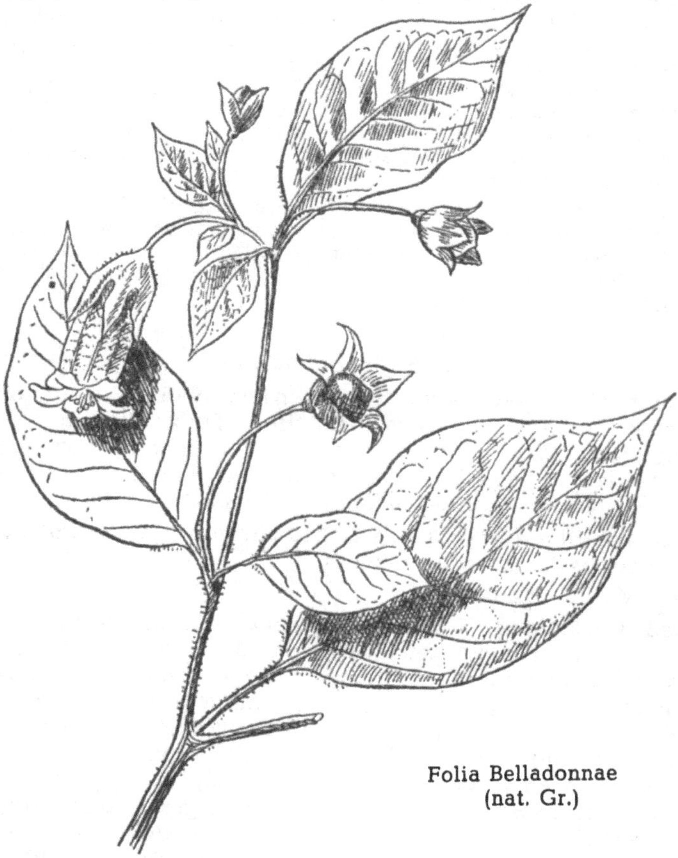

Folia Belladonnae (nat. Gr.)

lebenden Pflanze scheint nur Hyoscyamin enthalten zu sein. Weitere Bestandteile sind ein Glykosid, Säuren, Zucker, Asche max. 15 %. — Atropin wirkt auf das Zentralnervensystem zuerst stark erregend, dann einschläfernd. l-Hyoscyamin hat die gleiche Wirkung.

Anwendung: Narkotikum und krampflösendes Mittel bei Asthma, Angina, Neuralgie, Leber- und Magenleiden, Herzbeschwerden, Hautleiden und Geschwüren. Bei Blasenleiden. Gegen Bronchitis und Keuchhusten.

Wichtigste antispasmotische Droge. In der Augenheilkunde (Atropin). Zu schmerzlindernden Umschlägen. Zur Fabrikation der Alkaloide.

Handels- und Verordnungsformen: Folia Belladonnae tota, concisa, minutim concisa, pulvis grossus und subtilis.
Verordnet als Extractum B. (D. A. B. 6), Extractum B. spissum, Tinctura B., Unguentum B. (Erg.-B.), ferner als Pulver, Pflaster usw. In der Homöopathie: Tinktur aus der frischen Pflanze.

Abarten, Verwechslungen, Verfälschungen: *Herba Belladonnae* wird neuerdings in großen Partien für die Industrie zur Fabrikation der Alkaloide geerntet. Auch die Stengel enthalten die Wirkstoffe, und zwar haben jüngere Stengel oft einen höheren Alkaloidgehalt als die Blätter. Die kleinen bräunlichen Samen — *Semen Belladonnae* — enthalten bis 0,86 % Atropin bzw. Hyoscyamin und andere Alkaloide sowie fettes Öl. Zur fabrikmäßigen Herstellung der Alkaloide. Als Narkotikum und Nervenmittel. — Verfälschungen mit Blättern von *Scopolia carniolica — Glockenbilsenkraut, Solanum nigrum — schwarzer Nachtschatten* und *Plantago-Arten* können leicht an der völlig abweichenden Blattform erkannt werden. — *Folia Hyoscyami* und *Fclia Stramonii* vgl. S. 199 und S. 131.

Prüfungen: Besonderes Erkennungsmerkmal sind die in der Droge meist vereinzelt vorkommenden Blüten und Früchte. Eine chemische Gehaltsprüfung ist unbedingt erforderlich.

Bemerkungen: Giftdroge! Belladonna wird gegen Ende des 15. Jahrhunderts zuerst erwähnt. 100 Jahre später brachte der Botaniker Fuchs eine Abbildung der Pflanze. Seit dem 18. Jahrhundert ist die Verwendung als Arzneimittel allgemein. Das Hauptprodukt bei der fabrikmäßigen Verarbeitung der Solanaceendrogen ist das Atropin oder Hyoscyamin. Die wesentlichsten Ausgangsstoffe sind Radix oder Semen Belladonnae, Herba oder Semen Hyoscyami mutici mit 1,2—1,4 % Alkaloiden. (In Ägypten kultiviert.) — Scopolamin wird meist aus den Blättern von Datura Stramonium und aus Blättern oder Samen von D. metel gewonnen, l-Hyoscyamin aus Kraut oder Samen von Hyoscyamus muticus. Die Hyoscyaminwirkung ist stärker als die von Atropin.

BERBERIS

Stammpflanze: ***Berberis vulgaris*** — Sauerdorn, Berberitze.

Familie: Berberidaceae — Berberitzengewächse.

Beschreibung der Stammpflanze: 1—3 m hohe Sträucher mit schlanken, rötlichen Zweigen, mit dreiteiligen Stacheln. Blätter verkehrt-eiförmig, gesägt, gewimpert, kurzgestielt, in Büscheln. Gelbe, stark duftende Blüten in vielblütigen, hängenden Trauben. Beeren länglich, rot (vgl. unten). Blütezeit Mai/Juni. Berberitzen sind die Wirtspflanzen des Getreiderostes und müssen in der Nähe von Getreidefeldern ausgerottet werden.

Standorte: Mittel- und Südeuropa. — Gebüsche, Hecken, lichte Wälder, besonders auf Kalkboden.

Anbau: In Anlagen als Zierpflanze.

Verwendet werden: 1. die getrocknete Wurzel, 2. die gedarrten Früchte.

1. Radix Berberidis

Handelsbezeichnungen: Berberis (lat.) — Sauerdornwurzel, Berberitzenwurzel (deutsch) — Barberry root (engl.) — Racine de berbéris (franz.).

Herkunft: Mittel- und südeuropäische Länder, besonders Bosnien und Herzegowina, sowie Frankreich.

Ernte und Bearbeitung: Die Wurzeln werden gegraben und getrocknet. Manchmal wird auch nur die getrocknete Wurzelrinde gehandelt.

Beschreibung der Droge: Gebogene, oft gespaltene Stücke, 1—4 cm dick, ästig. Rinde leicht abblätternd, graugelb bis braun, glatt oder runzelig. Holzkörper gelblich mit helleren Markstrahlen. Die Innenseite der Rinde ist lebhaft gelbgrün, mit deutlicher Längsfaserung. Geschmack sehr bitter.

Bestandteile: ca. 1,3 % Berberin und andere Alkaloide. Es sind die in allen Teilen der Pflanze, mit Ausnahme der reifen Früchte, vorhandenen färbenden Substanzen. Ferner ätherisches Öl.

Anwendung: Bitteres Magentonikum. In der Homöopathie bei Bronchialleiden, Nieren-, Harn-, Leber- und Gallenleiden. Diuretikum. Zur Herstellung der Berberinsalze.

Handels- und Verordnungsformen: Radix Berberidis tota und concisa.
Verordnet wird der heiße Aufguß, Tinktur oder Fluidextrakt. In der Homöopathie.

Abarten, Verwechslungen, Verfälschungen: Zahlreiche andere *Berberis-Arten* enthalten ebenfalls Berberin. *B. aquifolium (= Mahonia aquifolium)* wird in Gärten und Anlagen angepflanzt. Die Wurzel wird in ähnlicher Weise verwendet. Stamm- und Astrinde von *B. vulgaris* ist an der schwarzgrauen Epidermis zu erkennen. Das oberirdische Holz ist weiß. Die Rinde ist als *Berberis* im Homöopath. Arzneibuch wie auch die von *B. aquifolium* offizinell. Verwendet als Tonikum, Diuretikum und Abführmittel. Zu Mund- und Augenwässern. Zur Herstellung von Berberin. Technisch zum Gelbfärben.

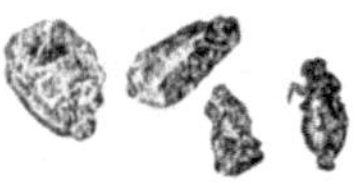

Fructus Berberidis (nat. Gr.), getrocknet

2. Fructus Berberidis

Handelsbezeichnungen: Berberitzen, Sauerdorn- oder Essigbeeren (deutsch) — Barberry (engl.) — Epine-vinette (franz.).

Herkunft: Vgl. Radix B.

Ernte und Bearbeitung: Vor der völligen Reife im September ernten, an der Luft vortrocknen, hinterher darren.

Beschreibung der Droge: Beeren bis 1 cm lang, frisch bis ½ cm dick, scharlachrot. Getrocknet stark geschrumpft, dunkelrot bis braunrot, weich, meist mit zwei gerunzelten, länglichen, rotbraunen, ca. 5 mm langen, ca. 3 mm breiten Samen, an den Enden zugespitzt. Geruch etwas aromatisch. Geschmack angenehm sauer.

Bestandteile: Dextrose, Lävulose, Fruktose, Säuren, Gummi, Vitamin C. Asche max. 3 %. In unreifen Früchten Berberin.

Anwendung: In saurem Kompott und Wein gegen Verstopfung und Appetitlosigkeit. Zu Erfrischungsgetränken, als Geschmackskorrigens. Frisch zur Darstellung eines schön gefärbten Sirups. In der Homöopathie bei Bronchialleiden, Erkrankungen der Harnwege, Steinleiden, bei Leber-, Gallen- und Hautleiden.

Handels- und Verordnungsform: Fructus Berberidis siccati.
Verordnet als kalter Aufguß.

Bemerkungen: Im Erg.-B. 6 aufgeführt.

BETULA

Stammpflanze: ***Betula pendula*** (= B. verrucosa) — Hängebirke, Rauh- oder Weißbirke, und ***Betula pubescens*** — Besen- oder Moorbirke.

Familie: Betulaceae — Birkengewächse.

Beschreibung der Stammpflanze: *B. pendula* ist ein bis 20 m hoher Baum. Jüngere Zweige hängend, kahl, mit Drüsenwarzen, Rinde weiß, oft schwarz, rissig, borkig. Blätter fast dreieckig, männliche Blüten in hängenden Kätzchen, Fruchtkätzchen walzenförmig, braun. Blütezeit April/Mai. *B. pubescens* ist buschartig oder ein bis 15 m hoher Baum. Zweige nicht hängend. Blätter eiförmig. Fruchtkätzchen aufrecht. Verschiedene Varietäten. Blütezeit April/Mai.

Standorte: *B. pendula* bis zum 65° nördl. Breite auf trockenem Boden, in Gebüschen, an Wegen und Straßen, vereinzelt in Mischwald. *B. pubescens* Nord- und Osteuropa. Moore, sumpfige Wälder. Weniger häufig.

Anbau: Als Forstbäume angepflanzt, vielfach an Straßen und Wegen.

Verwendet werden: 1. die Rinde, 2. die getrockneten Knospen, 3. die getrockneten Blätter, 4. der Teer.

1. Cortex Betulae

Handelsbezeichnung: Birkenrinde.

Herkunft: Polen, Rußland.

Ernte und Bearbeitung: Stamm- und Astrinde wird von den Bäumen abgeschält.

Beschreibung der Droge: Korkbedeckte Rinde, außen weißlichgrau, marmoriert, glatt, mit großen, bräunlichgrauen Lentizellen, Innenseite hellbraun bis braunrötlich. Bruch körnig, bis 1 mm dick. Abgelöster Kork rollt sich nach außen auf. Innenseite tiefgelb, mit braunen Querstrichen. Geruch aromatisch. Geschmack bitter.

Bestandteile: ca. 10—14% Betulin (Birkenkampfer), Säuren und Resinsäuren, 4—15% Gerbstoff, ätherisches Öl, Farbstoffe. Das Betulin ist als körnige, farblose Masse in den dünnwandigen Korkzellen enthalten. Das Harz bedingt die weiße Farbe der Rinde.

Anwendung: Gegen Fieber. Technisch in der Juchtenlederfabrikation.

Handelsformen: Cortex Betulae tot., concisa, pulvis grossus und subtilis.

2. Gemmae Betulae

Handelsbezeichnung: Birkenknospen.

Herkunft: Polen, Rußland.

Ernte und Bearbeitung: Im Frühjahr ernten und bei gelinder Wärme trocknen, damit der Ölgehalt nicht verlorengeht.

Beschreibung der Droge: Die Knospen sind dunkelbraun, 3—4 mm lang, bis 2 mm dick, die einzelnen Blättchen sind durch Harz miteinander verklebt. Geruch aromatisch. Geschmack bitter.

Bestandteile: 4—6% ätherisches Öl von angenehmem balsamischem Geruch, Bitterstoffe, gelber Farbstoff, Harz.

Anwendung: Aromatikum. Diuretikum.

Handelsform: Gemmae Betulae siccat.

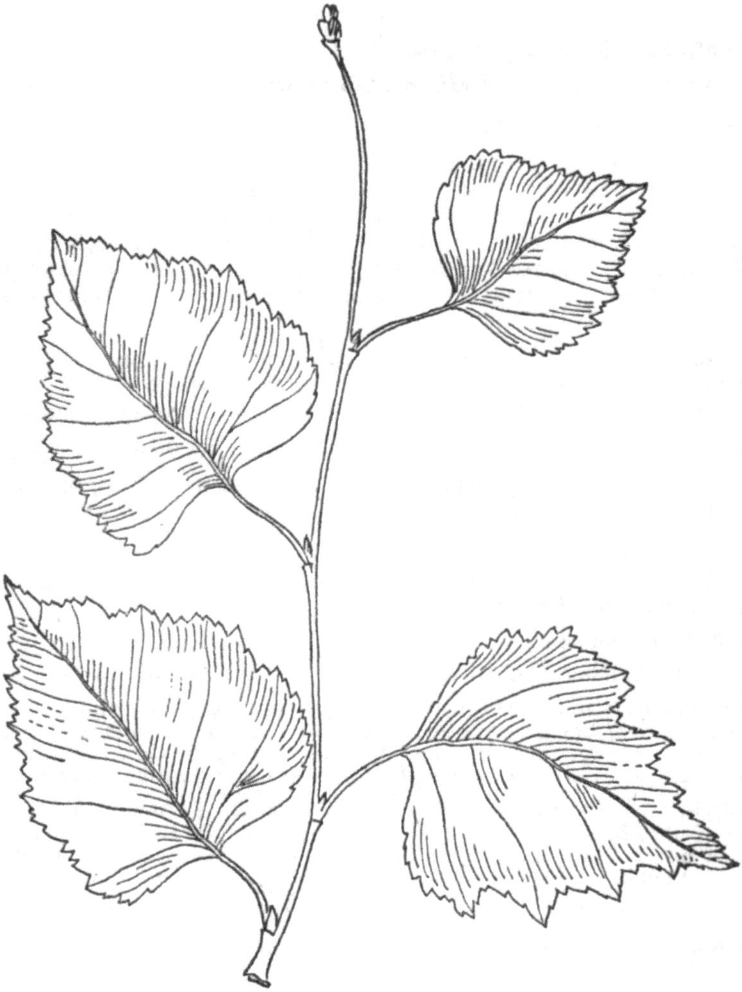

Folia Betulae (nat. Gr.)

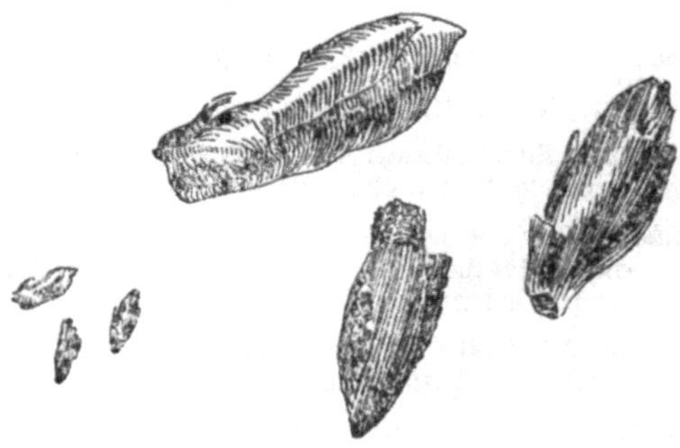

rechts: Gemmae Betulae
(ca. 5fach vergrößert)

links: Gemmae Betulae
(nat. Gr.)

3. Folia Betulae

Handelsbezeichnung: Birkenblätter (deutsch) — Birch leaves (engl.) — Feuilles de bouleau (franz.).

Herkunft: Balkanländer, Rußland (Nordgau, Westgebiet, Ukraine).

Ernte und Bearbeitung: Junge Blätter beider Arten werden im Frühjahr gesammelt und im Dunkeln in luftigen Räumen getrocknet. Junge, ölreiche Blätter sind am wirksamsten.

Beschreibung der Droge: Blätter oberseits dunkelgrün, unterseits hellgrün, wenig geschrumpft. Durchfallendes Licht läßt ein zartes Adernetz erkennen. *B. pendula* hat langgestielte, dünne, rautenförmige bis dreieckige, drüsig punktierte Blätter, deren Ecken nicht abgerundet sind. Länge 3—7 cm, Breite 1,5—4 cm. Rand scharf doppelt gesägt. Jüngere Blätter behaart, in frischem Zustande durch die Drüsen klebrig, ältere kahl. *B. pubescens* hat kleinere, grob gesägte, dreieckig-eiförmige, an den Ecken abgerundete, dickere, unterseits schwach behaarte, fast drüsenlose Blätter. Geruch angenehm frisch-aromatisch, Geschmack schwach bitter. Charakteristisch für die Schnittdroge ist die sattgrüne Oberseite mit deutlich erkennbaren Nerven und die hellere, etwas rauhe Unterseite. Das Pulver ist graugrün und meist an den Drüsenschuppen zu erkennen (Lupe!).

Bestandteile: Ca. 3 % Saponine, Harz. 5—9 % Gerbstoffe, 8—9 % Zucker, Bitterstoff, ca. 0,045 % ätherisches Öl, Vitamin C. Asche max. 5 %. Neben den Saponinen ist offensichtlich das ätherische Öl der Wirksamkeitsträger.

Anwendung: Kräftiges Diuretikum. Gegen Rheuma und Gicht. Blutreinigungsmittel.

Handels- und Verordnungsformen: Folia Betulae tota, concisa, pulvis grossus und subtilis. Verordnet als heißer Aufguß.

Bemerkungen: Im Erg.-B. 6 aufgeführt. In der Homöopathie wird der durch Anbohren junger Birken im Frühjahr gewonnene Lävulose führende Saft als Urtinktur verwendet.

4. Pix Betulina

Handelsbezeichnungen: Oleum Rusci, Oleum Betulae empyreumaticum, Oleum betulinum, Oleum moscoviticum (lat.) — Birkenrindenteer, Juchtenöl, Birkenrindenteeröl, Birkenöl, Litauischer oder Russischer Balsam (deutsch) — Birch tar (engl.) — Goudron de bouleau (franz.)

Offizinell: Im deutschen und anderen europäischen Arzneibüchern.

Herkunft: Rußland (vgl. oben), Finnland, Norwegen.

Ernte und Bearbeitung: Durch trockene Destillation der Rinde und der Zweige oder auch des Birkenholzes mit der Rinde resp. der Wurzeln gewonnen.

Beschreibung der Droge: Mäßig dicke, rotbraune bis schwarzbraune, in dünner Schicht durchsichtige Flüssigkeit. Geruch charakteristisch, juchtenartig. Geschmack bitter. Rektifizierter Birkenrindenteer besteht aus den mit Wasserdämpfen flüchtigen Bestandteilen.

Bestandteile: Ca. 6 % Phenole, wie Guajakol, Kreosol, Kresol, Xylenol und anderen.

Anwendung: Rektifizierter Birkenrindenteer wird besonders in der Veterinärmedizin innerlich gegen Koliken und Würmer angewendet. Äußerlich gegen Hautleiden, bei Tieren als Wund- und Räudemittel, gegen Rheuma und Gicht. Roher Birkenrindenteer wird technisch zur Herstellung von Juchtenleder verwendet.

Verordnungsformen: Zu Salben, Emulsionen und Bädern.

Prüfungen: Pix betulina sinkt im Wasser unter. Löslich in absol. Alkohol, fast löslich in Chloroform, z. T. in Äther.

BRASSICA

Stammpflanze: ***Brassica nigra*** (Sinapis nigra) — schwarzer Senf

Familie: Cruciferae — Kreuzblütler.

Beschreibung der Stammpflanze: Einjährige 50—125 cm hohe Pflanze. Wurzel faserig. Stengel aufrecht, verästelt, im unteren Teil verstreut behaart, bläulich schimmernd. Blätter wechselständig, gestielt, grün, die unteren gezahnt, leierförmig mit großen Endlappen, die oberen ganzrandig, lanzettlich, wenig behaart, mit Wasserspalten. Blüten in end- oder achselständigen Dolden. 4 Kelchblätter abstehend, 4 goldgelbe Kronenblätter, Schoten aufrechtstehend, 2—3 cm lang, zylindrisch, mit 2 Klappen. Samen vgl. unten. Blütezeit Juni/Juli. Zahlreiche Varietäten.

Standorte: Mittelmeergebiete, Mittel- und Osteuropa. An Flußufern, auf Äckern und Schutt wildwachsend. Vielfach verwildert. In großem Maße angebaut, bevorzugt auf lockerem, lehmigem Boden.

Anbau: Feldmäßig. Aussaat März/April in Reihen. Nicht mit frischem Stallmist düngen. Jäten erforderlich.

Verwendet werden: 1. die getrockneten Samen, 2. das ätherische Öl, 3. das fette Öl.

1. Semen Sinapis

Handelsbezeichnungen: Semen Sinapis nigrae, viridis (lat.) — Senfsamen, schwarzer Senf (deutsch) — Black oder brown Mustard (engl.) — Graine oder Semence de moutarde noire (franz.) — Senapa negra (ital.) — Mostarda negra (port.) — Semilla de Mostaza negra (span.).

Offizinell in fast allen Arzneibüchern, auch im Hom. A.-B.

Herkunft: Holland, Italien (besonders im Süden, Bari und Sizilien), Balkanländer (besonders Rumänien), Rußland (Ukraine, Asow-Schwarzmeergebiet, Wolgagebiete, Saratow, Sarepta, Nordkaukasus, Ordschonikidse; in Südrußland in größtem Maße als Ölpflanze angebaut).

Ernte und Bearbeitung: Von Juli bis August werden die ganzen Pflanzen geschnitten, getrocknet und nach dem Trocknen gedroschen. Den richtigen Zeitpunkt der Ernte zu treffen ist von großer Wichtigkeit, damit bei völliger Reife die Samen nicht vor dem Dreschen ausfallen oder bei zu frühzeitigem Schnitt verderben.

Beschreibung der Droge: Reife Samen sind fast kugelig, Durchmesser 1 bis 1,5 mm, Samenschale hellrotbraun bis dunkelbraun, unter der Lupe netziggrubig erscheinend, ein weißer Punkt zeigt den Nabel an. Ein Keimblatt des gelblichgrünen Keimlings umhüllt das andere. Nährgewebe fehlt. Geruchlos, mit Wasser zerrieben scharf nach Senföl, die Schleimhäute reizend.

Geschmack zuerst milde, ölig, schwach säuerlich, hinterher brennend scharf. Das Pulver ist grünlichgelb, von rotbraunen Teilchen der Samenschale durchsetzt.

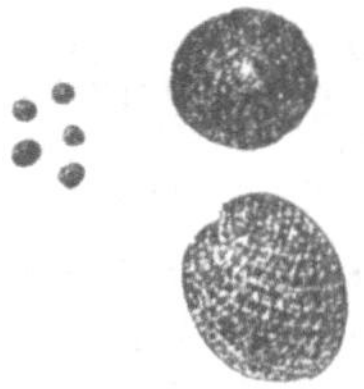

Semen Sinapis
(links: nat. Gr.)

Bestandteile: Ca. 25—37% fettes Öl, Eiweiß, Sinapinsäure, Sinapin, Sinigrin (Glykosid), Fermente, Schleim, Asche max. 5%. Durch das Enzym Myrosin wird bei Anwesenheit von Wasser das Glykosid in ätherisches Öl, Kaliumbisulfat und Glukose gespalten, Gehalt 0,3—1,3%, nach dem D. A. B. 6 mit mind. 0,7% Allyl-Senföl.

Anwendung: Zu hautreizenden Bädern, Packungen, Pflastern, Spirituspräparaten, Salben, Senfpapier usw. Zur Herstellung von Oleum Sinapis aetherum. Das natürliche Senföl wird neuerdings meist durch das künstlich dargestellte Allylisorhodanid ersetzt. Zur Gewinnung des fetten Öls. Der größte Teil der Senfsaat dient zur Herstellung des Mostrichs, dessen Gewürzwirkung auf dem Gehalt an Senföl beruht.

Handels- und Verordnungsformen: Semen Sinapis tot., pulvis grossus, mittelfein und subtilis, pulvis subtilis sine oleo.
Verordnet als Charta sinapisata (D. A. B. 6). Das Pulver mit lauwarmem Wasser angerührt zu Packungen und Pflastern, Zusatz zu Bädern usw. In der Homöopathie.

Abarten, Verwechslungen, Verfälschungen: Die Blätter *Folia Sinapis nigrae* sind in Portugal offizinell. Neben *B. nigra* werden besonders im südlichen Rußland *B. juncea* (Rübensenf, indischer Raps) und *B. Besseriana* (Sareptasenf) angebaut und geerntet. Die Pflanzen sind kahl, die inneren Blätter länglich-lanzettlich, fast ganzrandig, Schoten etwas abstehend, geschnäbelt. Die Samen werden vor allem zur Mostrichherstellung verwendet. Die Preßkuchen sind als Sareptasenfmehl im Handel. Für den pharmazeutischen Bedarf sind die Samen nicht zugelassen. Sareptasenf kommt auch geschält in den Handel. Senfsaat ist oft ein Gemisch verschiedener Arten. Am reinsten ist die holländische Ware. Die größeren Samen von *B. rapa* und *B. napus* (vgl. unten) kommen als Beimengung vor. *Sinapis arvensis — Acker- oder wilder Senf* hat ähnlich aussehende Samen. — Gelegentlich kommt auch gelber, indischer Senf v. B. *glauca* mit nur ca. 0,08 % Senföl als Verfälschung vor. Auf Verfälschungen mit Unkrautsamen ist zu achten. Die Beimengungen und Verfälschungen, z. B. auch mit extrahierter Ware, sind auch beim Pulver mikroskopisch zu erkennen. Das Senfmehl des Handels ist meist zur Hälfte des fetten Öls beraubt.

Bemerkungen: Samen von *B. nigra* wurden schon von römischen Ärzten als Heilmittel verwandt. Seit dem 10. Jahrhundert wird Senf in Deutschland und seit dem 13. Jahrhundert in Europa in großem Maße angebaut.

2. Oleum Sinapis aethereum

Handelsbezeichnungen: Ätherisches Senföl, Allylsenföl (deutsch) — Oil of Mustard (engl.) — Essence de moutard (franz.).

Offizinell: Im deutschen und anderen Arzneibüchern.

Herkunft: Deutschland, Rußland.

Gewinnung: Nach fermentativer Spaltung durch Destillation aus zerquetschten Samen gewonnen. Ausbeute 0,3—1,4 %, je nach Standort und Düngung verschieden.

Beschreibung: Leicht bewegliche Flüssigkeit. Farbe wasserhell bis gelblich, bei längerem Aufbewahren gelb werdend. Stark lichtbrechend. Geruch scharf und stechend, die Augen zu Tränen reizend. Auf der Haut wirkt es brennend, blasenziehend. Dichte 1,015—1,020.

Bestandteile: Ca. 97 % Allylsenföl = Isothiocyanallyl.

Anwendung: Zur Herstellung von Spiritus Sinapis (D. A. B. 6), zu Salben, als kräftig hautreizendes Mittel. In der Veterinärmedizin. Allylsenföl ruft starke Reizungen der Luftwege und Ödem hervor.

Abarten, Verwechslungen, Verfälschungen: Das ätherische Öl von B. juncea hat eine abweichende Zusammensetzung.

Bemerkungen: Giftig! Das D. A. B. 6 läßt synthetisches Allylsenföl zu. — Aufbewahrung: vor Licht geschützt und vorsichtig. Leicht zersetzlich!

3. Oleum Sinapis nigrum

Handelsbezeichnungen: Oleum Sinapis pingue (lat.), Schwarzsenföl, fettes Senföl

Herkunft: Rußland.

Gewinnung: Durch Pressung. Ausbeute 20—25 %.

Beschreibung: Dem Oleum Rapae ähnlich (vgl. unten).

Bestandteile: Ca. 50 % Eruca-, ca. 25 % Öl-, ca. 20 % Linolsäure.

Anwendung: Vgl. Oleum Rapae.

Abarten, Verwechslungen, Verfälschungen: B. juncea hat einen Gehalt von 30 bis 47 % fetten Öls. Die Zusammensetzung ist dem von *B. nigra* ähnlich.

Stammpflanze: *Brassica rapa* (B. campestris) — Rübsen.

Beschreibung der Stammpflanze: Einjähriges, 75—100 cm hohes Kraut, untere Blätter leierförmig, fiederspaltig, steifhaarig, mittlere leierförmig, obere eiförmig bis lanzettlich oder herzförmig, stengelumfassend. Kurzgestielte Blütentrauben. Kelch abstehend. Kronenblätter gelb, Schoten nicht abstehend. Samen braun, kugelig, grubig punktiert.

Standorte: Mittel- und Osteuropa.

Anbau: Feldmäßig angebaut. — Kultiviert werden 2 Varietäten.
1. *Var. oleifera* in 2 Formen: a) *annua* — *Sommerrübsen*. Stengel, Frucht und Samen sind kleiner. Blütezeit Juli/August. b) *hiemalis* — *Winterrübsen*. Stengel, Frucht und Samen sind größer. Blütezeit April/Mai. — 2. *Var. esculenta (rapifera)* — weiße Rübe. Wurzel dickfleischig, rund oder spindelförmig, überwinternd Blütezeit April/Mai. Mehrere Formen.

Verwendet werden: die Samen als Material zur Gewinnung von Oleum Rapae.

Stammpflanze: *Brassica napus* — Raps.

Beschreibung der Stammpflanze: Einjähriges, 75—125 cm hohes Kraut. Untere Blätter leierförmig, fiederspaltig, obere länglich, herzförmig, halbstengelumfassend, blaugrün. Kelchblätter aufrecht. Kronenblätter gelb. Schoten abstehend. Samen braun, kugelig, glatt.

Standorte: Mittel- und Osteuropa.

Anbau: Feldmäßig angebaut. Kultiviert werden 2 Varietäten.
1. *Var. oleifera* in 2 Formen: a) *annua* — *Sommerraps.* Kleinere Pflanzen. Blütezeit Juli/August. b) *hiemalis* — *Winterraps.* Größere und kräftigere Pflanzen, überwinternd. Blütezeit April/Mai. — 2. *Var. napobrassica* — Kohlrübe. Wurzel dickfleischig, kugelig, eßbar.

Verwendet werden: die Samen als Material zur Gewinnung von Oleum Rapae.

Semen Rapae

Handelsbezeichnungen: Semen Napi (lat.) — Rübsen, Rübsamen, Rapssamen (deutsch).

Herkunft: Deutschland, Tschechoslowakei, Ungarn, Rumänien, Rußland.

Ernte und Bearbeitung: Kurz vor der Reife werden die oberirdischen Pflanzenteile geschnitten, getrocknet und nach dem Trocknen gedroschen.

Beschreibung der Droge: Reife Samen sind fast kugelig, Durchmesser ca. 1—2 mm, Samenschale violettbraun, geruchlos, Geschmack ölig.

Bestandteile: Ca. 40—50 % fettes Öl, Eiweiß, ein Senfölglykosid.

Anwendung: Zur Ölgewinnung. Als Vogelfutter werden Rübsen verwendet.

Oleum Rapae

Handelsbezeichnungen: Oleum Napi (lat.) — Rüböl, Rapsöl, Kohlsaatöl (deutsch) — Colza oil (engl.) — Huile de colza (franz.).

Offizinell: u. a. im deutschen Arzneibuch.

Gewinnung: Ohne Anwendung von Wärme durch Pressung aus den Samen der angebauten Pflanzen gewonnen.

Beschreibung: Etwas dickflüssiges, halbtrocknendes Öl. Farbe gelb bis bräunlichgelb. Geruch und Geschmack charakteristisch. Dichte 0,906—0,913.

Bestandteile: Glyzeride der Eruca- und Rapinsäure, Stearin- und Arachinsäure.

Anwendung: In der Veterinärmedizin zu Salben und Linimenten. Ersatz für Olivenöl. Als Brenn- und Schmieröl in der Technik.

Bemerkungen: *B. oleracea* und seine zahlreichen Unterarten liefern die verschiedenen Kohlsorten.

CALENDULA

Stammpflanze: ***Calendula officinalis*** — Ringelblume.

Familie: Compositae — Korbblütler.

Beschreibung der Stammpflanze: Einjährige, bis 50 cm hohe Pflanze mit spindelförmiger Wurzel, aufrechten, wenig verästelten Stengeln und behaarten Blättern. Blätter sitzend, wechselständig, verkehrt-eiförmig, gezahnt. Blütenköpfchen einzeln, gelb bis rötlichgelb. Hüllblätter länglich, spitz, behaart, grün, in 2 Reihen angeordnet. Blütenboden flach. Randblüten vgl. unten. Zahlreiche trichterförmige Scheibenblüten. Früchtchen kahnförmig, auf der Rückenseite stachelig. Blütezeit Juni/September. Der Geruch der frischen Pflanze ist unangenehm.

Standorte: Mittel-, Ost- und Südeuropa. — An sonnigen Plätzen.

Anbau: In Gärten vielfach als Zierpflanze, auch in gefüllten Varietäten. Der Anbau kann auf jedem Boden erfolgen. Aussaat im Frühjahr, später säen sich die Pflanzen von selbst aus.

Verwendet werden: die getrockneten Blüten, seltener das getrocknete blühende Kraut.

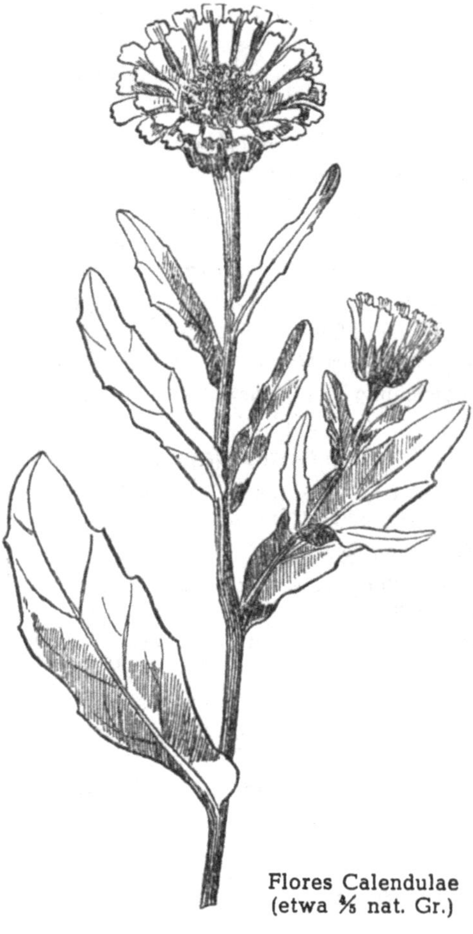

Flores Calendulae
(etwa ⅘ nat. Gr.)

Flores Calendulae

Handelsbezeichnungen: Flores Calendulae luteae, majoris, Flores Feminell (lat.) — Ringelblumen, Studentenblumen, Ringelrosen, Totenblumen, Goldblumen, Sonnwendblumen, Feminell (deutsch) — Marygold flowers (engl.) — Fleurs de souci des jardins (franz.).

Herkunft: Mittel- und Süddeutschland, Italien, Balkanländer, besonders Rumänien (Banat), Rußland (in den südlichen Gegenden der Ukraine).

Ernte und Bearbeitung: In den Sommermonaten werden die Blütenköpfchen gepflückt, auf luftigen Böden vorgetrocknet und die Blütenblätter aus den

Kelchen gezupft. Seltener wird eine Ware „cum calycibus" gehandelt. Die Blütenblätter werden bei künstlicher Wärme nachgetrocknet, eine Wiederholung des Verfahrens ist gegebenenfalls zu empfehlen, da die Droge hygroskopisch ist. 7 T. frische Blüten = 1 T. Droge. Vor Licht geschützt aufbewahren.

Beschreibung der Droge: Die Randblüten sind orangerot bis goldgelb, seidig glänzend, bis 3 cm lang, 5—7 mm breit, dreizahnig, viernervig. Geruch schwach, Geschmack bitterlich-herb, etwas salzig.

Bestandteile: 0,02 % ätherisches Öl, ca. 19 % Bitterstoff, Säuren, Saponin, Farbstoff. Asche max. 10 %.

Anwendung: Früher bei typhösen Erkrankungen, Leberleiden und Gelbsucht (Signaturenlehre). Harn- und schweißtreibendes Mittel, gegen Krämpfe. Teeverschönerungsmittel. Äußerlich bei Hautwunden in Form von Salben, von beachtlicher Wirkung. In der Kosmetik. Zusatz zu Räuchermitteln. Ringelblumen wurden als Safranverfälschungsmittel beobachtet.

Handels- und Verordnungsformen: Flores Calendulae sine calycibus siccat., minutim concisi, cum calycibus, pulvis. — Verordnet als heißer Aufguß, Tinktur, Extrakt, Fluidextrakt, Salbe. In der Homöopathie: Essenz und Potenzen aus dem frischen, blühenden Kraut.

Abarten, Verwechslungen, Verfälschungen: *C. arvensis — Ackerringelblume* liefert *Flores C. silvestris.* In ähnlicher Weise verwendet. — Die Pflanze kann verwechselt werden mit *Anthemis tinctoria — Färberkamille, Doronicum Pardalianches — Echte Gemswurz* und *Inula-Arten.* Unterscheidungsmerkmale vgl. *Arnica,* S. 39. *Herba Calendulae, Ringelblumenkraut* als *Calendula* im Homöopath. Arzneibuch offizinell. Enthält: ätherisches Öl, Harz, Bitterstoff. Gegen Gelbsucht und Leberleiden. Äußerlich bei Hautwunden.

Bemerkungen: Flores Calendulae sind im Erg.-B. 6 aufgeführt.

CALLUNA

Stammpflanze: ***Calluna vulgaris*** — Heidekraut.

Familie: Ericaceae — Heidekrautgewächse.

Beschreibung der Stammpflanze: Niedriger Strauch, 20—80 cm hoch, mit niederliegenden Sprossen und aufrechten, reich verästelten Zweigen. Stengel z. T. verholzt, graubraun, blatt- und blütentragende hellbraun. Blätter immergrün, klein, 1—3 mm lang, ziemlich dick, dreikantig, nadelförmig, in 4 Reihen dachziegelartig angeordnet. Blüten in dichten, einseitigen Trauben an den Zweigenden (vgl. unten). Kapselfrüchte bis 1,5 mm lang, vielsamig. Blütezeit August/September.

Standorte: Europa. — Auf sandigem oder moorigem Boden oft weite Strecken bedeckend. In lichten Wäldern und im Gebirge.

Verwendet werden: 1. die getrockneten Blüten, 2. das getrocknete Kraut mit den Blüten.

1. Flores Ericae

Handelsbezeichnungen: Flores Callunae (lat.) — Heideblüten.

Herkunft: Deutschland, Rußland, Balkanländer.

Ernte und Bearbeitung: Im Herbst werden die blühenden Sprossen abgeschnitten oder die Blüten abgerebelt. Im Schatten trocknen.

Beschreibung der Droge: Kelche violettrosa, seidig glänzend, 4blättrig, ca. 4 mm lang, von 4 grünlichen Hochblättern eingefaßt. Der Kelch umschließt die blaßrote oder weißliche, glockenförmige Blütenkrone Fast geruchlos, schwach honigartig. Geschmack herbe, etwas bitter.

Bestandteile: Arbutin, Fumarsäure und andere Säuren, Ericolin (ein alkaloidartiger Stoff), Gerbstoff. Asche max. 4%.

Anwendung: Gegen Erkältungskrankheiten, Durchfall, Schlaflosigkeit — als Abendgetränk —, bei Nervosität und Frauenleiden Die Droge soll eine blutreinigende sowie leicht narkotische Wirkung haben

Handels- und Verordnungsformen: Flores Ericae tot oder gerebelt Verordnet werden der kalte oder heiße Aufguß oder die Abkochung In der Homöopathie Urtinktur aus der blühenden Pflanze

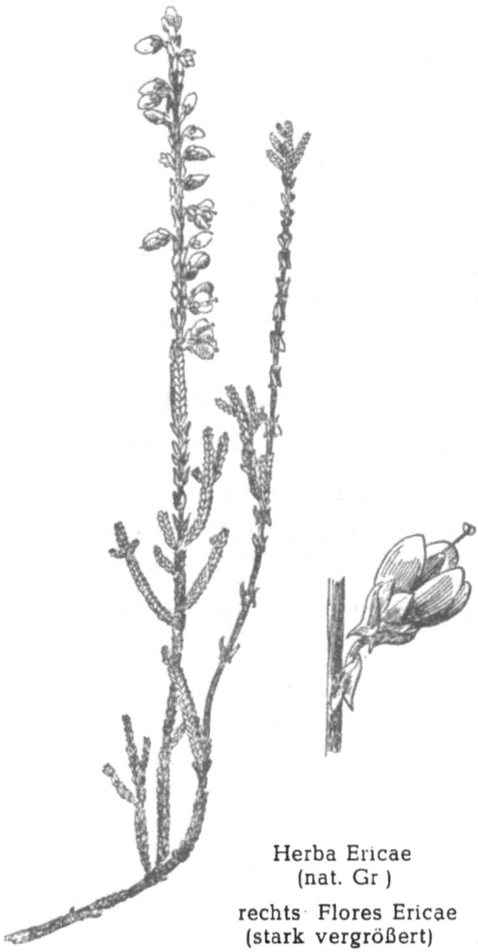

Herba Ericae (nat. Gr.)

rechts Flores Ericae (stark vergrößert)

2. Herba Ericae

Handelsbezeichnungen: Herba Callunae (lat.) — Heidekraut, Besenheide, wilde Heide, Brandheide (deutsch) — Common Heather (engl.) — Herbe de bruyère commune (franz.).

Herkunft: Vgl. oben.

Ernte und Bearbeitung: Im Herbst wird das blühende Kraut geschnitten und getrocknet.

Beschreibung der Droge: Vgl. Beschreibung der Pflanze. Charakteristisch für die Schnittdroge sind neben den rosa Blüten die Zweigstückchen mit den grünen, dachziegelartig angeordneten Blättern. Dunkle, verholzte Aststückchen dürfen nur vereinzelt vorkommen. Das Pulver ist rötlichgrün.

Bestandteile: Glykoside, Ericolin, Calluna-Gerbsäure und andere Säuren, Gerbstoffe, Harz, Stärke. Asche max. 4%.

Anwendung: Vgl. Flores Ericae. Adstringens. Bei Nierenleiden. In großem Maße als Abendgetränk verwendet.

Handels- und Verordnungsformen: Herba Ericae cum floribus tota, concisa, pulvis. Verordnet wird die Abkochung.

Abarten, Verwechslungen, Verfälschungen: *Erica carnea — fleischrote Glockenheide* — Mitteleuropa. *Erica cinerea — graue Glockenheide* — Europa. *Erica tetralix — Sumpf- oder Moorheide* — Norddeutschland. Gegen fiebrige Erkrankungen.

Bemerkungen: Im Erg.-B. 6 aufgeführt.

CANNABIS

Stammpflanze: ***Cannabis sativa var. indica.*** — Indischer Han

Familie: Moraceae — Maulbeergewächse.

Beschreibung der Stammpflanze: Einjährige, 3—5 m hohe, buschige Pflanze. Wurzel spindelförmig, Stengel aufrecht, kantig, rauhhaarig. Blätter, untere gegenständig, langgestielt, handförmig, 3—7fach geteilt, mit Nebenblättern, obere abwechselnd, meist 3fach geteilt. Blättchen schmal, gesägt, zugespitzt. Männliche Blüten gelblich, locker, weibliche grün, dicht, kätzchenartig. Nußartige Schließfrucht. Blütezeit Juli.

Standorte: Süd- und Osteuropa.

Anbau: In wärmeren Gegenden feldmäßig angebaut, in Südrußland in verschiedenen Formen. In den letzten Jahrzehnten besonders in den Balkanländern.

Verwendet werden: die getrockneten Stengel und Zweigspitzen weiblicher Pflanzen.

Herba Cannabis indicae

Handelsbezeichnungen: Cacumina Cannabis florentia, Summitates Cannabis (lat.) — Cannabis (hom.) — Indischer Hanf, Haschisch (deutsch) — Indian Hemp (engl.) — Chanvre indien (franz.) — Canape indiana (ital.) — Canamo (port.).

Offizinell: Im belgischen, englischen, griechischen, italienischen, kroatischen, niederländischen, portugiesischen, russischen, schweizerischen, serbischen und ungarischen sowie im Homöopath. Arzneibuch; dort sind aufgeführt die frischen männlichen und weiblichen Stengelspitzen von C. sativa.

Herkunft: Polen, Balkanländer, Rußland (Südrußland, Nordkaukasus, Nordossetien, Krasnodar).

Ernte und Bearbeitung: Die blühenden oder junge Früchte tragenden Zweige weiblicher Pflanzen werden geschnitten, von den Laubblättern befreit und in Bündeln bei gewöhnlicher Temperatur getrocknet. Auch die abgestreiften Blätter werden gesammelt und getrocknet. Die Droge ist feuchtigkeitsempfindlich. Die Preßrückstände finden manchmal als Hanfkuchen Verwendung.

Beschreibung der Droge: Stengel- und Zweigspitzen sind oft durch ausgeschiedenes Harz miteinander verklebt. Länge 6—10 cm. Blätter sitzend, rauhhaarig, oberseits dunkelgrün, helldrüsig punktiert. Nerven deutlich erkennbar. Weibliche Blüten dicht gedrängt in den Blattachseln, von je einem Deckblatt umhüllt. Die Blüte besteht aus einem von Häutchen becherförmig umgebenen, einfächerigen Fruchtknoten. Stengel bräunlich. Früchte dürfen nur in geringem Prozentsatz vorhanden sein. Die reine Blattdroge ist weniger wertvoll, am meisten werden die harzreichen Spitzen geschätzt. Geruch kräftig, würzig, narkotisch. Geschmack etwas scharf, schwach bitter. Charakteristisch für die Schnittdroge sind die schmalen Blattstückchen und die verklebten Teilchen der Spitzen. Stengelteile sind vorhanden, lose Früchte möglichst wenig. Das Pulver ist dunkelgrün-bräunlich.

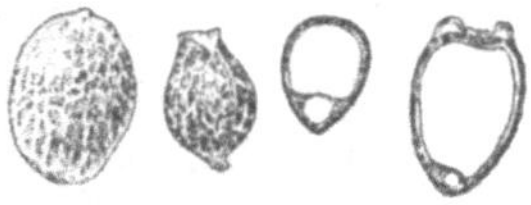

Fructus Cannabis
(etwa 2fach nat. Gr.)

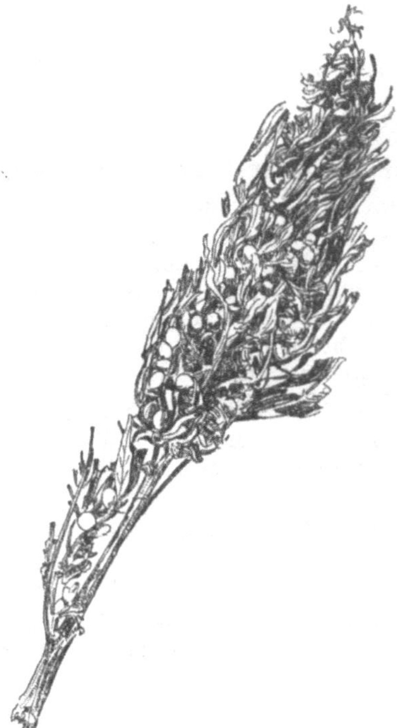

Herba Cannabis indicae
(etwa ⅔ nat. Gr.)

Bestandteile: Cannabinol, ein hellgelber, in der Kälte erstarrender leicht zersetzlicher Körper, dem die Droge vor allem ihre Wirksamkeit verdankt. Ca. 0,3% ätherisches Öl, bis 20% Harz, ein harziges Alkaloid (?), Cholin und Trigonellin. Asche max. 15 %. Die Droge erzeugt einen Rauschzustand und hebt Schmerzempfindungen auf. Zwischen weiblichen und männlichen Zweigspitzen bestehen auch in chemischer Hinsicht Unterschiede.

Anwendung: Schlafmittel. Schmerzstillendes Mittel bei Bronchitis, Asthma, Neuralgie, Ischias, Nervenleiden, Harnbeschwerden. Der Extrakt als Anästhetikum bei Hühneraugenmitteln.

Handels- und Verordnungsformen: Herba Cannabis indicae tota, concisa, pulvis grossus, mittelfein und subtilis. In Deutschland ist die Droge nur gegen Freigabeschein der Opiumstelle des Reichsgesundheitsamtes lieferbar. Verordnet als Extractum Cannabis indicae (Erg.-B.) und Tinctura Cannabis indicae aus Extrakt (Erg.-B.). In der Homöopathie: Essenz und Potenzen aus den frischen Krautspitzen.

Prüfungen: Eine grobstengelige sowie eine braune oder geruchlose Ware (C. sativa) ist abzulehnen.

Bemerkungen: Im Erg.-B. 6 aufgeführt. **Giftdroge!** Hanf war schon im frühen Altertum den Chinesen und Indern als Heilmittel bekannt. In den orientalischen Ländern vor allem zur Bereitung des bekannten Rauschgiftes Haschisch. In Europa seit dem 17. Jahrhundert bekannt.

Stammpflanze: ***Cannabis sativa*** — Hanfkraut.

Beschreibung der Stammpflanze: Einjährige 1,5—2 m hohe Pflanze, die der oben beschriebenen Varietät indica im allgemeinen ähnlich ist. Die Zweigspitzen sind weniger harzreich.

Standorte: Mittel-, Süd- und Osteuropa.

Anbau: Feldmäßig zur Gewinnung der Faserstoffe, der Samen und des fetten Öls der Samen angebaut.

Verwendet werden: 1. die getrockneten Früchte, 2. das fette Öl.

1. Fructus Cannabis

Handelsbezeichnungen: Semen Cannabis (lat.) — Hanfsamen, Hanfkörner (deutsch) — Hemp seed (engl.) — Graine de chanvre, Chènevis (franz.) — Seme di canape (ital.) — Canhamo (port.).

Offizinell: Im griechischen, norwegischen, portugiesischen, rumänischen, russischen, schwedischen und schweizerischen Arzneibuch.

Herkunft: Deutschland, Balkanländer, Rußland (Südrußland, Nordkaukasus und Wolgagebiete).

Ernte und Bearbeitung: Die Ernte findet nach der Samenreife im August statt. Die Ware ist an trockenen Orten aufzubewahren.

Beschreibung der Droge: Einsamige, einfächerige Schließfrüchte, 3—5 mm lang, ca. 2 mm breit, fast eiförmig, etwas gedrückt, an den Rändern gekielt, glatt, glänzend graugrün bis grünlichbraun. Schale dünn, hart, aber leicht zerbrechlich. Je nach der Varietät zeigt die Handelsware erhebliche Unterschiede in der Form, der Farbe und der Marmorierung. Geruchlos. Geschmack ölig, etwas süßlich, schleimig.

Bestandteile: 30—35 % fettes Öl, Harz, Dextrin, Zucker, Protein. Asche max. 6 %.

Anwendung: Reizmilderndes Mittel bei Blasenleiden in Form von Emulsionen. Zur Gewinnung des fetten Öls. Als Vogelfutter.

Handels- und Verordnungsformen: Fructus Cannabis tot., pulvis grossus und deoleat. pulvis subtilis.
Verordnet als Emulsion, kalter Auszug oder in Milch gekocht. Als Pulver.

Abarten, Verwechslungen, Verfälschungen: *C. ruderalis — wilder Hanf,* Wolgagebiet. Die Samen enthalten ca. 30 % fettes Öl und ca. 28 % Eiweiß.

Prüfungen: Hohle und zerbrochene Körner sowie solche mit ranzigem Geschmack sind zu verwerfen.

Bemerkungen: Im Erg.-B. 6 aufgeführt. Hanf hat als Faserpflanze eine große Bedeutung. Seit dem Altertum bekannt.

2. Oleum Cannabis

Handelsbezeichnungen: Fettes Hanföl (deutsch) — Hemp seed oil (engl.) — Huile de chanvre (franz.).

Herkunft: Balkanländer, Rußland.

Gewinnung: Durch Pressung auf kaltem oder warmem Wege. Ausbeute ca. 30 %.

Beschreibung: Trocknendes Öl.

Bestandteile: Ca. 70 % Linolsäureglyceride, ca. 15 % Ölsäureglyceride, Palmitin- und Stearinsäureglyceride, ca. 5 % freie Säuren.

Anwendung: Für Speisezwecke. In der Technik. Die Preßrückstände finden als Hanfkuchen Verwendung.

CANTHARIDES

Abstammung: ***Lytta vesicatoria*** (Meloe vesicatorius, Cantharis vesicatoria) — Kanthariden, Blasenkäfer.

Es handelt sich um Käfer, nicht um Fliegen. Die „Spanischen Fliegen" kommen zwar in Spanien vor, werden aber vorzugsweise in anderen Ländern gesammelt.

Standorte: Süd- und Osteuropa. Auf Bäumen und Sträuchern, besonders auf Eschen, Flieder, Liguster, Geißblatt und Holunder, ferner auf Ahorn- und Pappelbäumen. In manchen Jahren massenhaft vorkommend, besonders in den großen russischen Eschenwäldern. Die Tiere ernähren sich vom Laub.

Verwendet werden: die getrockneten Käfer.

Cantharides

Handelsbezeichnungen: Muscae hispanicae (lat.) — Cantharis (hom.) — Grüne Kanthariden, Blasenkäfer, Spanische Fliegen, Pflasterkäfer (deutsch) — Spanish flies (engl.) — Mouches d'Espagne (franz.).

Offizinell: Im deutschen und anderen europäischen Arzneibüchern sowie im Homöopath. Arzneibuch.

Herkunft: Ungarn, Rumänien, Rußland (Ukraine, Woronescher und Kursker Gebiet, Tatarien, Baschkirien, Kujbyschew-Gau, Kasachstan). Auf den Messen in Poltawa und Nishnij Nowgorod bildeten die Kanthariden seit jeher einen nicht unbedeutenden Handelsartikel.

Ernte und Bearbeitung: Mai/Juli vor Sonnenaufgang werden die noch von der Nachtkälte erstarrten Tiere wie Maikäfer von den Bäumen geschüttelt, auf Tüchern aufgefangen und in großen Flaschen mit Äther, Terpentinöl oder ähnlichen Flüssigkeiten getötet. Auch Heißwasserdampf oder Salmiakgeist finden Verwendung. Die Trocknung muß rasch erfolgen, auf Sieben in der Sonne, im Trockenofen oder am zweckmäßigsten bei 25—30° über Ätzkalk. Die Temperatur darf 40° nicht übersteigen. Die Droge ist feuchtigkeitsempfindlich und muß gut getrocknet in fest verschlossenen Gefäßen aufbewahrt werden. 2—3 T. frische Käfer = 1 T. Droge. Beim Pulvern und anderweitigem Arbeiten mit Kanthariden sind besondere Vorsichtsmaßnahmen zu beachten, da der Staub stark schleimhautreizend wirkt.

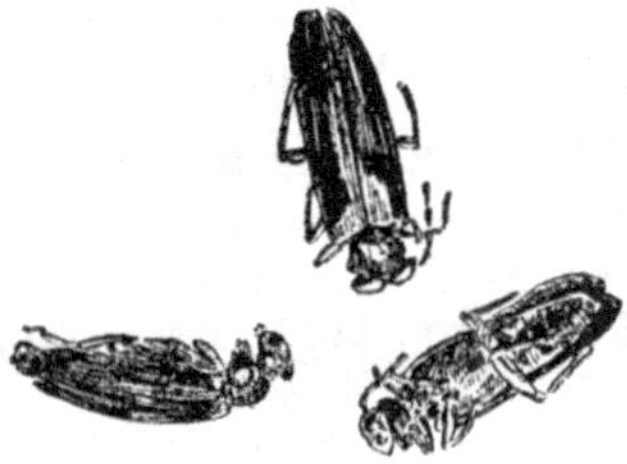

Cantharides (nat. Gr.)

Beschreibung der Droge: Möglichst wenig beschädigte Käfer, 1,5—3 cm lang, 5—8 mm breit, ca. 1 g schwer. Der große Kopf ist zottig behaart, nach unten geneigt, mit 2 fadenförmigen, 11 gliederigen, bis 6 mm langen, schwarzen Fühlern, Augen bräunlich, vorstehend. Die 3 Brustringe tragen je 1 Paar Beine, der zweite auch die längsrippigen Flügeldecken, der dritte die häutigen Flügel. Der Leib besteht aus 8 Ringen. Besonders auffallend sind die Flügeldecken, glänzendgrün, blauschillernd, mit einem zarten Goldhauch. Geruch charakteristisch widerlich, sehr stark und durchdringend. Geschmack scharf. Das Pulver ist graubraun und weist besonders unter der Lupe glänzendgrüne, schillernde Teilchen auf.

Bestandteile: ca. 0,9 % Cantharidin (nach dem D. A. B. 6 mindestens 0,7 %). Ferner Fett, Säuren, flüchtiges Öl, Farbstoff, Harz. Asche max. 8 %. Die russischen Canthariden zeichnen sich durch einen hohen Gehalt aus.

Anwendung: Blasenziehendes und Hautreizmittel. Besonders auch in der Veterinärmedizin angewandt. Haarwuchsförderndes Mittel. Zur Herstellung des Cantharidins. — Als Aphrodisiakum verboten! Bei Verwendung im Erbrochenen oder Stuhlgang an den leuchtenden Teilchen der Flügeldecken erkennbar.

Handels- und Verordnungsformen: Cantharides siccat. tot., pulvis grossus, mittelfein und subtilis.

Verordnet als Collodium cantharidatum, — Emplastrum Cantharidum ordinarium (Spanisch-Fliegenpflaster), do. perpetuum, do. pro usu veterinario, — Tinctura Cantharidum, — Unguentum Cantharidum pro usu veterinario (sämtlich im D. A. B. aufgeführt. Oleum Cantharidis, Unguentum Cantharidum (Erg.).

Abarten, Verwechslungen, Verfälschungen: *Mylabaris Cichorei — Chinesische oder braune Kanthariden* wurden in Europa bisher nicht beobachtet. Dagegen wurde vor einigen Jahren russische Ware angeboten, welche der Lytta vesicatoria ähnlich war, aber nur ca. 1 cm lang, mit schlicht hellbraunen Flügeldecken. Verfälschungen mit *Cetonia aurata,* dem Rosenkäfer, *Aromia moschata,* dem Moschusbock und anderen Käfern sind mit Leichtigkeit an der völlig abweichenden Form zu erkennen.

Prüfungen: Ammoniakgeruch darf bei der Droge nicht auftreten.

Bemerkungen: Giftdroge!

CAPSELLA BURSA-PASTORIS

Stammpflanze: ***Capsella Bursa-pastoris*** — Hirtentäschelkraut.

Familie: Cruciferae — Kreuzblütler.

Beschreibung der Stammpflanze: Die ein- bis zweijährige Pflanze variiert stark. Die Varietäten apetala, integrifolia und rubella liefern ebenfalls die Droge. (Vgl. Beschreibung der Droge.)

Standorte: Mittel-, Ost- und Südosteuropa. An Wegen, auf Schutthalden und Äckern. Besonders an trockenen Stellen weitverbreitetes Unkraut.

Verwendet wird: das getrocknete Kraut.

Herba Bursae pastoris

Handelsbezeichnungen: Thlaspi Bursa pastoris (hom.) — Hirtentäschelkraut, Gänsekresse, Blutkraut, Taschenkraut, Bauernsenf, Säckelkraut (deutsch) — Cocowort, Shepherds burse herb (engl.) — Herbe de bourse à pasteur (franz.).

Offizinell: Im Homöopath. Arzneibuch die frische, blühende Pflanze.

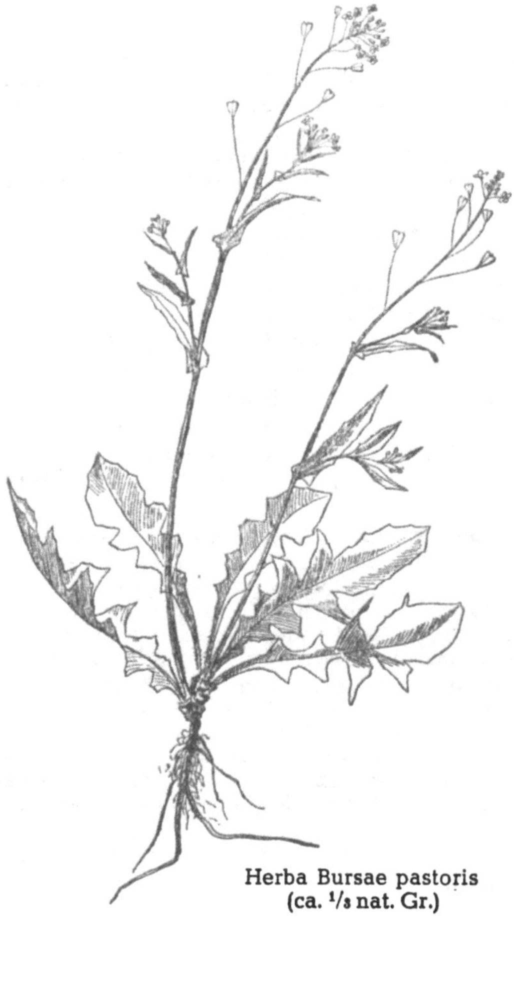

Herba Bursae pastoris
(ca. 1/3 nat. Gr.)

Herkunft: Polen, Rußland, Balkanländer.

Ernte und Bearbeitung: Das ganze blühende oder fruchttragende Kraut wird in den Monaten Mai/August ohne Wurzeln gesammelt und im Schatten rasch getrocknet.

Beschreibung der Droge: 20—50 cm hohes Kraut mit hellgraugrünen, feingerillten Stengeln. Gestielte grüne, meist kahle Grundblätter in Rosetten, länglich-lanzettlich, schrotsägeförmig bis fiederspaltig. Stengelblätter vereinzelt, kleiner, lanzettlich, geschrumpft. Kleine weiße, gestielte Blüten in Trauben. Schoten dreieckig, fast flach, langgestielt, 4—6 mm lang. Kleine, rotbraune Samen. Geruch schwach, unangenehm. Geschmack bitterlich-salzig, scharf. Charakteristisch für die Schnittdroge sind die kleinen Schotenfrüchtchen. Blattstückchen und Blüten sind stark geschrumpft. Das Pulver ist hellgrün.

Bestandteile: Thyramin- und Cholinbasen, ein Glykosid, Harz. Asche max. 10%. In den Samen ca. 28% fettes Öl, in russischer Ware bis 35%. Alkaloide von Secalecharakter sind nach neueren Forschungen nicht vorhanden.

Anwendung: Blutstillmittel, Diuretikum, gegen Diarrhöe. Gegen Blutharnen. Menstruationshemmendes Mittel. Der Saft der frischen Pflanze wirkt auf Wunden reizend.

Handels- und Verordnungsformen: Herba Bursae pastoris tota, concisa, pulvis grossus und subtilis. Extractum Bursae pastoris fluidum und Tinctura B. p. „Rademacher" aus frischem Kraut (Erg.-B.). Kalter Aufguß und Salbe werden gleichfalls verordnet. In der Homöopathie: Essenz und Potenzen aus der frischen, blühenden Pflanze.

Prüfungen: Pilzbefallene Ware ist heute abzulehnen. Früher wurde die Wirkung der Droge von manchen Autoren den Pilzen zugeschrieben, die gelegentlich auf der Pflanze wachsen und wie Kalkspritzer aussehen.

Bemerkungen: Im Erg.-B. 6 aufgeführt.

CAPSICUM

Stammpflanze: ***Capsicum annuum*** und ***C. longum*** — Paprika Spanischer Pfeffer.

Familie: Solanaceae — Nachtschattengewächse.

Beschreibung der Stammpflanze: Einjähriges, 30—90 cm hohes Kraut mit einer Pfahlwurzel. Stengel aufrecht, verzweigt, ästig, krautig, kahl, 4—5-kantig. Blätter langgestielt, 4—6 cm lang, lanzettlich bis eiförmig, zugespitzt, in den Stengel verlaufend, ganzrandig oder geschweift, kahl, oberseits dunkelgrün, unterseits hellgrün. Blüten einzeln oder zu zweien, langgestielt, hängend. Blütenstiele kantig. Kelch kahl, meist 6blättrig, Krone 6blättrig, radförmig, weiß. Früchte hängend oder stehend, im Jugendzustand fleischig (vgl. unten). Blütezeit Juni/September.

Standorte: Mittel-, Süd- und Osteuropa. Heimat Mittelamerika. In Europa nicht wildwachsend.

Anbau: In mehr als 50 verschiedenen Formen kultiviert. Größe, Form, Farbe und Geschmack der Früchte sind sehr unterschiedlich. Man unterscheidet meist drei Gruppen: 1. Gemüsepaprika, 2. Tomatenpaprika, 3. Gewürzpaprika. Die ersten beiden Gruppen sind sehr vitaminreich und ein wertvolles Nahrungsmittel. Für pharmazeutische Zwecke kommen nur Arten der dritten Gruppe in Betracht.

Verwendet werden: die getrockneten Früchte.

Fructus Capsici

Handelsbezeichnungen: Piper hispanicum, Piper rubrum (lat.) — Capsicum (hom.) — Paprika, spanischer Pfeffer, türkischer Pfeffer, Schotenpfeffer, roter Pfeffer, Beißbeere, Taschenpfeffer (deutsch) — Red pepper (engl.) — Piment rouge, Fruit de poivre d'Espagne (franz.) — Capsico annuo, Peperone, Paprica (ital.).

Offizinell: Im dänischen, deutschen, finnischen, kroatischen, norwegischen, russischen, schwedischen, schweizerischen und ungarischen Arzneibuch, ebenso im Homöopath. Arzneibuch.

Herkunft: Deutschland (in neuerer Zeit in Schlesien mit Erfolg angebaut) — das wichtigste Herkunftsland ist Ungarn (Szegedin und Kalocsa) —, Rumänien, Bulgarien, Griechenland, Spanien, Rußland (Ukraine, Asow- und Schwarzmeergebiete, Wolga- und Dongebiete, Kaukasus, Daghestan).

Ernte und Bearbeitung: Die Früchte werden in völlig reifem Zustand geerntet und müssen gut getrocknet werden. Beim Bearbeiten und Verpacken der trockenen Ware ist Staubentwicklung möglichst zu vermeiden, da dieser die Schleimhäute stark reizt. Die Droge muß vor Insektenfraß geschützt werden.

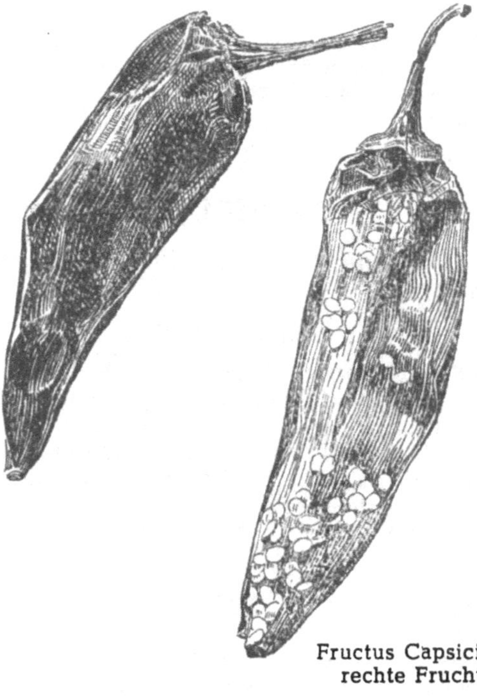

Fructus Capsici (etwa ⅔ nat. Gr.)
rechte Frucht aufgeschnitten

Beschreibung der Droge: Getrocknete reife Früchte sind spitzkegelförmig, 5—14 cm lang, am Grunde bis 4 cm breit. Fruchtwand lederig, glänzend, dunkelrot bis braunrot, glatt, brüchig, z. T. stark geschrumpft, meist quergestrichelt. Im Inneren im unteren Teil 2—3 Samenwände und zahlreiche, hellgelbe, scheibenförmige, feinpunktierte Samen von 3—5 mm Durchmesser und ca. 0,5—1 mm Dicke. Die Samen sitzen z. T. an den Samenwänden fest. Am Grunde ein 5zahniger, bräunlichgrüner Kelch mit gekrümmtem Stiel. Je nach der Form der Stammpflanze und der Art der Bearbeitung bei der Ernte sind verschiedene Qualitäten zu unterscheiden. (In Anlehnung an W. Peyer, Anal. Praxis.) 1. *Edelsüßer Paprika.* Feurigrote Farbe, süßer, würziger, schwach scharfer Geschmack. Hergestellt aus erstklassigen reifen Früchten. Kelch, Stengel und Scheidewände werden entfernt, die Samen werden durch Waschen vom Capsaicin befreit und mit vermahlen. 2. *Halbsüßer Paprika* (Gulyas). In gleicher Weise bereitet, die Samenwände werden jedoch nicht entfernt. 3. *Rosenpaprika.* Die Samen werden nicht gewaschen. Kelche und Stengel werden nicht mit vermahlen. 4. *Scharfer Paprika.* Arzneibuchware. Es handelt sich um ganze gepulverte Früchte mit Kelchen und Stielen. Farbe ziegelrot. 5. *Merkantilpaprika.* Aus den Abfällen obiger Qualitäten hergestellt. Farbe braunrot bis hellbraun. Geruch der Arzneibuchware würzig. Geschmack brennend scharf.

Bestandteile: Ca. 0,2 % Capsaicin (eine scharf schmeckende Substanz), Capsanthin (ein würziger, nicht scharfer Stoff), Carotinfarbstoffe, roter Farbstoff der Fruchtschale (ein Farbwachs), beide sind fettlöslich. Vitamin C, ca. 10—15 % fettes Öl (besonders in den Samen), ein Alkaloid. Asche max. 8 %.

Anwendung: Bei Darm- und Magenleiden. Hautreizmittel bei Rheuma, Neuralgien, Gelenk- und Brustfellentzündungen. In größtem Maße als Gewürz. In der Spirituosenindustrie dann und wann als Bestandteil von Magenbittern. In der Veterinärpraxis zu Freßpulvern und Einreibemitteln.

Handels- und Verordnungsformen: Fructus Capsici tot., concisa, pulvis mittelfein und grossus.
Verordnet als Tinctura Capsici (D. A. B. 6), Linimentum Capsici compos. — Painexpeller (Erg.-B.), ferner Extrakt, Fluidextrakt, Salbe, Pulver, Pflaster (Pfefferpflaster), zu Gurgelwässern. In der Homöopathie: getrocknete reife Früchte.

Prüfungen: Bei pulverisierter Ware ist auf Verfälschungen mit Stärke-, Rinden- und Holzmehlen, mineralischen Stoffen usw. zu achten (Mikroskop). Auf Schwefelsäure gestreut soll sich Paprikapulver sofort bläulichgrün, dann braungrün färben. Eine rote oder violette Färbung darf auch nicht vorübergehend auftreten (Teerfarbstoffe). Ein Auszug der Droge soll noch in einer Verdünnung von 1 : 70 000 deutlich scharf schmecken.

Bemerkungen: Capsicum ist in Amerika beheimatet. Der Anbau verbreitete sich in Europa sehr frühzeitig. Seit 1585 gibt es in Ungarn große Kulturen.

CAREX

Stammpflanze: ***Carex arenaria*** — Sandsegge, rote Quecke.

Familie: Cyperaceae — Riedgräser.

Beschreibung der Stammpflanze: Ausdauerndes Grasgewächs mit kriechendem Rhizom. Halme 20—25 cm hoch, an den Kanten rauh. Blätter 2—4 mm breit, starr, zugespitzt. Blütenstände 3—6 cm lang in hängenden Ähren, obere männlich, untere weiblich. Früchte oval, zugespitzt, geflügelt. Blütezeit Mai/Juni.

Standorte: Nord- und Mitteleuropa. Auf Sandboden, besonders in Küstennähe der Nord- und Ostsee massenhaft vorkommend. Auf Sandfeldern, in lichten Kiefernbeständen.

Anbau: Zur Befestigung von Deichen und Dünen angepflanzt.

Verwendet wird: die getrocknete Wurzel.

Radix Caricis arenariae

Handelsbezeichnungen: Rhizoma Caricis arenariae, Radix Sarsaparillae germanicae, Radix Graminis rubrae, Radix Arenariae (lat.) — Seggenwurzel, Sandriedgraswurzel, rote Queckenwurzel, deutsche Sarsaparilla, Seegraswurzel (deutsch) — Sea sedge (engl.) — Chiendent rouge (franz.).

Herkunft: Nord- und Ostseeküstenländer.

Ernte und Bearbeitung: Die Rhizome werden im Frühjahr gegraben, durch Waschen gereinigt, sofort geschnitten und sodann getrocknet. 2—3 T. frische Wurzel = 1 T. Droge.

Beschreibung der Droge: Lange Rhizome, 2—4 mm dick, rundlich, leicht zusammengedrückt, ästig, dunkelgraubraun bis rotbraun, gefurcht, knotig. Glieder zwischen den Knoten 3—5 cm lang, nicht hohl, Knoten kaum verdickt, mit Resten feiner Wurzeln und faseriger, dunkelbrauner Scheidenblätter. Querschnitt oval, Rinde hellbraun, schwammig. Mark stärkereich. Geruch schwach aromatisch. Geschmack süßlich, hinterher kratzend, bitter. Charakteristisch für die Schnittdroge sind die längsfurchigen Stengelgliedstücke. Das Pulver ist gelblichgrau.

Bestandteile: Spuren von ätherischem Öl, Saponine, Harz, Schleim, Stärke. Asche max. 4 % mit Kieselsäure.

Anwendung: Expektorans und Diuretikum. Schweißtreibendes Blutreinigungsmittel bei rheumatischen Erkrankungen.

Handels- und Verordnungsformen: Radix Caricis electa und nat. concisa, pulvis grossus und subtilis.
Verordnet wird der kalte oder heiße Aufguß oder eine Abkochung.

Abarten, Verwechslungen, Verfälschungen: *C. hirta — Haarsegge, kurzhaarige Segge,* in feuchten Gegenden wachsend, ist dünner, hat Wurzeln an den Knoten und an den 1—2 cm langen Gliedern, Scheidenblätter ganz geschlitzt, die Rinde ist nicht schwammig. *C. intermedia* ist der obigen Art ähnlich. Die Drogen können in ähnlicher Weise wie C. arenaria verwendet werden. — *Scirpus maritimus — Meerstrands-Simse* ist als Verfälschung anzusehen. Rhizome außen schwarz, innen braun. Knoten bis 2 cm dick.

Bemerkungen: Im Erg.-B. 6 aufgeführt.

CARLINA

Stammpflanze: *Carlina acaulis* — Silber- oder Wetterdistel.

Familie: Compositae — Korbblütler.

Beschreibung der Stammpflanze: Distelartige, ausdauernde Pflanze mit dicker Wurzel. Blätter in grundständiger Rosette, bis 30 cm lang, fiederspaltig, dornig gezahnt, wollig behaart. Blütenkopf fast stengellos, 5—7 cm im Durchmesser, Hüllblätter strahlig, die inneren weiß, glänzend, die äußeren gelblich, Röhrenblüten gelblich-weiß oder rötlich. Früchtchen schopfartig behaart. Blütezeit Juli bis September. Bei sonnigem Wetter sind die Hüllblätter sternförmig geöffnet, bei feuchtem Wetter geschlossen. (Wetterdistel.) Die Pflanze sondert bei Verletzungen Milchsaft ab. Verschiedene Formen.

Standorte: Gebirge Mittel- und Südeuropas. Wiesen, lichte Wälder, Heideflächen. Auf Kalkboden, an sonnigen Stellen weit verbreitet.

Verwendet werden: die getrockneten Wurzeln.

Radix Carlinae

Handelsbezeichnungen: Radix Apri, Radix Cardopatiae, Radix Chamaeleontis albae (lat.) — Eberwurz, Silber-, Marien- oder Wetterdistelwurzel, Attichwurzel, Karlsdistelwurzel, weiße Roßwurzel, Zwergdistelwurzel (deutsch) — Stemless caroline root (engl.) — Racine de carline (franz.).

Herkunft: Alpengebiete, Italien, Balkanländer.

Ernte und Bearbeitung: Die Wurzeln werden im Herbst gegraben und sorgfältig und langsam, zum Schluß bei künstlicher Wärme, getrocknet. Feuchtigkeitsempfindlich, von Zeit zu Zeit nachtrocknen. 4 T. frische Wurzel = 1 T. Droge.

Beschreibung der Droge: Wurzel bis 30 cm lang, 1—2,5 cm dick, spindelförmig, holzig, mehrköpfig, wenig verästelt, manchmal gedreht, spröde, brüchig, zerklüftet, außen graubraun, längsrunzelig, höckerig. Bruch hornartig, nicht faserig. Rinde weißlich bis bräunlich, harzig glänzend, Holzkörper hellgelb mit braunen Markstrahlen. Geruch stark aromatisch, unangenehm. Geschmack scharf, etwas süßlich. Charakteristisch für die Schnittdroge ist die graubraune Außenfläche und die helle Schnittfläche mit den rotbraunen Sekretbehältern in der Rinde und den Markstrahlen. Das Pulver ist hellbraun.

Bestandteile: Ca. 1—2 % ätherisches Öl (mindestens 1%) von narkotischem Geruch, Gerbstoff, Harz — 18—22 % Inulin. Asche max. 12 %.

Anwendung: Diuretikum, schweißtreibendes und menstruationsförderndes Mittel. Gegen Fieber. Brech- und Wurmmittel.

Handels- und Verordnungsformen: Radix Carlinae tota, concisa, pulvis grossus und subtilis.

Verordnet wird meist der heiße Aufguß.

Abarten, Verwechslungen, Verfälschungen: *C. acanthifolia* liefert die entsprechende Droge in Frankreich.

Bemerkungen: Im Erg.-B. 6 aufgeführt.

CARRAGEEN

Stammpflanze: ***Chondrus crispus*** und ***Gigartina mamillosa*** — Carrageen-Rotalgen.

Familie: Gigartinaceae — Rotalgen.

Beschreibung der Pflanze: Bis 20 cm hohe Algen mit Haftscheiben und gegabeltem Laubteil. Farbe der lebenden, gallertartigen Pflanzen grünlichrot bis rotviolett, im Sonnenlicht stark irisierend.

Standorte: Atlantikküsten Europas. — Auf den von Wasser überspülten Felsen lebend. Große Bestände bildend.

Verwendet wird: der getrocknete Thallus.

Carrageen

Handelsbezeichnungen: Fungus crispus, Lichen, Alga, Fucus oder Muscus Carrageen, Carragheen Lichen irlandicus (lat.) — Irländisches Moos, Felsenmoos, Knorpeltang, Perlmoos, Hornklee, Krausmoos, Lebermoos, Seemoos (deutsch) — Irish moss, Pearl moss (engl.) — Mousse d'Irlande (franz.) — Fuco carageo (ital.) — Alga perlada (portug.) — Carageen (span.).

Offizinell: Im belgischen, dänischen, deutschen, finnischen, französischen, griechischen, italienischen, niederländischen, portugiesischen, rumänischen, schweizerischen und spanischen Arzneibuch.

Herkunft: Küstengebiete Nordfrankreichs, besonders der Bretagne. Nord- und Westküste Irlands.

Ernte und Bearbeitung: Im Herbst werden die Algen bei Ebbe mit Haken oder mit der Hand von den an den Felsen sitzenden Haftscheiben abgerissen (bessere Sorten) oder die von Stürmen und Wogen losgerissenen, an den Strand geworfenen Algen werden zusammengekehrt (geringere Sorten). Das Sammelgut wird an der Sonne getrocknet, wiederholt mit Süßwasser gewaschen, an der Sonne gebleicht und fertig getrocknet. Der Bleichprozeß dauert ca. 14 Tage.

Beschreibung der Droge: Thallus ungefähr handgroß, hellgelblich, manchmal mit bräunlichen Teilen (geringere Sorten), knorpelig, geweihartig verzweigt. Das Laub von Ch. crispus ist flach, das von G. mamillosa rinnenförmig eingerollt. Zystokarpien bei der ersten Art länglich, flach, warzenförmig, bei der zweiten Art zitzenförmig. Trocken fast geruchlos, bei feuchter Ware tritt ein typischer Seegeruch auf. Geschmack fade, schwach salzig. Charakteristisch für die Schnittdroge sind die gelblichen, knorpeligen, welligen, gekrausten oder rinnenförmigen, meist glattrandigen, durchscheinenden Stücke. Das Pulver ist gelblichgrau.

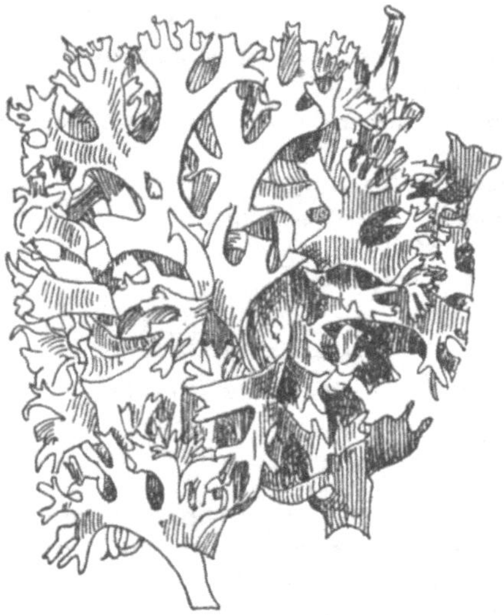

Carrageen (nat. Gr.)

Bestandteile: Ca. 80 % Schleim, ca. 10 % Proteïn, geringe Mengen Jod und Brom. Asche max. 16 %.

Anwendung: Schleimmittel bei Katarrhen der Atmungsorgane und des Darmes. Bestandteil von Entfettungstees. Gegen Diarrhöe. — Die weitaus größten Mengen werden in der Technik verwendet. Emulgierungs- und Klärungsmittel für Wein und Bier. Appreturmittel für Textilien und Papier. Klebemittel. In der Anstrichtechnik in manchen Gegenden noch als „Malermoos".

Handels- und Verordnungsformen: Carrageen totum, concisa, pulvis grossus und subtilis.
Verordnet als heißer Aufguß, meist in Teemischungen.

Prüfungen: Beim Übergießen mit Wasser wird die Droge weich und löst sich beim Kochen ganz auf. — Mit 30 T. Wasser gekocht, gibt C. einen dicken, fade schmeckenden Schleim, der nach dem Erkalten gallertartig erstarrt und sich durch Jodlösung nicht blau färben darf. Geringe Sorten werden oft mit schwefliger Säure gebleicht, eine solche Ware darf nur in der Technik, nicht aber in der Pharmazie Verwendung finden.

Bemerkungen: C. wurde in Irland, besonders in Notzeiten, vielfach als Nahrungsmittel verwendet. Seit 1830 Arzneimittel.

CARUM

Stammpflanze: ***Carum carvi*** — Kümmel.

Familie: Umbelliferae — Doldenblütler.

Beschreibung der Stammpflanze: Zwei- bis dreijährige Pflanze von 50 bis 60 cm Höhe, mit spindelförmiger Pfahlwurzel. Stengel aufrecht, kantig, gefurcht, verästelt. Blätter fein gefiedert, kreuzweise am Stengel stehend. Blattzipfel schmal, spitz. Blattstiel am Grunde scheidenartig. Blüten in Dolden mit 8—10 Hauptstrahlen. Blüten klein, weiß oder rötlich, zu 10—12 zusammenstehend. Frucht vgl. unten. Blütezeit Mai/Juli.

Standorte: Mittel-, Ost- und Südosteuropa. — Auf Wiesen wildwachsend. — In nicht zu kalten, windgeschützten Lagen feldmäßig angebaut. — Als Zwischenfrucht für Erbsen, Bohnen, Raps usw. geeignet.

Anbau: Auf lehmigen, feuchten Boden in nicht zu kalten Gegenden im März/April aussäen. Starke Stickstoffdüngung ist erwünscht. — Die Kulturen bleiben mehrere Jahre ertragfähig. Die Pflanzen säen sich in späteren Jahren von selbst aus.

Verwendet werden: 1. die getrockneten, reifen Früchte, 2. das ätherische Öl der reifen Früchte.

1. Fructus Carvi

Handelsbezeichnungen: Semen Carvi, Semen Cumini pratensis (lat.) — Kümmel, Feldkümmel, Wiesenkümmel, echter Kümmel, Carvensamen, Brotkümmel, Garbe (deutsch) — Caraway (engl.) — Cumin des près, Semences de carvi (franz.) — Frutto di carvi, Comino (ital.).

Offizinell: Im deutschen, englischen, finnischen, norwegischen, portugiesischen, rumänischen, schwedischen und schweizerischen Arzneibuch.

Herkunft: Deutschland (besonders Ostfriesland), Holland, Spanien, Italien, Balkanländer, Rußland (besonders in der Ukraine und im Dongebiet), Norwegen.

Ernte und Bearbeitung: Ende Juni/Anfang Juli, wenn die Früchte braun werden, wird das ganze Kraut am frühen Morgen geschnitten und in Garben zum Nachreifen aufgestellt. Hinterher werden die Früchte auf Tüchern oder ähnlichen Unterlagen ausgedroschen.

Beschreibung der Droge: Die in Teilfrüchte zerfallenen reifen Spaltfrüchte sind sichelförmig gekrümmt, an den Enden verjüngt, 3—5 mm lang, in der

Mitte ca. 1 mm dick, glatt, kahl, graubraun bis bräunlich, mit fünf hervortretenden helleren Rippen, dazwischen liegen die dunkelbraunen Sekretgänge. Stengel- und Doldenteile dürfen nur in verschwindendem Maße vorhanden sein. Geruch charakteristisch, stark, aromatisch und würzig. Geschmack würzig, etwas brennend. — Das Pulver ist gelblichbraun bis hellgraubraun, ölig.

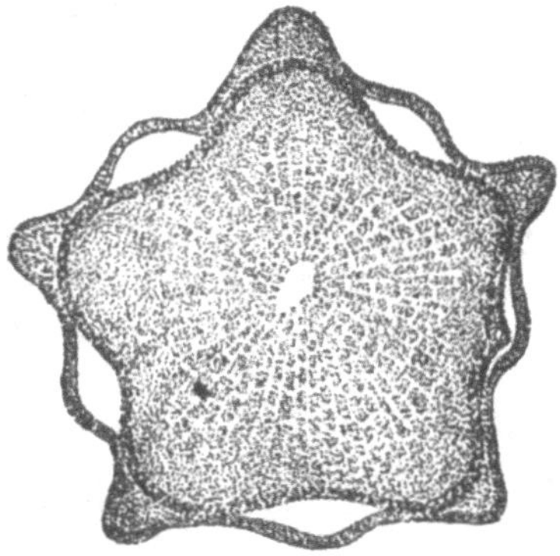

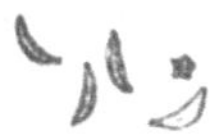

Fructus Carvi
links: Mikroschnitt
oben: nat. Gr.

Bestandteile: 3—7 % ätherisches Öl (nach dem D. A. B. 6 mindestens 4 %), 10—20 % fettes Öl, 4—5 % Stärke, ca. 20 % Eiweiß, 2—4 % Zucker. — Asche max. 8 %. — Nach neueren Untersuchungen hat wildwachsender Kümmel einen besonders hohen Gehalt an ätherischem Öl. Russische Ware, die sehr hochprozentig ist, stammt von wildwachsenden oder kultivierten Pflanzen.

Anwendung: Bei Magen- und Darmbeschwerden, Blähungen, Koliken. Zur Anregung der Milchsekretion. — Beruhigendes und krampflösendes Mittel. Zur Herstellung des ätherischen Öls. — Gewürz. — In der Likörindustrie bei der Herstellung des „Kümmel" zu Aquavit usw.

Handels- und Verordnungsformen: Fructus Carvi tot., contus., pulvis grossus und mittelfein. — Verordnet als heißer Aufguß.

Abarten, Verwechslungen, Verfälschungen: Früchte von Aegopodium podagraria sind als Verfälschung vorgekommen. Sie führen mehrere kleine Ölräume in den Vertiefungen. Die Farbe ist dunkler.

Prüfungen: Beimengungen von entölten Früchten sind am mangelnden Geruch zu erkennen. Durch die Bestimmung des Ölgehalts kann der Prozentsatz festgestellt werden. — Im Pulver dürfen keine Haare (Fructus Anisi), nur geringe Mengen Fasern (Stielteile) und weite Gefäße (Doldenstrahlen) unter dem Mikroskop zu erkennen sein.

Bemerkungen: Carum wurde zuerst von Plinius erwähnt. Die Früchte waren im Altertum als Gewürz bekannt und wurden im 12. und 13. Jahrhundert in Deutschland als Heilmittel genannt. Seit dem Mittelalter wird die Pflanze in Nord- und Osteuropa kultiviert. Das ätherische Öl wurde zuerst im 16. Jahrhundert erwähnt. Seit 1800 wird Kümmel besonders in Holland und Rußland angebaut.

2. Oleum Carvi aethereum

Handelsbezeichnungen: Kümmelöl (deutsch) — Oil of Caraway (engl.) — Essence de carvi (franz.).

Offizinell: Im deutschen und anderen europäischen Arzneibüchern.

Herkunft: Deutschland, Holland, Rußland.

Gewinnung: Das ätherische Öl der reifen Spaltfrüchte wird durch Wasserdampfdestillation gewonnen. — Vor der Ölgewinnung müssen die Früchte zwischen Walzen zerquetscht werden. Die Destillation muß dann sofort erfolgen, da sonst ein erheblicher Verlust eintritt. Unzerkleinerte, destillierte Früchte werden bei der Herstellung von Käse, aber auch zu Fälschungszwecken verwendet. Die Ölausbeute ist bei nicht zerkleinerten Früchten wesentlich geringer. Solche Früchte sind dunkel, geschrumpft und fast geruchlos. Die Ölausbeute ist je nach der Herkunft verschieden: deutscher, kultiviert, liefert 3—5 % ätherisches Öl, finnischer, wilder 5—6 %, galizischer 4,5 %, holländischer, kultiviert 3,75—5,32 %, holländischer, wilder 5,72—6,72 %, norwegischer, wilder 5—6,8 %, ostfriesischer 5,5—6 %, russischer 3—4 % (mit bis 79 % Carvon), schwedischer, wilder 6,09 %. Für die Rentabilität ist neben der Ölausbeute auch der Prozentsatz an Carvon maßgebend. Zur Gewinnung des Carvons wird das Kümmelöl fraktioniert. Das als Nebenprodukt gewonnene Limonen findet als billiges Seifenparfüm Verwendung.

Beschreibung: Oleum Carvi aethereum ist farblos und wird mit der Zeit gelb. — $\alpha \frac{20^\circ}{D} = +70^\circ$ bis $+81^\circ$. Geruch mild, würzig. Geschmack würzig. Dichte 0,903—0,915.

Bestandteile: 50—65 % Carvon (ein Keton, dessen Geruch und Geschmack doppelt so stark ist, wie der vom Kümmelöl), ca. 40 % d-Limonen, Carven, Carveol u. a.

Anwendung: Als Stimulans und blähungtreibendes Mittel bei Appetitlosigkeit, Magenkrämpfen und Flatulenz. — Zu Aqua- und Spirituspräparaten, Salben, Klistieren, Pflastern und Zahnwässern. In Mischung mit fettem Öl als Einreibemittel bei Erkältungskrankheiten. — In der Veterinärmedizin gegen Räude und Hautparasiten. — In großem Maße in der Likör- und Schnapsindustrie.

Bemerkungen: Die Destillationsrückstände zerkleinerter Früchte werden als nahrhaftes Viehfutter verwendet. Sie enthalten 14—22 % Fett und 20—25 % Rohproteïn.

CASTANEA

Stammpflanze: ***Castanea sativa*** (= C. vesca oder vulgaris) — Edel kastanie.

Familie: Fagaceae — Buchengewächse.

Beschreibung der Pflanze: Bis 30 m hohe Bäume mit abstehenden Ästen und borkiger Rinde. Blätter wechselständig (vgl. unten), Blüten in Kätzchen, achselständig, nach dem Blättern erscheinend. Früchte rundlich, zu zwei oder drei in stacheliger, lederiger Schale. Blütezeit Juni.

Standorte: Mittelmeergebiete. — In Wäldern und Gärten.

Anbau: In wärmeren Gegenden angepflanzt.

Verwendet werden: die getrockneten Blätter.

Folia Castaneae

Handelsbezeichnungen: Edelkastanienblätter, echte Kastanienblätter, Maronenbaumblätter (deutsch) — Chestnut leaves (engl.), Feuilles de châtaigner (franz.).

Offizinell: Im Homöopath. Arzneibuch sind die frischen Blätter.

Herkunft: Italien, Balkanländer, besonders Ungarn.

Ernte und Bearbeitung: Die Blätter werden meist vor der Blüte gepflückt und getrocknet. — Im Herbst gesammelte Ware ist dunkler und wird weniger geschätzt.

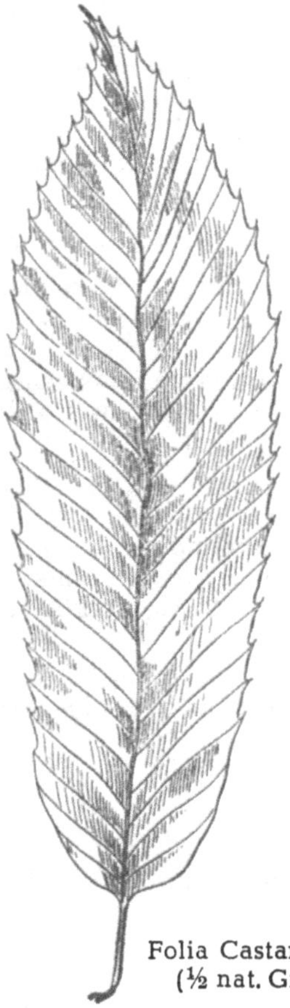

Folia Castaneae (½ nat. Gr.)

Beschreibung der Droge: Blätter kurzgestielt, länglich, lanzettlich, steif, lederig, scharf und grob gesägt, mit spitzen Blattzähnen. Länge 15—20 cm, Breite 5—8 cm, an der Basis abgerundet, in den ca. 2 cm langen Stil sich verlaufend, am oberen Ende zugespitzt. Oberseits dunkelgrün bis graugrün, kahl, unterseits heller. Junge Blätter sind schwach und behaart, der Mittelnerv und die zahlreichen gerade verlaufenden Seitennerven treten stark hervor. Geruchlos, Geschmack schwach zusammenziehend. — Charakteristisch für die Schnittdroge sind die kahlen, lederigen Blattstückchen mit den stark hervortretenden Nerven und den stachelspitzigen Blattzähnen. Das Pulver ist grün.

Bestandteile: Ca. 9% Gerbstoff, Fett, Harz, Zucker, Pektin. Asche max. 6%. Die Wirkstoffe sind noch unbekannt.

Anwendung: Spezifikum gegen Keuchhusten. Bei Krampf- und Reizhusten. Bestandteil zahlreicher pharmaz. Spezialitäten.

Handels- und Verordnungsformen: Folia Castanae tota, concisa, pulvis grossus. — Verordnet in Form des Extractum Castaneae fluid (Erg.-B.) oder als heißer Aufguß. In der Homöopathie: Essenz und Potenzen aus frischen Blättern.

Bemerkungen: Im Erg.-B. 6 aufgeführt. — Die Edelkastanie war schon im Altertum bekannt (Theophrast). Die Früchte (Maronen) sind als Nahrungs- und Genußmittel geschätzt. Aus ihnen wird Kastanienmehl für Speisezwecke hergestellt. Das Holz wird als Blauholzersatz verwendet, der Extrakt daraus dient als Gerbmaterial.

CENTAUREA CYANUS

Stammpflanze: ***Centaurea Cyanus*** — Kornblume.

Familie: Compositae — Korbblütler.

Beschreibung der Stammpflanze: Einjährige, 30—70 cm hohe Pflanze mit spindelförmiger Pfahlwurzel. Stengel aufrecht, behaart, verästelt. Blätter graugrün, zerstreut, lanzettlich, behaart, die unteren fiederspaltig. Blütenköpfchen einzeln am Ende der Stengel. Früchtchen blaugrau, gestreift, seidig (vgl. unten), behaart. — Blütezeit Juni/September.

Standorte: Europa. In Getreidefeldern und auf Brachland weit verbreitet.

Anbau: Als Zierpflanze.

Verwendet werden: die getrockneten Randblüten oder seltener die ganzen Blüten.

Flores Cyani

Handelsbezeichnungen: Flores Cyani coerulei (lat.) — Kornblumen, Flockenblumen, Kaiserblumen (deutsch) — Cornflower (engl.) — Fleurs de bluet, Fleurs de barbeau (franz.) — Fiori di battisegola (ital.).

Herkunft: Rußland, Balkanländer.

Ernte und Bearbeitung: Zu Beginn der Blütezeit werden die Blütenköpfchen gepflückt, die Randblüten herausgezupft und im Schatten, in dünner Schicht rasch getrocknet. — Vor Licht geschützt aufbewahren.

Beschreibung der Droge: Blütenköpfchen mit geschlitzten braunen oder weißlichen Hüllblättern, innere violett. — Randblüten blau, fadenförmige, 2—3 cm lange, nach oben trichterförmig erweiterte Röhren mit 6—8spaltigem Saum. — Stark geschrumpft. Geruchlos. Geschmack etwas salzig. Die eigentliche Droge besteht nur aus den Randblüten.

Bestandteile: Gerbstoff, blauer Farbstoff (Cyanin), pektinartige Körper, Schleim. Asche max. 6%.

Anwendung: Diuretikum. Teeverschönerungsmittel. Zu Räucherpulvern.

Handels- und Verordnungsformen: Flores Cyani cum und sine calycibus. Die Droge wird als heißer Aufguß, meist aber in Teemischungen verordnet.

Bemerkungen: Im Erg.-B. 6 aufgeführt.

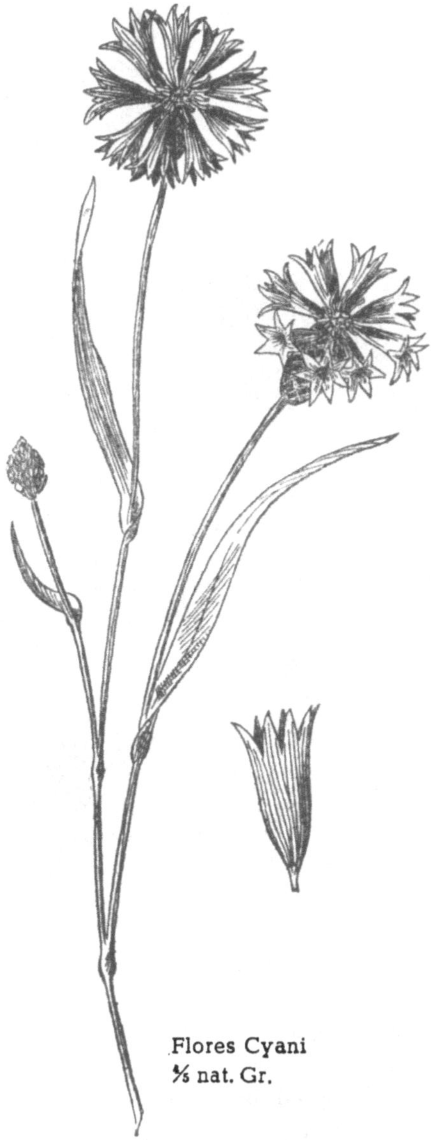

Flores Cyani
⅓ nat. Gr.

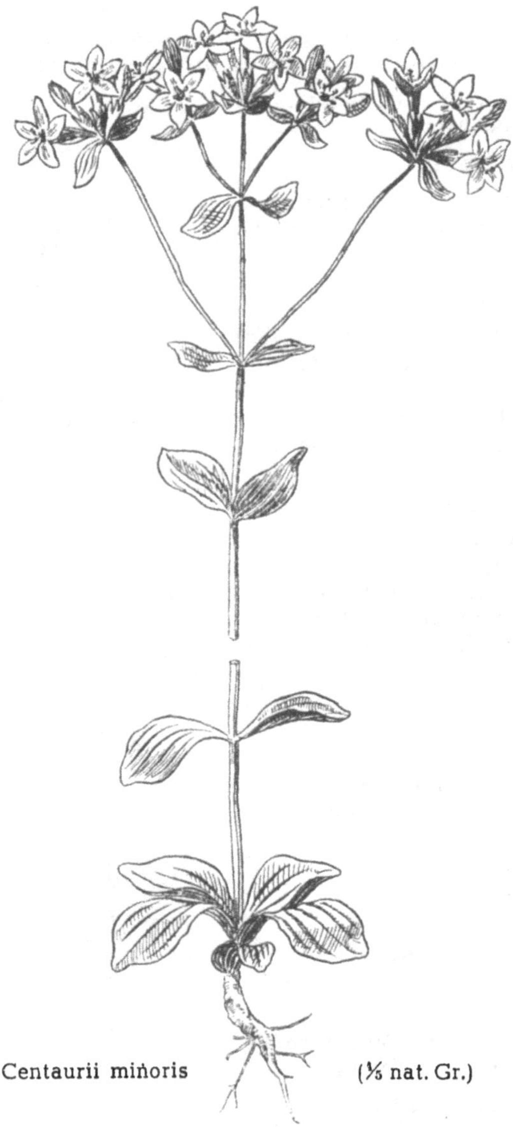

Herba Centaurii minoris (⅕ nat. Gr.)

CENTAURIUM

Stammpflanze: ***Centaurium umbellatum*** (= Erythraea Centaurium — Tausendgüldenkraut.

Familie: Gentianaceae — Enziangewächse.

Beschreibung der Stammpflanze: 1—2jährige Pflanze, 20—40 cm hoch, mit heller Pfahlwurzel und aufrechtem, im oberen Teil ästigem Stengel. Vgl.

unten. Blütezeit Juli/Oktober. Die geruchlosen Blüten öffnen sich nur bei sonnigem Wetter.

Standorte: Süd- und Osteuropa. — Feuchte, sonnige Waldwiesen, Heideflächen, sandige Hügel.

Anbau: Aussaat Mitte März in Beete. Entwicklung sehr langsam. Im nächsten Frühjahr auf nicht zu trockenen, sonnigen Boden umsetzen.

Verwendet wird: das getrocknete, blühende Kraut.

Herba Centaurii minoris

Handelsbezeichnungen: Herba Erythraeae centaurii, Summitates Centaurii minoris, Herba Chironiae, Herba Felis terrae (lat.) — Tausendgüldenkraut, Erdgalle, Fieberkraut, Roter Aurin (deutsch) — Centaury tops (engl.) — Herbe de petite centaurée (franz.).

Offizinell: Im belgischen, deutschen, französischen, griechischen, kroatischen, niederländischen, rumänischen, russischen, schweizerischen, spanischen und ungarischen Arzneibuch.

Herkunft: Balkanländer, besonders Rumänien, Tschechoslowakei, Rußland (Ukraine, Nordkaukasus).

Ernte und Bearbeitung: Das blühende Kraut wird vom Juli/September dicht über dem Boden abgeschnitten und im Freien wie Heu oder in luftigen Bodenräumen getrocknet. 4 T. frisches Kraut = 1 T. Droge.

Beschreibung der Droge: Stengel gelbgrün, 4kantig, ca. 2 mm dick, bei älteren Pflanzen hohl, kahl. Blätter der Grundrosette kurzgestielt, 3—5 cm lang, verkehrt-eiförmig. Stengelblätter kreuzgegenständig, sitzend, länglich, ganzrandig, kahl, 3—5nervig. Blüten in endständigen Trugdolden. Kelch grün, 5zipfelig. Krone röhrig, weißlich, mit 5 länglichen, roten Zipfeln. Kapselfrüchte gelbgrün, mit zahlreichen kleinen, braunen Samen. Geruchlos. Geschmack stark bitter. Charakteristisch für die Schnittdroge sind die Stengelstückchen, die Blätter fallen wenig ins Auge. Bemerkenswert sind besonders die Blüten. Das Pulver ist grünlichgelb, schon mit unbewaffnetem Auge sind die Partikelchen der rosa Blüten zu erkennen.

Bestandteile: Ätherisches Öl, Harz, bis 0,3 % glykosidische Bitterstoffe, Erytaurin und Erythrocentaurin, Wachs, Gummi, Säuren. Asche max. 8 %. — Die meisten Bitterstoffe sitzen in den Stengeln, weniger in den Blüten und fast keine in den Blättern. Es ist also bei dieser Droge nicht richtig, eine stengelige Ware abzulehnen.

Anwendung: Bitter- und Fiebermittel bei Gelb- und Bleichsucht. — Gegen Würmer. — Magenmittel — verdauungsfördernd, appetitanregend. Gegen Gallenaffektionen. — Als Bittermittel in zahlreichen Rezepten in der Likörindustrie.

Handels- und Verordnungsformen: Herba Centaurii cum floribus tota, concisa, pulvis grossus und subtilis. Verordnet als Extractum Centaurii (Erg.). Heißer Aufguß, Pulver und Tinktur. Bestandteil der Tinctura amara (D. A. B. 6) und zahlreicher Teekompositionen.

Abarten, Verwechslungen, Verfälschungen: Die aus Nordafrika stammende Atlas-Ware ist doppelblütig und wird besonders geschätzt. — *C. pulchellum* hat keine Blattrosetten, *C. linariifolium* längliche, gezahnte Blätter. Beide Pflanzen sind, wie auch *C. littoralis* und andere Arten der offizinellen sehr ähnlich, enthalten gleichfalls Bitterstoffe und werden gelegentlich mitgeerntet. — Verfälschungen: *Epi-*

lobium angustifolium — schmalblättriges Weidenröschen — hat knorpelig gezahnte, einnervige Blätter. Die Pflanze ist behaart, der Aschegehalt sehr hoch. — *Silene armeria — Gartenleinkraut* — hat klebrige Stengel und bläulichrote Blüten.

Prüfungen: Samenkapseln dürfen in der Ware höchstens vereinzelt zu finden sein.

Bemerkungen: C. findet bei Plinius und Dioskorides Erwähnung. Im Altertum von Galen verordnet. Im Mittelalter bekannt.

CETRARIA

Stammpflanze: ***Cetraria islandica*** — Isländisches Moos.

Familie: Parmaliaceae — Schüsselflechten.

Beschreibung der Stammpflanze: Bis 15 cm hohe Flechte, Thallus aufrecht, starr, strauchig, kraus, glänzend, olivgrün bis braun, am Grunde rötlich. Abschnitte eingerollt, Rand gewimpert, mit kurzen, fadenförmigen Haftorganen. Die Flechte verträgt eine monatelange Trockenheit.

Standorte: Nord- und Osteuropa. — Im Mittel- und Hochgebirge, besonders an feuchten Stellen, zwischen Moosen, Heide und Gras. Auf der Erde in Gruppen lebend.

Verwendet wird: der getrocknete Thallus.

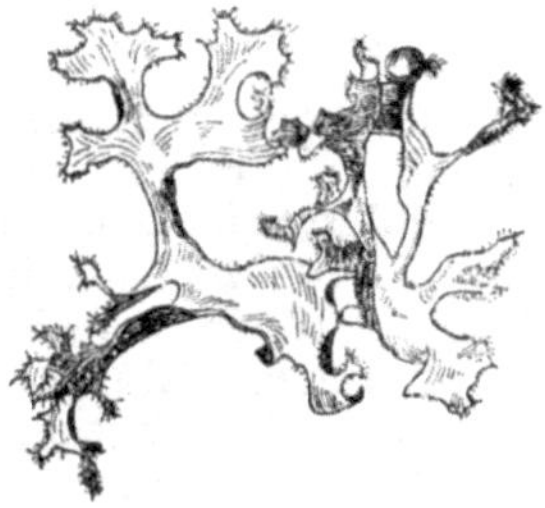

Lichen islandicus (½ nat. Gr.)

Lichen islandicus

Handelsbezeichnungen: Lichen, Fucus oder Muscus catharticus (lat.) — Isländisches Moos, Tartschenflechte, Kramperltee, Renntierflechte, Heideflechte (deutsch) — Iceland moss (engl.) — Lichen d'Islande (franz.) — Lichene islandico (ital.) — Liquen islandico (span.).

Offizinell: Im belgischen, deutschen, finnischen, französischen, griechischen, italienischen, japanischen, kroatischen, niederländischen, portugiesischen, rumänischen, schweizerischen, serbischen, spanischen, ungarischen und im Homöopath. Arzneibuch.

Herkunft: Deutschland (Bayrischer Wald und Thüringen), Norditalien, Tschechoslowakei, Polen, Rußland.

Ernte und Bearbeitung: Frühjahr bis Herbst. Die Flechten werden vom Boden gepflückt, von Verunreinigungen, wie Moosen, Tannennadeln, fremden Flechten usw. gereinigt und getrocknet.

Beschreibung der Droge: Thallus unregelmäßig gabelig verzweigt, mit breiteren oder schmäleren, am Grunde rinnenförmigen, flachen oder krausen, ca. 0,5 mm dicken Lappen. Kahl, am Rande gefranst, grünlichbraun oder bräunlich, unterseits weißgrau bis gelblichbraun, mit weißen, vertieften Flecken. Die schüsselförmigen, erst grünlichen, dann braunen Apothecien sind selten. Im trockenen Zustande ist die Droge brüchig, angefeuchtet weich und lederartig. Geruch schwach, aber charakteristisch. Geschmack bitter und schleimig. Charakteristisch für die Schnittdroge sind die steifen, mehr oder weniger brüchigen, welligen, gekrausten oder gerollten Stückchen.

Bestandteile: Fumarprotocetrarsäure und Protolichesterinsäure, Lichenin (20—40 %) und Isolichenin (Flechtenstärken), Jod, Hemizellulosen und Zellulose.

Anwendung: Schleim- und Bittermittel gegen Katarrhe und Diarrhöe. — Kräftigendes und nährendes Mittel bei Tuberkulose, Erschöpfungszuständen und Verdauungsstörungen. Entbitterte Droge ist der naturellen Ware an Wirksamkeit unterlegen, sie wird zu Schokoladen, Pastillen usw. verarbeitet. In manchen Gegenden, besonders im Osten, zur Spiritusgewinnung. — Technisch in der Textilindustrie.

Handels- und Verordnungsformen: Lichen Islandicus tot., concisus, pulvis grossus und subtilis, sowie sine amaritie concisus und pulvis. Verordnet als kalter und heißer Aufguß, vielfach in Teemischungen, als Gallerte. In der Homöopathie.

Abarten, Verwechslungen, Verfälschungen: *Cladonia rangiferina* — wird aus den Nordstaaten, besonders Finnland eingeführt. Pharmazeutisch wird die Ware nicht benutzt, sondern zu Kranzbindereien usw. Der Name „Isländisches Moos" ist in diesem Falle unrichtig. *Cetraria nivalis* — ist in der Form der offiziellen Droge ähnlich, aber kleiner, bläulichgrün oder gelb. Isländisches Moos, aus Island selbst angeboten, stammte von *Peltigera-Arten* und sah völlig andersartig aus.

Prüfungen: Mit 20 T. Wasser gekocht, liefert die Droge einen bitter schmeckenden Schleim, der beim Erkalten zu einer Gallerte erstarrt.

Bemerkungen: C. ist eine Symbiose zwischen Pilz und Alge.

CHELIDONIUM

Stammpflanze: ***Chelidonium majus*** — Schöllkraut.

Familie: Papaveraceae — Mohngewächse.

Beschreibung der Stammpflanze: Ausdauerndes, 0,40—1 m hohes Kraut mit fingerdickem Rhizom. Grundblätter in Rosettenform. Mehrere ästige Stengel (vgl. unten). Die Pflanze führt in Milchröhren rotgelben Saft. Schotenfrüchte bis 5 cm lang, mit schwarzen Samen. — Blütezeit April/August. Pflanze ändert ab. *Var. laciniata* mit fiederspaltigen Blattabschnitten und eingeschnitten gekerbten Blattzipfeln.

Standorte: Nord-, Mittel- und Osteuropa. — Auf Schutthaufen, an Mauern und Wegrändern, in Hecken und Gebüschen.

Verwendet werden: 1. die getrocknete Wurzel, 2. das frische oder getrocknete Kraut.

1. Radix Chelidonii

Handelsbezeichnungen: Chelidonium (hom.) — Schöllkraut- oder Warzenkrautwurzel (deutsch) — Tetterwort root (engl.).

Offizinell: Im Homöopath. Arzneibuch die frische Wurzel.

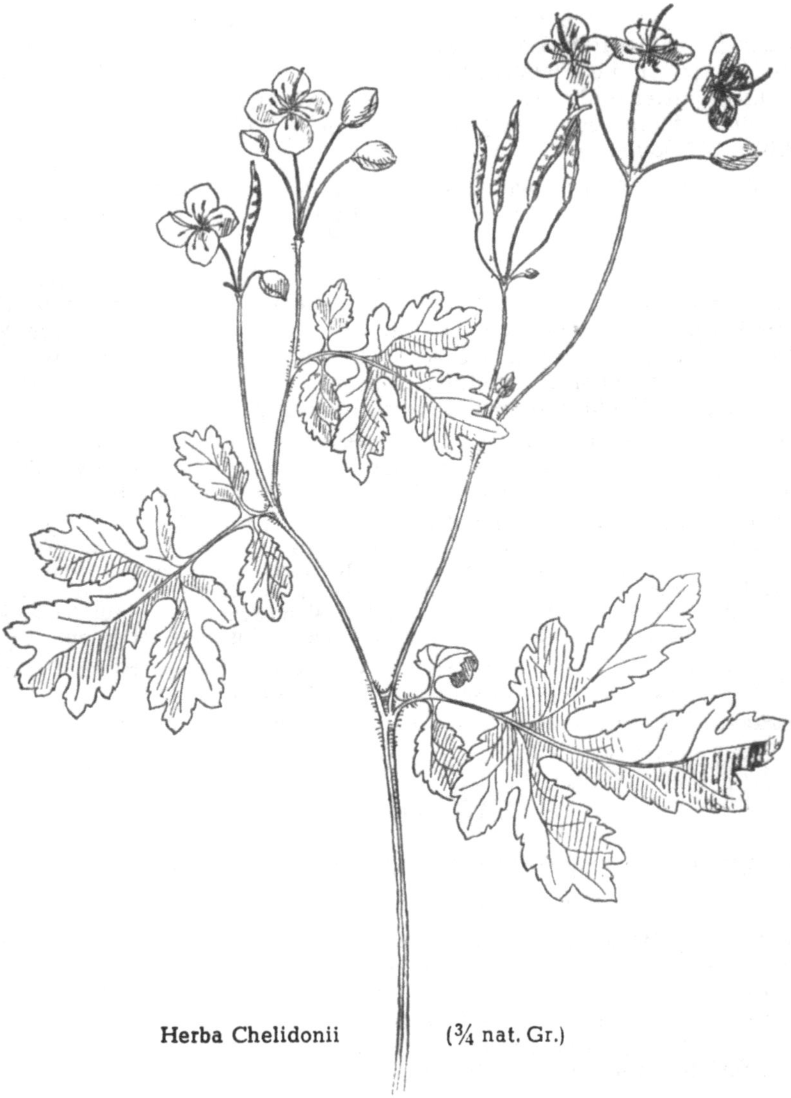

Herba Chelidonii (¾ nat. Gr.)

Herkunft: Mitteldeutschland, Tschechoslowakei, Rußland, Balkanländer.

Ernte und Bearbeitung: Vom August bis Oktober werden die Wurzeln gegraben und getrocknet. Vorsichtig aufbewahren.

Beschreibung der Droge: Braune bis schwärzliche, walzenförmige Wurzelstöcke. 5—10 cm lang, 0,5—1 cm dick, mehrköpfig, mit zahlreichen feinen, längsgestreiften Nebenwurzeln und Blattresten. Bruch orangegelb bis rotbraun. Rinde schmal, dunkel, abblätternd. Geruchlos. Geschmack bitter. Charakteristisch für die Schnittdroge sind die schwarzbraunen, unregelmäßigen Stückchen mit der orangefarbenen bis braunen Schnittfläche. Das Pulver ist dunkelbraun.

Bestandteile: Mindestens 0,5—0,8 % Chelidonin und andere Alkaloide, Säuren. Asche max. 8 %.

Anwendung: Bei Leber- und Gallenleiden. In der Homöopathie gegen Leberleiden. Abführmittel. Diuretikum.

Handels- und Verordnungsformen: Radix Chelidonii tota, concisa und pulvis. Verordnet werden Extrakt, Fluidextrakt und Tinktur. In der Homöopathie: Essenz und Potenzen aus der vor der Blüte gesammelten frischen Wurzel.

Bemerkungen: Im Erg.-B. 6 aufgeführt. **Giftdroge!**

2. Herba Chelidonii

Handelsbezeichnungen: Herba Chelidonii majoris, Herba Hirundinariae majoris (lat.) — Schöllkraut, Schellkraut, Schwalbenkraut, Goldkraut, Warzenkraut, Augenkraut, Blutkraut, Gelbkraut, Maikraut (deutsch) — Tetterwort (engl.) — Herbe d'éclaire, Felongue (franz.) — Celidonia (portug.)

Offizinell: Im portugiesischen Arzneibuch.

Herkunft: Vgl. Radix Chelidonii.

Ernte und Bearbeitung: Das Kraut wird im Herbst gesammelt und rasch getrocknet. Vorsicht wegen des scharfen Saftes.

Beschreibung der Droge: Stengel ästig, dünn, stumpfkantig, hohl, behaart, an den Knoten aufgetrieben. Blätter zart, wechselständig, oberseits matt hellgrün, kahl, unterseits blaugrün, schwach behaart. Grundblätter langgestielt, 5paarig, Stengelblätter 2—3paarig. Blüten gelb, in langgestielten, 4—8blütigen Dolden. 2 Kelchblätter, 4 Kronenblätter, zahlreiche gelbe Staubgefäße. Geruch widerlich narkotisch, besonders beim Zerreiben. Geschmack bitter, brennend scharf. — Charakteristisch für die Schnittdroge sind die zerknitterten, dünnen Blattstückchen und die gelben Blütenteile. Manchmal findet man Teile unreifer Schoten.

Bestandteile: 0,25—0,4 % Chelidonin, Sanguinarin und vier oder fünf andere Alkaloide, die im Milchsaft enthalten sind. Die Alkaloide wirken lähmend. Je nach Boden und Witterung ist der Gehalt verschieden. — Chelidonin-, Apfel-, Zitronen- und andere Säuren. Ätherisches Öl.

Anwendung: Schmerzstillendes Mittel bei Gallen- und Darmleiden. — Diuretikum und mildes Laxans. Gegen Gicht, Rheuma, Hämorrhoiden, Leberleiden. — In der Homöopathie gegen Asthma. — Zur Herstellung der Alkaloide. — Frischer Saft gegen Warzen.

Handels- und Verordnungsformen: Herba Chelidonii tota, concisa, pulvis subtilis. Verordnet wird Extractum Chelidonii und Tinctura Chelidonii „Rademacher" aus frischem Kraut (beides im Erg.-B. aufgeführt), ferner kalter und heißer Auszug sowie Fluidextrakt.

Abarten, Verwechslungen, Verfälschungen: *Herba Chelidonii minoris* ist das Kraut von *Ranunculus ficaria.*

Prüfungen: Chelidonium und seine Zubereitungen zeigen in ultraviolettem Licht starkes, gelbes Aufleuchten.

Bemerkungen: Im Erg.-B. 6 ist die frische Pflanze aufgeführt. **Giftdroge!** Chelidonium war schon im Altertum bekannt.

CHENOPODIUM

Stammpflanze: ***Chenopodium ambrosioides*** — Wohlriechender Gänsefuß, Traubenkraut.

Familie: Chenopodiaceae — Gänsefußgewächse.

Beschreibung der Stammpflanze: Einjähriges 30—60 cm hohes, am Grunde oft sparrig verzweigtes Kraut von hellgrüner Farbe. Stengel kantig, gefurcht, behaart, markig oder hohl. Stengelblätter lanzettlich, 5—10 cm lang, 1—3 cm breit, zugespitzt, in den Blattstiel verschmälert, entfernt gezähnt, unterseits drüsig behaart. Blätter der blühenden scheinährenartigen Zweige kleiner, 1—2 cm lang, fast linear, 2—3 mm breit, ganzrandig. Blüten und Früchte in Knäueln, achselständig, kleiner als 1 mm. Blütenhüllblätter eirund, drüsenlos, Kronenblätter fehlen. Samen glatt, glänzend, schwarzbraun, flach, mit gerundeter Kante.
Blütezeit Juni/September.
Zahlreiche Varietäten.

Standorte: Mitteleuropa. — An Wegen, Mauern und auf Schutthaufen, besonders auf salpeterhaltigem Boden.

Anbau: Feldmäßig kultiviert. Vielfach verwildert.

Verwendet werden: das getrocknete blühende oder fruchttragende Kraut.

Herba Chenopodii ambrosioidis

Handelsbezeichnungen: Herba Botryos (lat.) — Traubenkraut, Wohlriechender Gänsefuß, Jesuitentee, Karthäuser Tee (deutsch) — Ambrose (engl.) — Herbe d'ambroisie (franz.).

Offizinell: Im rumäniscchen Arzneibuch, das frische, blühende Kraut im Homöopath. Arzneibuch.

Herkunft: Tschechoslowakei, Balkanländer.

Ernte und Bearbeitung: Das Kraut wird während der Blütezeit gesammelt und getrocknet. Die Droge ist feuchtigkeitsempfindlich.

Beschreibung der Droge: Vgl. oben! Geruch angenehm würzig. Geschmack scharf würzig, kampferartig.
Charakteristisch für die Schnittdroge sind die hellgrünen, geschrumpften Blattstückchen mit gelben Drüsen auf der Unterseite. Nerven deutlich erkennbar. Stengelstückchen behaart. Teile der Blütenknäuel sind vorhanden.
Das Pulver ist hellgrün.

Bestandteile: 0,2—0,3 % äther. Öl von unbekannter Zusammensetzung, neutrales und saures Saponin, Bitterstoff, Harz, Gummi, Säuren. Asche max. 16 %.

Anwendung: Gegen Würmer, Nerven- und Magenmittel, menstruationsfördernde Droge. Gegen Asthma und chronische Katarrhe.

Handels- und Verordnungsformen: Herba Chenopodii ambrosioides, tota, concisa, minut. concisa, pulvis grossus und subtilis. Verordnet als Aufguß.

Abarten, Verwechslungen, Verfälschungen: *Ch. ambrosioides var. anthelminticum* hat blattlose Scheinähren, Blätter am Rande grob gesägt. Heimat Nordamerika, in Europa vielfach kultiviert. Liefert Oleum Chenopodii anthelmintici (vgl. S. 89).

Ch. vulvaria — *Stinkender Gänsefuß* hat abweichende Blattformen, meist buchtig und unterbrochen fiederspaltig, Blüten in achselständigen Scheintrauben. Homöopathisches Arzneimittel. In ähnlicher Weise wie *Ch. ambros.* angewandt, aber schwächer wirkend. *Ch. botrys* ist der oben genannten Art ähnlich. *Ch. suffruticosum, Ch. spathulatum, Ch. vetusum* werden in Frankreich kultiviert und liefern wurmtreibende ätherische Öle. *Ch. album* — *weißer Gänsefuß* bis 90 cm hoch, kahl, Blätter ei- bis rautenförmig, spitz, in den langen Stiel verschmälert. Früchte kahl, glänzend braun. *Ch. Bonus-Henricus* — *Guter Heinrich, Mehlspinat,* bis 60 cm hoch, mit aufrechtem, meist mit grünem Mark gefüllten Stengel, Blätter langgestielt, dreieckig, spießförmig, ganzrandig, glänzend, mehlig bestäubt, klebrig. Volksheilmittel gegen Ausschläge. — Spinatersatz.

Bemerkungen: *Ch. ambros.* ist im Erg.-B. 6 aufgeführt. **Giftdroge!**

Oleum Chenopodii anthelmintici

Stammpflanze: Ch.ambrosioides var, anthelminticum.

Handelsbezeichnung: Wurmsamenöl.

Offizinell: Im deutschen Arzneibuch.

Herkunft: Österreich, Tschechoslowakei (aus Kulturen), hinsichtlich Öl- und Alkaloidgehalt der amerikanischen Ware gleichwertig.

Gewinnung: Das ätherische Öl der Samen oder der verblühenden, fruchttragenden Zweige wird meist durch beschleunigte Wasserdampfdestillation gewonnen, da sich das Askaridol bei Trockendestillation explosionsartig zersetzt. Ausbeute bei der frischen Pflanze ca. 0,5—1 %, bei der trockenen ca. 2,3 %. Sitz des Öls sind die Drüsenhaare von Früchten und Blättern.

Beschreibung: Farbe wasserhell bis gelblich, bei längerem Stehen wird das Öl braun, $\alpha \frac{20^0}{D} = -4^\circ$ bis -9^0. Geruch widerlich durchdringend, stark. Geschmack bitter, brennend. Dichte 0,958—0,985.

Bestandteile: Ca. 60—80 % Askaridol, bei leichten Ölen beträgt der Gehalt oft auch nur ca. 45 %, ferner ca. 15 % n—Zymol, α—Terpinen, l—Limonen u. a.

Anwendung: Gegen Würmer. Spezifikum gegen den Hakenwurm. Besonders auch in der Veterinärmedizin. Vorsicht bei der Anwendung. Es besteht unter Umständen die Gefahr schwerer und tödlicher Vergiftungen, namentlich wenn nicht gleichzeitig für kräftiges Abführen gesorgt wird.

Bemerkungen: Vorsichtig aufbewahren! **Giftig!**

CHRYSANTHEMUM

Stammpflanze: Verschiedene ***Chrysanthemum-Arten,*** besonders Chr. cinerariifolium — Dalmatien, Chr. roseum — Rußland, Chr. carneum — Rußland, Chr. Marshalli — Rußland, Chr. caucasicum — Rußland, Chr. corymbiferum — Rußland.

Familie: Compositae — Korbblütler.

Beschreibung der Stammpflanze: Ausdauernde, bis 120 cm hohe Stauden mit hohlen, wenig beblätterten Blütenstengeln. Blätter gefiedert, behaart. Blüten vgl. unten. Früchte fünfrippig.

Standorte: Südost- und Osteuropa. — Trockene, sonnige Lagen, bis zu einer Höhenlage von 2500 m. Auf magerem Kalk- oder Mergelboden, in feuchtwarmem Klima.

Anbau und Herkunft: *Chr. cinerariifolium:* Bergländer von Dalmatien, Montenegro, der Herzegowina, Bosnien und Bulgarien. (In Nordafrika angebaut.) Strahlenblüten weiß, Röhrenblüten gelb. *Chr. roseum, Chr. carneum, Chr. Marshalli:* Ukraine (Hauptstapelplatz Dnjepropetrowsk), Krim, Nordkaukasus, Georgien, Armenien, Aserbeidshan, Daghestan. (Auch im Iran vorkommend.) In der Ebene kultiviert, im Gebirge in Höhenlagen von 1000—2500 m wildwachsend. Chr. roseum und Chr. carneum sind sich sehr ähnlich, wenn nicht identisch. Die erste Art ist meist wildwachsend, die zweite kultiviert. Strahlenblüten rötlich, Röhrenblüten gelb, Kelchblätter rot bis schwarzbraun berandet.

Bei Kulturen im Herbst den Boden düngen. Aussaat im April in Saatbeete auf mit Kuhmist gedüngtem Sandboden. Keimdauer ca. 3 Wochen. Im Herbst oder darauffolgenden Frühjahr aufs Feld pflanzen. Im Herbst mit Kali düngen.

Verwendet werden: die getrockneten Blütenköpfe.

Flores Chrysanthemi

Handelsbezeichnungen: Flores Pyrethri insecticidi, Flores insectorum, Pulvis Florum Pyrethri, Pulvis Florum Chrysanthemi, Pulvis insectorum (lat.) — Chrysanthemumblüten, Pyrethrumblüten, Dalmatiner Kamillen, in gepulverter Form: Insektenpulver (deutsch) — Insect powder (engl.) — Poudre persanne (franz.).

Offizinell: Im schweizerischen Arzneibuch.

Herkunft: vgl. oben.

Ernte und Bearbeitung: Von Beginn der Blütezeit an werden bei trockener Witterung die noch geschlossenen oder die im Aufblühen begriffenen Blütenköpfchen ohne Stielteile gesammelt und sorgfältig getrocknet. Die Trocknung erfolgt am besten in luftigen Räumen unter häufigem Umwenden. Die volle Blütenproduktion der Pflanzen beginnt mit dem dritten Jahr. Nach Untersuchungen verschiedener Autoren enthalten offene Blütenköpfe mehr wirksame Bestandteile als geschlossene. Im wesentlichen scheint es auf trockenes Erntewetter anzukommen, denn die Partien, die eine helle, gelbe Farbe aufwiesen und nicht durch Feuchtigkeit dunkel geworden waren, hatten den höchsten Gehalt. (Bei russischer Ware bis 1,2 %). Bei Großpartien sind fast stets geschlossene und offene Blütenköpfe gemischt. — Die Droge muß möglichst frisch verarbeitet werden, da der Gehalt bei der Lagerung abnimmt.

Beschreibung der Droge: Hüllkelch halbkugelig, Durchmesser ca. 1—1½ cm, aus hellbräunlichen, bei manchen Arten dunkelberandeten, bis 6 mm langen, auf der Innenseite glänzend strohgelben Blättchen bestehend. — Blütenboden nackt, flach, mit ca. 15—20 weißen, bis 1,8 cm langen, bis 4 mm breiten, dreizähnigen weißen oder rötlichen Randblüten, die in der Droge stark geschrumpft sind. Zahlreiche gelbe Röhrenblüten von ca. 6 mm Länge. — Fruchtknoten ca. 3 mm lang mit fünf fast flügelartigen Rippen, an der Spitze mit einem Kelchsaum. — Geruch charakteristisch würzig. Geschmack kratzend, bitter, würzig. Der Staub reizt die Schleimhäute.

Das Pulver der Blüten ist gelblich-grau-grün. Stielpulver ist grau. Bei ausgesprochen gelben Pulvern handelt es sich oft um aufgefärbte Stielpulver. Gutwirkendes Pulver soll im Milligramm mindestens 2000 Pollenkörner enthalten.

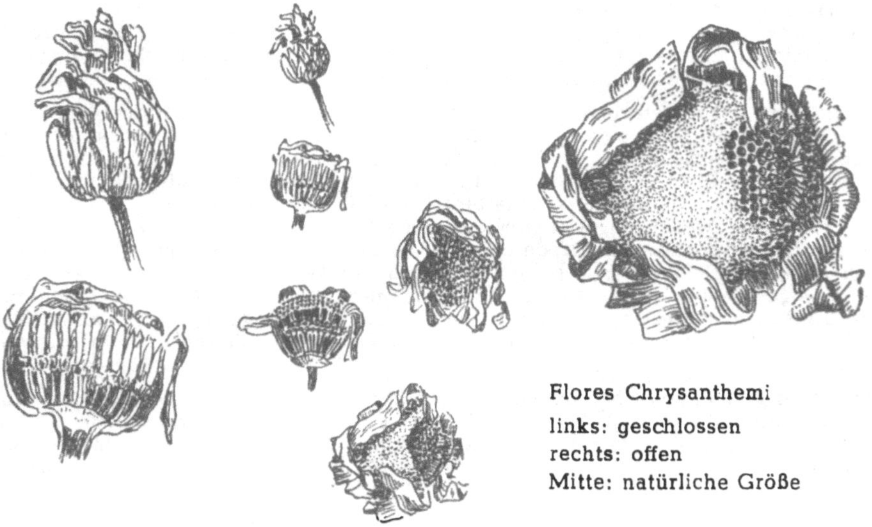

Flores Chrysanthemi
links: geschlossen
rechts: offen
Mitte: natürliche Größe

Bestandteile: Die wirksamen Stoffe sind Pyrethrin I und II. Der Hauptsitz dieser Stoffe sind die Drüsenhaare. Bei reiner Blütenware beträgt der Gehalt an Gesamt-Pyrethrinen 0,5—1,2 %. Den höchsten Gehalt weist z. Z. die russische Ware auf, er ist aber starken Schwankungen unterworfen. Japanische Ware hatte vor dem Kriege einen fast stets gleichen Gehalt von 0,9 %. Dalmatinische Ware im Durchschnitt 0,58—0,82 % mit 0,2—0,3 % Pyrethrin I. Bulgarische Ware enthält ca. 1 %, wird aber kaum exportiert, sondern im Lande selbst verbraucht. Krautware enthält 0,04—0,5 % Gesamt-Pyrethrine.
Wie bereits erwähnt, ist der Gehalt je nach Reifestadium, Erntezeit und Witterung schwankend. Der Gehalt nimmt bei der Lagerung ab. Nach einem Jahr geht die Wirksamkeit zum größten Teil verloren. Nach verschiedenen Angaben enthalten aufgeblühte Köpfe 17—47 % mehr Pyrethrine als halbaufgeblühte; geschlossene enthalten noch weniger.
Die Pyrethrine I und II sind Ester, die im Verhältnis 2 : 3 in der Droge vorliegen. Pyrethrin I hat eine 10fach stärkere Wirksamkeit als Pyrethrin II. — Die Droge enthält ferner ca. 0,3 % ätherisches Öl, Saponin, Harz, ein Glykosid und mehrere Basen. (Nach anderen Angaben nicht aufgefunden.) Asche max. 8 %.

Anwendung: Innerlich gegen Würmer. — Zu Verbänden, um die Madenbildung bei Wunden und Geschwüren zu verhindern. Zur Herstellung von Pyrethrin. Hierfür sind nur Qualitäten mit einem Gehalt von mehr als 0,6 % geeignet. Pyrethrin ist die Grundlage bekannter Wurmspezialitäten. Zur Anfertigung von Insektenpulver, dem bekanntesten Insektenvertilgungsmittel. Hierzu sind besonders die Dalmatinische Ware und die Blüten wildwachsender Pflanzen aus dem Kaukasus geeignet. Unschädlich für Warmblütler.

Handels- und Verordnungsformen: Flores Chrysanthemi geschlossen, halbgeschlossen, offen, pulvis grossus und pulvis subtilis.
Als Pulver verordnet.

Abarten, Verwechslungen, Verfälschungen: *Chr. segetum — Saat — Wucherblume, Chr. Leucanthemum — Wucherblume, Chr. parthenium — Mutterkraut* sowie *Anthemis Cotula — stinkende Hundskamille* sind Arten, deren Blüten für eine Verwendung als Insektenvertilgungsmittel nicht in Frage kommen.

Prüfungen: Der Pyrethringehalt ist durch chemische Analyse festzustellen. Vermischungen des Blütenpulvers mit Kraut- oder Stielpulver sind mikroskopisch an den zahlreichen Epidermis- und Palisadenzellen zu erkennen. Ebenso können Beimengungen von Pulver aus den Steinschalen der Mandeln, Walnüsse usw. festgestellt werden. — Wichtig ist eine biologische Prüfung des Pulvers, welche nach W. Peyer am zweckmäßigsten wie folgt ausgeführt wird: In ein Reagenzglas gibt man 0,2 g der gepulverten Droge und eine Stubenfliege. Das Reagenzglas wird geschlossen und schwach geschüttelt. Je nach der Wirksamkeit des Pulvers wird die Fliege in verschieden langer Zeit betäubt und getötet. Als brauchbar sind solche Pulver zu bezeichnen, bei denen der Tod der Fliege in 1—2 Minuten eintritt. Bei den Untersuchungen sind gleiche Feinheitsgrade der Pulver zu verwenden.

Bemerkungen: Flores Chrysanthemi sind im Erg.-B. 6 aufgeführt. — Versuche zur Herstellung eines synthetischen Pyrethrins wurden angestellt, jedoch bisher offensichtlich ohne praktischen Erfolg. Die Wirkung des Insektenpulvers lernte man von den Tscherkessen im Kaukasus kennen. Die Weltproduktion beträgt heute sicherlich mehrere 1000 Tonnen.

Stammpflanze: ***Chrysanthemum vulgare*** — Rainfarn.

Beschreibung der Stammpflanze: Ausdauernde, 50—125 cm hohe Pflanze. Wurzelstock dick, verästelt, dunkelbraun mit Faserwurzeln. Stengel aufrecht, einfach oder verästelt. Kraut mit Blüten vgl. unten. Früchte 5kantig mit Pappus. Blütezeit Juli/Oktober. Einige Varietäten werden in Gärten als Zierpflanzen kultiviert.

Standorte: Europa. — Wegränder, Bahndämme, Deiche, Fluß- und Grabenufer, auf Ödland. Weit verbreitet.

Verwendet werden: 1. das getrocknete Kraut, 2. die getrockneten Blüten, 3. das ätherische Öl.

1. Herba Tanaceti

Handelsbezeichnungen: Herba Athanasiae (lat.) — Rainfarnkraut, Wurmfarnkraut, Wurmkraut, Drüsenkraut (deutsch) — Common tansy (engl.) — Herbe de tanaisie (franz.) — Tanaceto (ital.).

Offizinell: Im belgischen, portugiesischen und rumänischen Arzneibuch. Im Homöopath. Arzneibuch ist das frische, blühende Kraut offizinell.

Herkunft: Deutschland, Italien, Balkanländer, Rußland.

Ernte und Bearbeitung: Vom Sommer bis zum Herbst wird das blühende Kraut in halber Höhe geschnitten und an luftigen Orten im Schatten vorsichtig getrocknet. Es muß bei trockenem Wetter geerntet werden. 4—5 T. frisches Kraut = 1 T. Droge.

Beschreibung der Droge: Stengel fast rund, gestreift, kahl oder schwach behaart, violett behaucht. Blätter zerstreut, farnartig, oberseits dunkelgrün, unterseits graugrün, kurz gestielt oder sitzend, die unteren bis 20 cm lang, bis 12 cm breit, doppelt fiederteilig, die oberen kleiner, einfach fiederteilig. Fiedern länglich-lanzettlich, Rand sägezähnig, gekraust. Auf beiden Seiten

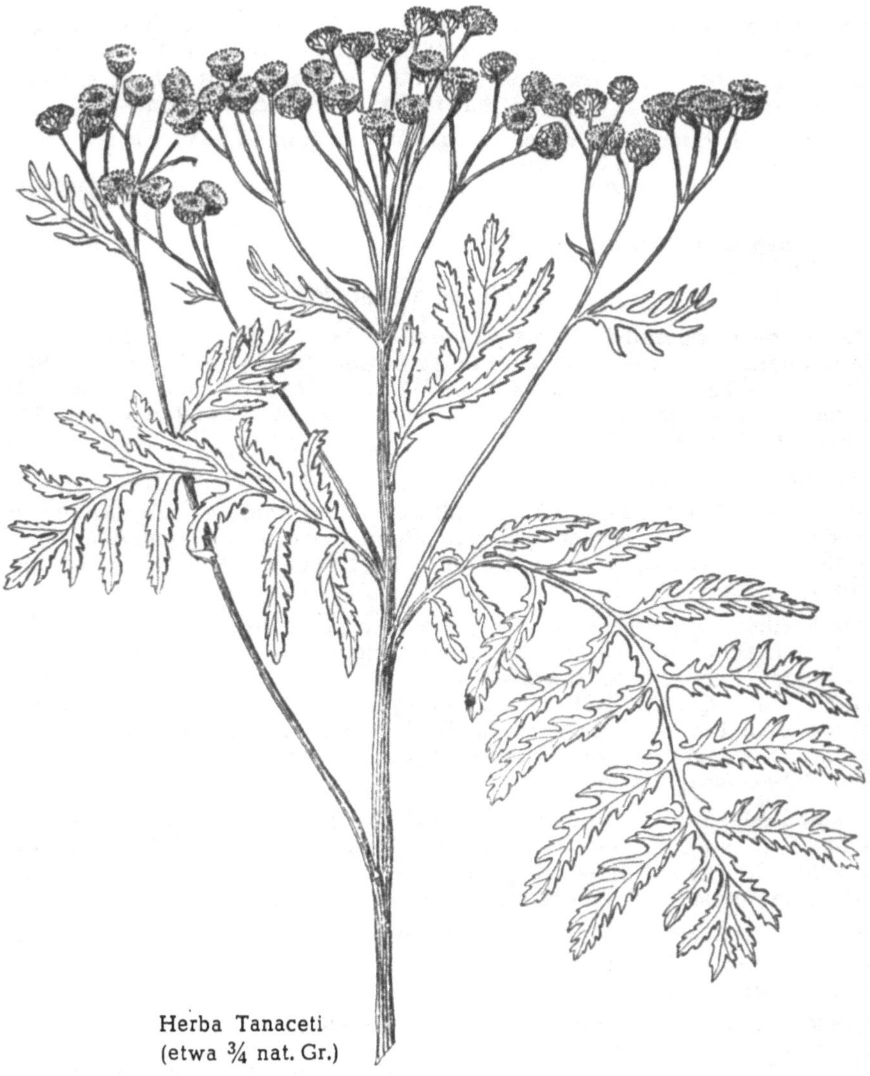

Herba Tanaceti
(etwa ¾ nat. Gr.)

der Blätter sind zahlreiche Öldrüsen zu erkennen. Blüten vgl. unten. Geruch aromatisch, kampferartig, durchdringend. Geschmack widerlich bitter, würzig.

Charakteristisch für die Schnittdroge sind die feingerunzelten, drüsig punktierten Blattstückchen. Die halbkugeligen, gestielten Blütenköpfchen sind reichlich vertreten. Stengelstückchen sind hellgrün bis braunviolett, längsgerillt, markhaltig.

Das Pulver ist hellgrün.

Bestandteile: Ca. 0.25—0,5 % ätherisches Öl, vgl. auch Flores Tanaceti.

Anwendung: Wurmmittel, besonders in der Tierheilkunde. In der Humanmedizin gegen Migräne und Neuralgie. Zur Herstellung des ätherischen Öls. Die Droge wirkt schwach abortiv. — Wahrscheinlich in geringem Maße Bestandteil des echten Chartreuse. — Mottenschutzmittel.

Handels- und Verordnungsformen: Herba Tanaceti in foliis, natur. c/florib., concisa, pulvis grossus und subtilis.
Verordnet als heißer Aufguß oder Pulver. In der Homöopathie: Essenz und Potenzen aus gleichen Teilen frischer Blätter und Blüten.

Bemerkungen: Im Erg.-B. 6 aufgeführt.

2. Flores Tanaceti

Handelsbezeichnungen: Flores Athanasiae (lat.) — Rainfarnblüten, Wurmfarnblüten (deutsch) — Common tansy flowers (engl.) — Fleurs de tanaisie (franz.) — Tanaceto Atanasia (ital.). — Die Droge wird auch als Flores Tanaceti lutei bezeichnet, Flores Tanaceti albi ist ein selten verwendeter Name für Flores Millefolii.

Herkunft: Vgl. Herba T.

Ernte und Beschreibung: Von Juli/September werden die Dolden bei trockenem Wetter gesammelt, die Blüten meist sofort von den Stielen entfernt und rasch im Schatten getrocknet, damit die gelbe Farbe nicht verlorengeht.

Beschreibung der Droge: Halbkugelig — scheibenförmige Blütenköpfchen mit zahlreichen goldgelben, bis 4 mm langen Röhrenblüten und wenigen 3zähnigen Randblüten. Durchmesser 6—8 mm. Blütenboden flach, nackt. Der Hüllkelch setzt sich aus dachziegelig angeordneten, trockenhäutig gerandeten Blättchen zusammen. Blütenstiele längsgerillt. Geruch stark aromatisch, kampferartig. Geschmack unangenehm bitter, würzig.
Das Pulver ist gelbgrün.

Bestandteile: Bis 1,5 %, mindestens 0,8 % ätherisches Öl, nicht glykosidischer Bitterstoff (Tanacetin), alkaloidartige Stoffe, Harz, Gerbstoff, Fett, Wachs, Gummi, Säuren. Asche max. 9 %. — Der wirksame Bestandteil ist das ätherische Öl von wurmtreibender Wirkung.

Anwendung: Gegen Spul- und Madenwürmer, besonders in der Veterinärmedizin. — Bei Nervenleiden und Rheuma, in Form der Tinktur. — Die Droge wirkt abortiv.

Handels- und Verordnungsformen: Flores Tanaceti natur. in Dolden, gerebelt, pulvis grossus und subtilis.
Verordnet als Pulver, Latwerge, zu Klistieren und mit fettem Öl ausgezogen als Einreibemittel.

Bemerkungen: Im Erg.-B. 6 aufgeführt. Vielfach als *Giftpflanze* angesehen. — Seit dem Mittelalter als Wurmmittel bekannt.

3. Oleum Tanaceti

Handelsbezeichnungen: Rainfarnöl (deutsch) — Oil of Tansy (engl.) — Essence de tanaisie (franz.).

Herkunft: Deutschland, Balkanländer, Rußland. Früher kam der größte Teil der Handelsware aus Amerika.

Gewinnung: Das ätherische Öl wird durch Wasserdampfdestillation meist aus dem frischen, blühenden Kraut gewonnen. Ausbeute bei frischem Kraut 0,1—0,2 %, bei trockenem Kraut 0,2—0,3 %. Russische Ware (Saratow) erbrachte 0,25—0,59 % aus Blüten, 0,25—0,39 % aus Blättern.

Beschreibung: Farbe gelb-grünlichgelb, unter dem Einfluß von Licht und Luft braun werdend. — Die optische Drehung ist je nach der Herkunft verschieden. Deutsches Öl ist meist stark rechtsdrehend. Geruch charakteristisch, kampferartig, widerlich, würzig. — Dichte 0,918—0,950.

Bestandteile: Bis 70 % Thujon (Tanaceton), ferner l-Kampher, Borneol, ein Terpen.

Anwendung: Zusatz zu wurmtreibenden Mitteln für die Veterinärpraxis. (Maximaldosis 10 Tropfen.) Größere Gaben können tollwutähnliche Zustände hervorrufen Selten zu Salben und Einreibemitteln.

Bemerkungen: Im Erg.-B. 6 aufgeführt. **Giftig!**

CITRUS

Die kultivierten Citrusgewächse werden auch mit dem Sammelnamen Agrumen bezeichnet. Sie werden vorzugsweise in den wärmeren Gebieten Europas angebaut, hauptsächlich in den Küstenländern und auf den Inseln des Mittelmeeres und in Südrußland. Die Agrumen sind nicht nur für die Fruchtgewinnung von Bedeutung, sondern auch als Lieferanten für Drogen und ätherische Öle. Die Hauptliefergebiete für Agrumendrogen und -öle sind 1. **Italien** (besonders Sizilien und Kalabrien) für Zitronenschalen und -öl, Pomeranzenfrüchte, -schalen und -öle, Apfelsinenschalen und -öl sowie Bergamottöl. Die Hauptausfuhrhäfen in Italien sind Messina, Catania, Reggio, Palermo; 2. **Spanien und Portugal** für Pomeranzenschalen und -öle, Apfelsinenschalen und -öl; 3. **Südfrankreich** für Pomeranzenblüten und unreife Früchte sowie deren Öle; 4. **Südrußland** für Zitronen- und Apfelsinenschalen und -öle sowie Bergamottöl.

Stammpflanze: ***Citrus aurantium var. amara*** — Pomeranze, Bittere Orange oder Bigaradie.

Familie: Rutaceae — Rautengewächse.

Beschreibung der Stammpflanze: 5—10 m hohe, immergrüne Bäume mit dichten, rundlichen Kronen, oder strauchartige Gewächse mit flachen Wurzeln. Sprossen blaßgrün, Laubblätter an geflügelten Stielen. Blüten groß, weiß, in den Blattachseln oder an den Zweigspitzen. Früchte kugelig, orangefarben bis goldgelb, außen grubig. Fruchtfleisch sauer. Zahlreiche Varietäten mit apfel-, birnen- oder eiförmigen Früchten.

Standorte: Vgl. Einleitung. Die Bäume werden in Gärten angepflanzt.

Verwendet werden: 1. die getrockneten Blätter, 2. die getrockneten Blüten, 3. das ätherische Öl der frischen Blüten, 4. die getrockneten unreifen Früchte, 5. das ätherische Öl der unreifen Früchte, 6. die getrockneten Schalen der unreifen Früchte, 7. das ätherische Öl der Schalen.

1. Folia Aurantii amari

Handelsbezeichnungen: Orangenblätter, Pomeranzenblätter (deutsch) — Orange leaves (engl.) — Feuilles d'oranger (franz.) — Foglia d'orancio (ital.).

Offizinell: Im französischen, portugiesischen, schweizerischen und spanischen Arzneibuch.

Herkunft: Italien, Südfrankreich, Spanien.

Ernte und Bearbeitung: Die Blätter werden in den Sommermonaten gesammelt und getrocknet.

Beschreibung der Droge: Blätter eiförmig, 10—15 cm lang, bis 7 cm breit, lederartig, brüchig-faserig, ganzrandig oder schwach gezähnt, oberseits graugrün, unterseits hellgrün, kahl, durchscheinend punktiert (Sekretbehälter). Nerven an der Unterseite deutlich hervortretend. Stiel breitherzförmig geflügelt, leicht abfallend. — Geruch besonders beim Zerreiben aromatisch. Geschmack aromatisch bitter.
Charakteristisch für die Schnittdroge sind die zähen, lederartigen, steifen Blattstückchen. Schnittfläche faserig. Die geflügelten Blattstiele sind in geringem Maße in der Droge zu finden.
Das Pulver ist hellgrün.

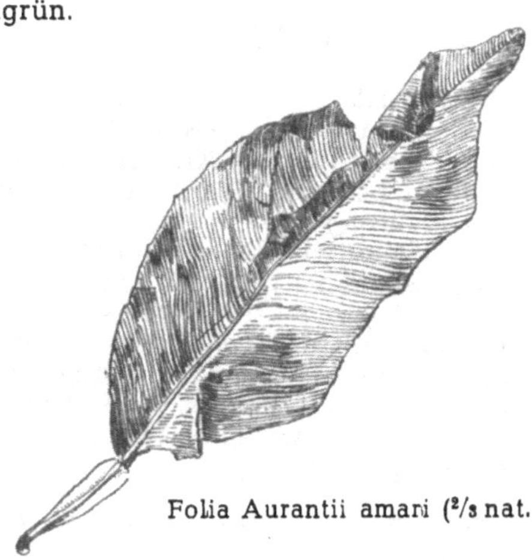

Folia Aurantii amari (²/₃ nat. Gr.)

Bestandteile: Ca. 0,3—0,5 % ätherisches Öl mit ca. 75 % Linalool, ferner Geraniol, Hesperidin und andere Bitterstoffe. Asche max. 16 %.

Anwendung: Tonikum gegen Krämpfe und Koliken. Bittermittel. — Aromatikum, Nerven- und Magenmittel.

Handels- und Verordnungsformen: Folia Aurantii amara tota, concisa und pulvis subtilis.
Verordnet als Aufguß.

Abarten, Verwechslungen, Verfälschungen: In gleicher Weise, aber in geringerem Maße, werden Folia Aurantii dulcis — Apfelsinenbaumblätter — gehandelt und verwendet. — Die Blätter anderer Citrus-Arten erkennt man am abweichenden Geruch und weniger bitteren Geschmack.

Bemerkungen: Im Erg.-B. 6 aufgeführt.

2. Flores Aurantii

Handelsbezeichnungen: Flores Naphae (lat.) — Orangenblüten, Pomeranzenblüten, Neroliblüten, Bigaradeblüten (deutsch) — Orange oder Neroli flowers (engl.) — Fleur d'orange (franz.) — Fiori del arancio amaro (ital.) — Flor de naranja (span.).

Offizinell: Im belgischen, französischen, italienischen, portugiesischen und spanischen Arzneibuch.

Herkunft: Italien, Südfrankreich (Hauptherkunftsgebiet), Spanien.

Ernte und Bearbeitung: Es werden entweder die noch geschlossenen Blütenknospen oder die eben geöffneten Blüten gepflückt und sofort sorgfältig getrocknet. Die Drogen nehmen beim Trocknungsprozeß einen bräun-

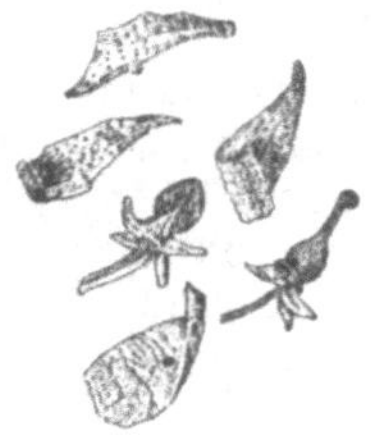

Flores Aurantii
(nat. Gr.)
links: offene Blüten
rechts: geschlossene
Knospen

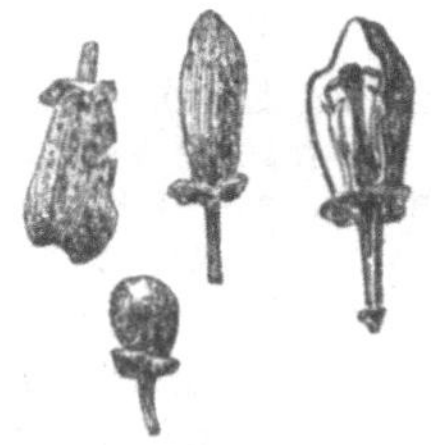

lichen Farbton an. Die Ernte ist sehr mühsam, da die Blüten einzeln abgekniffen werden müssen.
Diese Arbeit wird meist von Frauen verrichtet, die auf Leitern stehen.

Beschreibung der Droge: Knospen 1—1,5 cm lang, gestielt. Kelch 5zähnig, gelbbräunlich. Die 5 zusammenliegenden Blütenblätter sind bis 1,2 cm lang, dünn, drüsig punktiert und bilden bei den geschlossenen Knospen einen Hohlraum, der zahlreiche Staubblätter, einen dicklichen Griffel und die Narbe umschließt. Der Fruchtknoten hat 8—12 Fächer und mehr. Geruch angenehm aromatisch, honigartig. Der ausgesprochen liebliche und starke Duft der frischen Blüten tritt bei der Droge kaum noch in Erscheinung. — Geschmack würzig, kaum bitter.

Bestandteile: Mindestens 0,2 % ätherisches Öl, Bitterstoff, Hesperidin. Asche max. 7 %.

Anwendung: Nervenberuhigungs- und Magenmittel. Geruchs- und Geschmackskorrigens. — In der Likörindustrie.

Handels- und Verordnungsformen: Flores Aurantii electi und natur. geschlossene Knospen, Flores A. offene Blüten, minutim concisi, pulvis subtilis.
Verordnet als Aufguß und in Mischungen.

Prüfungen: Geruchlose oder dunkelbraune Blüten sind abzulehnen. — Auf Käfer und Madenbefall ist zu achten.

Bemerkungen: Im Erg.-B. 6 aufgeführt.

3. Oleum Aurantii floris

Handelsbezeichnungen: Oleum Neroli, Oleum Naphae (lat.) — Orangenblütenöl, Pomeranzenblütenöl, Neroliöl (deutsch) — Oil of neroli (engl.) — Essence de fleur d'orange (franz.).

Herkunft: Südfrankreich, am Fuße der Alpes-Maritimes, an der Küste (Cannes). Kleinere Mengen kommen aus Spanien.

Gewinnung: Durch Destillation der frischen, voll geöffneten Blüten mit Wasserdampf, durch das Enfleurage-Verfahren oder durch Extraktion mit flüchtigen Lösungsmitteln wird das ätherische Öl gewonnen. Ausbeute ca. 0,1—0,15 %. Haupterntezeit Mai/Juni. Der durchschnittliche Ertrag an frischen Blüten wird in Frankreich mit 2 500 000—3 000 000 kg angegeben. Die Herbsternte ist geringer. Aus 1000 kg Blüten gewinnt man ca. 900 bis 1200 g Öl.

Beschreibung: Farbe gelblich bis bräunlich, am Licht braunrot werdend, schwach fluoreszierend. $\alpha \frac{20°}{D} = +1° 30'$ bis 5°.

Brechungsindex 1.465—1.475. Geruch lieblich. Geschmack zuerst etwas süßlich, dann bitterlich-aromatisch. — Dichte 0,865—0,876.

Bestandteile: Limonen, ca. 30 % l-Linalool, Linaloolazetat, Geraniol und 0,6 % Anthranilsäuremethylester als Hauptträger des Aromas. In der Kälte kristallisiert Nerolikampfer — ein Paraffin — aus. Ferner l-Pinen, l-Kamphen u. a. Mit Wasserdampf destilliertes Öl ist rechtsdrehend, extrahiertes linksdrehend. Die Konstanten der Herbst- und Frühjahrsöle sind verschieden.

Anwendung: Medizinisch als Nervenberuhigungs-, Husten- und Magenmittel. Geschmacks- und Geruchskorrigens. In der Likörindustrie. — In der feinen Parfümerie, einer der schönsten Blütendüfte. — Zur Fabrikation von Eau de Cologne. — Das Destillationswasser, das noch ca. 1/3 des Öls enthält, wird als Orangenblütenwasser verwendet.

Handels- und Verordnungsformen: Aqua Aurantii floris, und daraus hergestellt Sirupus Aurantii floris (Erg.-B.).

Prüfungen: Die häufigsten Verfälschungsmittel des teuren Produktes sind Petitgrain- und Bergamottöl. Die Bestandteile sind im allgemeinen fast die gleichen. Die wichtigste Prüfung ist die Geruchsprobe.

Bemerkungen: Im Erg.-B. 6 aufgeführt.

4. Fructus Aurantii immaturi

Handelsbezeichnungen: Aurantia immatura, Baccae Aurantii, Poma Aurantii immatura (lat.) — Unreife Pomeränzchen, Orangetten (deutsch) — Orange peas (engl.) — Petits grains, Orangettes (franz.) — Aranzinetti (ital.) — Naranjillas (span.).

Offizinell: Im deutschen, norwegischen, russischen und schwedischen Arzneibuch.

Herkunft: Italien, Südfrankreich, Spanien (Malaga).

Ernte und Bearbeitung: Die von den Bäumen abgefallenen unreifen Früchte werden gesammelt, von Unreinigkeiten befreit, getrocknet und nach Größen, die je nach dem Reifegrad verschieden sind, sortiert.

Beschreibung der Droge: Früchte fast kugelig, sehr hart, Durchmesser 5—15 mm, Farbe matt dunkelgraugrün bis bräunlich, Oberfläche punktiert, runzelig. Am Scheitel ist die Griffelnarbe, am Grunde die helle Stielnarbe zu erkennen. Im Querschnitt erkennt man mit der Lupe unter der Oberfläche die Sekretbehälter und meist 10 rosettenartig angeordnete Fruchtfächer, die je mehrere unreife Samen enthalten. Geruch würzig. Geschmack würzig, bitter.
Das Pulver ist hellbraun.

Bestandteile: Ca. 0,5—0,7 % ätherisches Öl, mehrere Bitterstoffe, ca. 10 % Hesperidin, Aurantiamarin (glykosidisch) u. a. — Gerbstoff, Säuren. Asche max. 6,5 %.

Anwendung: Appetitanregungsmittel, gegen Magenschwäche, bei Unterleibsbeschwerden. In der Likörfabrikation. — Zur Herstellung des ätherischen Öls.

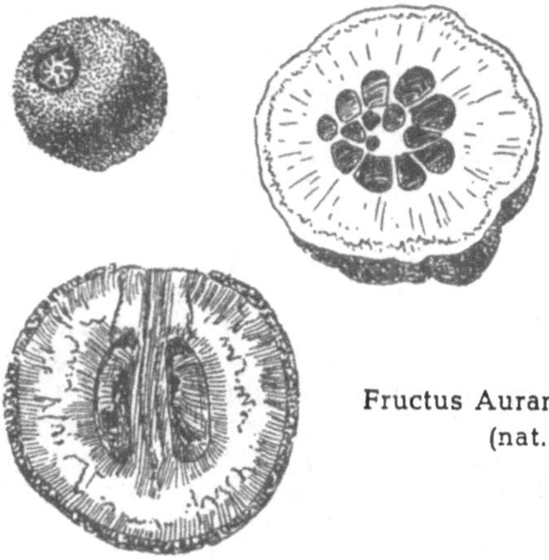

Fructus Aurantii immaturi
(nat. Gr.)

Handels- und Verordnungsformen: Fructus Aurantii immaturi tot., contusi, pulvis grossus und subtilis. Bestandteil der Tinctura amara (D. A. B. 6). Verordnet als Tinctura Aurantii fructus immaturi (Erg.-B.) sowie als Aufguß.

Prüfungen: Das Pulver wird durch Kalilauge lebhaft gelb gefärbt. — Unreife Zitronen haben eine längliche Form und sind am oberen Ende zugespitzt.

5. Oleum Aurantii fructus immaturi

Handelsbezeichnung: Petitgrainöl (deutsch) — Oil of petitgrain (engl.) — Essence de petitgrain (franz.).

Herkunft: Südfrankreich, Spanien, Italien, Kaukasusgebiete.

Gewinnung: Das ätherische Öl wurde früher ausschließlich aus Fructus Aurantii immaturi gewonnen, heute auch aus den Blättern und jungen Zweigen durch Wasserdampfdestillation.

Beschreibung: Farbe gelblich, blau fluoreszierend. $\alpha \frac{20°}{D} = +5°$ bis $-2° 45'$ Der Geruch ist dem Orangenblütenöl ähnlich, aber weniger fein. Geschmack aromatisch, leicht bitter.

Bestandteile: d-Limonen, l-Linalool, Linalylacetat, Geraniol frei und als Ester u. a.

Anwendung: In der Likör- und Parfümerieindustrie.

6. Cortex Aurantii fructus amar.

Handelsbezeichnungen: Pericarpium Aurantii amar. (Offiz. Bezeichnung des D.A.B. 6), Flavedo Aurantii amar., Malicorium Aurantii, Cortex Pomorum Aurantii (lat.) — Pomeranzenschalen, bittere Orangenschalen, Bigaradeschalen (deutsch) — Bitter orange peel (engl.) — Ecorce d'orange amère (franz.) — Scorza di arancio amaro (ital.) — Corteza de naranja amarga (span.).

Offizinell: In fast allen europäischen Arzneibüchern.

Herkunft: Hauptsächlich Italien und Spanien (vgl. Ol. Aurantii S. 100), Frankreich.

Ernte und Bearbeitung: Die Schalen der reifen Früchte werden gevierteilt und abgezogen oder spiralenförmig abgeschält. Die Trocknung muß möglichst rasch erfolgen, damit keine Schimmelbildung auftritt.

Beschreibung der Droge: Länge der gevierteilten Stücke 5—8 cm, Breite ca. 4 cm, Dicke ca 1,5 mm, gewölbt oder unregelmäßig gebogen, oft seitlich eingerissen. Außenseite grobhöckerig, gelborangefarben bis rötlichbräunlich, Innenseite weißlich, durch die Ölräume gefleckt. Bruch spröde. Die gelbliche Außenschicht bezeichnet man als „Flavedo", die schwammige, weißliche Innenschicht, die Pulpa, als „Albedo". — Bei der oben beschriebenen Arzneibuchware ist die Pulpa durch Ausschaben entfernt. Beide Qualitäten sind handelsüblich. Die in Bändern abgeschälte Qualität ist der nachträglich expulpierten an Aromastoffen überlegen. Geruch kräftig aromatisch. Geschmack aromatisch bitter.
Charakteristisch für die Schnittdroge sind die meist quadratischen Stückchen mit der gelbbraunroten bis orangefarbenen, warzig-höckerigen Außenfläche und der schmutzigweißen Innenseite.
Das Pulver ist weißgelb bis gelblichgrau.

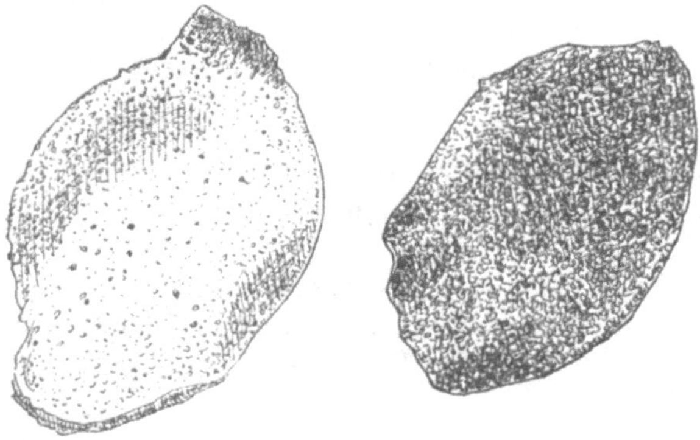

Cortex Aurantii sine pulpa
(⅔ nat. Gr.)

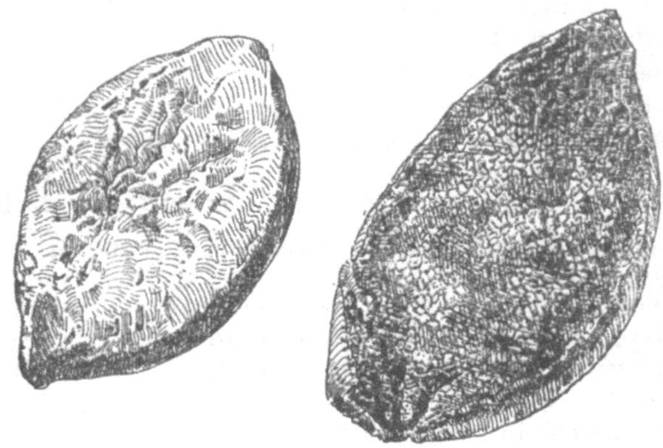

Cortex Aurantii cum pulpa
(⅔ nat. Gr.)

Bestandteile: Ca. 1—2,5 % ätherisches Öl, Bitterstoffe (Hesperidin, Aurantiamarin u. a.), Gerbstoff, Säuren. — Asche max. 6 %.

Anwendung: Tonikum und Magenmittel, bei Verdauungsstörungen, leichten Krämpfen. — Bittermittel und Geschmackskorrigens. — In der Likörindustrie, zu Bittern, Gewürz- und Kräuterschnäpsen.

Handels- und Verordnungsformen: Cortex Aurantii fruct., amar. natur. ¼, elect. ¼, extradick ¼, concis., pulvis grossus und subtilis. — Cortex Aurantii fruct. amar. expulp. ¼ in Streifen, ◻ concis, pulvis grossus und subtilis, — Cortex Aurantii in Bändern.
Verordnet als Sirupus Aurantii, Tinctura Aurantii, Tinctura Aurantii comp., Elixir Aurantii comp., Extractum Aurantii fluid. (D. A. B. 6), Bestandteil der Tinctura Chinae comp., Tinctura amara (D. A. B. 6), zu Extractum Aurantii (Erg.-B.). Ferner als Aufguß oder Abkochung allein oder in Mischungen mit anderen Drogen.

Abarten, Verwechslungen, Verfälschungen: Die Fruchtschale von *C. sinensis* — *Apfelsine* — ist mehr orangerot, dünner. Die grubigen Vertiefungen sind spärlicher. Der Bitterwert beträgt nur den zehnten oder zwanzigsten Teil. *C. aurantium var. amara* — eine besondere Art — liefert Cortex Aurantii fruct. viridis, die sog. Curaçaoschalen mit grüner bis graugrüner Außenfläche. Die Handelsqualität kommt nicht nur aus Westindien, sondern es wird auch grünschalige Ware aus Malaga oder Südfrankreich von unreifen Früchten gehandelt. — *C. spatafora* liefert meist die Orangeade — Confectio oder Conditium Aurantii. — Mit Zucker eingekochte Orangenschalen, die zu Backwaren verwendet werden.

Prüfungen: In der offizinellen Ware sollen grünliche Schalenfragmente fehlen. Pulverisierte Cortex Aurantii fruct. amar. wird durch Kalilauge gelb.

Bemerkungen: Das beim Expulpieren abfallende Mark — *Albedo Aurantii fructus* — wird in der Parfümerieindustrie zu Riechkissen, Räucherpulvern usw. verarbeitet.

7. Oleum Aurantii fructus amar. aethereum

Handelsbezeichnungen: Oleum Aurantii pericarpii amar., Oleum Aurantii corticis (lat.) — Bitteres Pomeranzenschalenöl (deutsch) — Oil of bitter Orange (engl.) — Essence d'orange (franz.).

Herkunft: Italien (südliches Kalabrien und Sizilien), Spanien.

Gewinnung: Das ätherische Öl wird durch Auspressen der frischen Fruchtschalen gewonnen. Destillationsöle sind minderwertig. Im Vergleich zum Apfelsinenöl spielt bitteres Pomeranzenöl im Handel nur eine geringe Rolle. Die wesentlichen Gewinnungsmethoden sind das Spugna- oder Macchinaverfahren (vgl. S. 106).

Beschreibung: Farbe gelb bis rötlichbraun. $\alpha_D^{20°} = +88°$ bis $+96°$. Brechungsindex 1,473—1,475. Geruch würzig. Geschmack bitter. Dichte 0,847—0,852.

Bestandteile: Die Zusammensetzung weicht nur wenig von der des süßen Orangenöls ab.

Anwendung: Geschmackskorrigens. In der Likör- und Parfümerieindustrie.

Bemerkungen: Im Erg.-B. 6 aufgeführt. Vgl. auch Oleum Aurantii fructus dulcis. Die Heimat der bitteren Pomeranze ist Südostasien, jetzt wird sie in zahlreichen Varietäten in allen wärmeren Ländern der Welt angebaut. In Europa durch die Araber im 9. Jahrhundert bekanntgeworden.

Stammpflanze: ***Citrus sinensis*** — Apfelsinenbaum, süßer Orangen- oder Pomeranzenbaum.

Beschreibung der Stammpflanze: Der Apfelsinenbaum weist eine große Ähnlichkeit mit dem Pomeranzenbaum auf.

Standorte: Vgl. Einleitung.

Anbau: In zahlreichen Kulturformen in den Mittelmeerländern kultiviert.

Verwendet werden: 1. die getrockneten Schalen der reifen Früchte, 2. das ätherische Öl der Schalen.

1. Cortex Aurantii fructus dulcis

Handelsbezeichnungen: Pericarpium Aurantii dulcis, Flavedo Aurantii dulcis (lat.) — Apfelsinenschalen, süße Pomeranzen- oder Orangenschalen (deutsch) — Sweet orange peel (engl.) — Orange vrai (franz.) — Scorza di arancio dolce (ital.) — Corteza de naranja dulce (span.).

Offizinell: Im französischen und spanischen Arzneibuch.

Herkunft: Italien (Kalabrien, Sizilien), Spanien, Portugal.

Ernte und Bearbeitung: Vgl. Cortex Aurantii fructus amar.

Beschreibung der Droge: Die Droge ist anatomisch der bitteren Orangenschale sehr ähnlich. Die Außenfläche ist rötlicher, heller und meist glatter. Auch diese Droge wird mit und ohne Pulpa, in Vierteln und in Bändern gehandelt. — Geruch milde, aromatisch. Geschmack milde, aromatisch, nur wenig bitter.

Bestandteile: Ätherisches Öl, nur geringe Mengen Bitterstoffe (Hesperidin), Fett, Säuren, Pektin, carotinartige Farbstoffe.

Anwendung: Tonikum und Geschmackskorrigens. In der Likör- und Schokoladenwarenindustrie.

Handels- und Verordnungsformen: Cortex Aurantii fruct. dulcis ¼, in Bändern concis., pulvis, Cortex Aurantii fruct. dulcis expulpat. ¼, in Bändern, ▱ concis. Verordnet in galenischen Präparaten, als Aufguß, in Abkochungen, allein oder in Mischungen mit anderen Drogen.

Bemerkungen: In Spanien werden neuerdings Anlagen geschaffen für die Gewinnung von Alkohol aus Apfelsinen.

2. Oleum Aurantii fruct. dulcis aethereum

Handelsbezeichnungen: Oleum Aurantii pericarpii dulcis, Oleum Aurantii corticis dulcis, Oleum portugalicum (lat.) — Pomeranzenschalenöl, süß, Orangenschalenöl, süß, Apfelsinenschalenöl, Portugalöl (deutsch) — Oil of sweet Orange (engl.) — Essence d'orange douce (franz.).

Herkunft: Vgl. Cortex A.

Gewinnung: Aus frischen Apfelsinenschalen durch Auspressen. Nach dem Spugna- oder Macchina-Verfahren.

Beschreibung: Farbe gelb bis gelbbraun. Bei längerem Aufbewahren setzt es einen gelblichweißen, wachsartigen Bodensatz ab. $\alpha \frac{20^\circ}{D} = +96^\circ$ bis $+98^\circ$. Geruch charakteristisch apfelsinenartig. Geschmack milde, aromatisch, nicht bitter. Dichte 0,848—0,852.

Bestandteile: Ca. 90 % d-Limonen, ferner Citral, Zitronellol und andere Verbindungen. — Spanisches Öl enthält oft nur ca. 70 % Limonen.

Anwendung: Geschmackskorrigens. In der Parfümerie- und Likörindustrie.

Abarten, Verwechslungen, Verfälschungen: Aus Blättern, Stengeln und Zweigen von C. sinensis wird ähnlich wie bei C. aurantium var. amara ein Petitgrainöl gewonnen, welches im Handel meist als *Petitgrain Portugal* bezeichnet wird. — Hauptbestandteile: Terpene, besonders d-Camphen, wenig Limonen, ca. 4 % Citral. *Oleum Aurantii floris dulcis* wird in Südfrankreich nur in geringem Maße gewonnen.

Prüfungen: Alle evtl. Verfälschungsmittel würden das Gewicht erhöhen und das Drehungsvermögen herabsetzen.

Bemerkungen: Rektifiziertes Öl ist farblos, spezif. leichter, wenig haltbar, es nimmt einen faden, unangenehmen Geruch an.
Die Preßrückstände der Apfelsinen werden in manchen Fällen noch einem Destillationsprozeß unterworfen, um das restliche ätherische Öl zu gewinnen. Solche Destillationsöle sind minderwertig.
Der Apfelsinenbaum stammt aus Südchina und wurde durch portugiesische Seefahrer im 16. Jahrhundert nach Europa gebracht. Seit der Zeit ist auch bereits die Gewinnung ätherischer Öle bekannt. — Die Bedeutung und Wertschätzung der ganzen frischen Früchte, die einen wichtigen Exportartikel der Erzeugerländer bilden, sind allgemein bekannt.

Stammpflanze: ***Citrus Aurantium var. bergamia*** — Bergamott — Orange.

Beschreibung der Stammpflanze: Der Baum ist den beschriebenen Arten ähnlich.

Standorte: Subtropische Gebiete Europas. — In Gärten angebaut.

Verwendet wird: das ätherische Öl der Fruchtschalen.

Oleum Bergamottae

Handelsbezeichnung: Bergamottöl (deutsch) — Oil of Bergamot (engl.) — Essence de bergamote (franz.).

Herkunft: Italien, auf der Südspitze des italienischen Festlandes, besonders in Kalabrien. Der Hauptstapelplatz ist Reggio. Auf Sizilien gedeiht der Baum nicht. — In Rußland gibt es Kulturen zur Gewinnung des ätherischen Öls in Georgien.

Gewinnung: Die Bergamottfrüchte sind kugelrund, regelmäßig. Das ätherische Öl wird aus den frischen Fruchtschalen durch Auspressen nach dem Macchina-Verfahren gewonnen (vgl. Seite 106). Vollreife Früchte geben das beste Öl.

Beschreibung: Farbe honiggelb bis grüngelb, durch Kupfergehalt (Gefäße) oft grün gefärbt. Bei längerem Stehen scheidet sich ein gelber Bodensatz ab (Bergapten). Rechtsdrehend $\alpha \frac{20^\circ}{D} = +5^\circ$ bis $+24^\circ$.
Brechungsindex 1,464—1,468. — Geruch kräftig, sehr angenehm. Geschmack bitter, aromatisch. Dichte 0,876—0,881.
Bestandteile: 35—45 % l-Linalylazetat (mindestens 34 %), der Hauptträger des Geruchs, ferner l-Linalool, d-Limonen, ca. 5 % Bergapten u. a.

Anwendung: In der Kosmetik, zur Parfümierung von Haarölen und Pomaden. Erstklassiges Geruchs- und Geschmackskorrigens (besonders für Naphthalin), zur Herstellung von Eau de Cologne. — In der Mikroskopiertechnik.

Bemerkungen: Im Erg.-B. 6 aufgeführt. Rektifiziertes Öl ist farblos, aber weniger wertvoll, da z. T. zersetzt. — Bergamottöl ist seit dem Ende des 17. Jahrhunderts bekannt. — Aus dem Fruchtsaft wird Zitronensäure gewonnen. — Aus Blättern und jungen Zweigen wird Bergamott-Petitgrainöl gewonnen.

Stammpflanze: ***Citrus medica*** — Zitronenbaum.

Beschreibung der Stammpflanze: Strauch oder 4—8 m hoher Baum mit rötlichen Sprossen, bis 15 cm langen kahlen Laubblättern, weißrötlichen Blüten und eiförmigen, außen grubigen, unten zitzenförmigen, dünnschaligen, acht- bis zehnfächerigen Früchten. Mehrere Varietäten.

Standorte: Subtropische Gebiete Europas. — Besonders auf den nach der Küste abfallenden Berghängen auf Sizilien angebaut.

Verwendet werden: 1. die getrockneten Schalen reifer Früchte, 2. das ätherische Öl der Früchte.

1. Cortex Citri fructus

Handelsbezeichnungen: Pericarpium Citri, Cortex Citri, Flavedo Citri, Cortex Limonis (lat.) — Zitronenschalen, Limonenschale (deutsch) — Lemon peel (engl.) — Ecorce de citron (franz.) — Scorza di limone (ital.) — Casca di Limone (port.) — Corteza de cidra oder de limon (span.).

Offizinell: Im bulgarischen, deutschen, englischen, griechischen, italienischen, kroatischen, niederländischen, portugiesischen, rumänischen, schwedischen, schweizerischen, serbischen, slowakischen, spanischen und ungarischen Arzneibuch. Frische Schalen sind im niederländischen Arzneibuch offizinell.

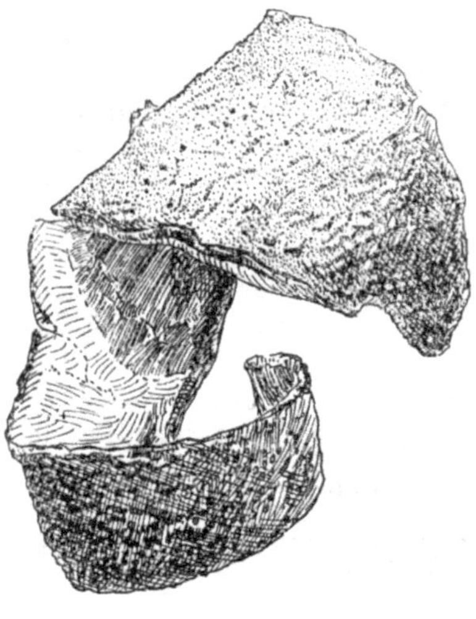

Cortex Citri fructus (nat. Gr.)

Herkunft: Italien, besonders Sizilien (Messina, Palermo), Süditalien (Kalabrien, Reggio), Italienische Riviera, Spanien (Murcia), Portugal, Südfrankreich (besonders Riviera-Küste), Südrußland (Georgien).

Ernte und Bearbeitung: Zitronen werden meist viermal im Jahr geerntet, kurz bevor sie die bekannte zitronengelbe Farbe annehmen. Ein ausgewachsener Zitronenbaum trägt ca. 2000—3000 Früchte. Haupternte November/April. Die meisten Winterfrüchte sowie die kleineren und weniger schönen Exemplare werden an Ort und Stelle zur Schalendroge, zu ätherischem Öl oder zu Zitronensäure verarbeitet. — In den Sommermonaten wird dreimal geerntet. Die Schalendroge besteht meist aus der in Spiralbändern abgeschälten, äußeren Schicht, der ausgewachsenen, aber nicht völlig reifen Früchte; seltener aus 1/4 Schalen. Sorgfältige Trocknung ist erforderlich, damit keine Schimmelbildung eintritt.

Beschreibung der Droge: Breite ca. 2 cm, Dicke ca. 3 mm. Außenseite gelbgrün bis bräunlichgelb, durch die eingesunkenen Sekretbehälter grubig punktiert. Innenseite gelblichweiß, schwammig. — Geruch charakteristisch, kräftig, aber schwächer als bei frischer Ware. — Geschmack schwach bitter-würzig.
Charakteristisch für die Schnittdroge ist die höckerige, gelbbraune Außenfläche und die weißliche Innenseite. Der Schnitt ist meistens quadratisch.

Bestandteile: Ca. 1—3 % ätherisches Öl, Hesperidin und andere Bitterstoffe, Schleim, Gerbstoff.

Anwendung: Appetit- und verdauungsanregendes Mittel wie Cortex Aurantii fructus amar. Geruchs- und Geschmackskorrigens.

Handels- und Verordnungsformen: Cortex Citri fructus tot., concisus, pulvis subtilis, in Bändern und in Vierteln. — Cortex Citri fructus expulpatus in Bändern. Verordnet als Aufguß, meist in Mischungen mit anderen Drogen.

Abarten, Verwechslungen, Verfälschungen: *C. medica var. vulgaris* — *Cedro* oder *Zitronatzitrone*. Hauptherkunftsgebiete Umgebung von Genua, Kalabrien, Sizilien. Die Früchte sind bedeutend größer und dickschaliger als die üblichen Zitronen. Die Schalen werden in Salzwasser eingekocht gehandelt. Überzuckert liefern sie Zitronat oder Sukkade. Das ätherische Öl der Schalen enthält Limonen und Citral und wird in geringem Maße als Cedro- oder Cedratöl hergestellt. Neben der *var. vulgaris* kommen noch *var. gibbocarpa* und *var. regina* vor. *C. medica var. lumia* kommt in Kalabrien und auf Sizilien vor. Die Früchte enthalten ätherisches Öl.

Bemerkungen: Frischer Zitronensaft zeichnet sich durch einen sehr hohen Gehalt an Vitamin C aus.

2. Oleum Citri aethereum

Handelsbezeichnungen: Oleum Limonis, Oleum Cedro (lat.) — Zitronenöl, Limonenöl (deutsch) — Oil of lemon (engl.) — Essence de citron (franz.).

Offizinell: Im deutschen und in anderen europäischen Arzneibüchern.

Herkunft: Vgl. Cortex C. Das Hauptgebiet für die Ölgewinnung ist Sizilien mit den Bezirken Etna, Messina, Palermo, Siracus und Barzellona. Geringere Mengen werden in Kalabrien gewonnen. In Rußland Georgien und Batum.

Gewinnung: Erntezeit meist Dezember/Ende März. Das Öl wird durch Auspressen der frischen Fruchtschalen nach dem Scorzetta-, Spugna- oder Macchina-Verfahren gewonnen. Das neueste Verfahren ist das Zentrifugieren. 1500—3000 Zitronen geben 1 kg Öl. Grüne Früchte geben eine höhere Ausbeute als gelbe, vollreife.

Gewinnungsmethoden: **Scorzetta-Verfahren:** Die Früchte werden mit einem besonderen Messer in zwei Hälften geschnitten, das Fruchtfleisch mit einem Löffel entfernt. Die Schalen läßt man, mit Wasser befeuchtet, einige Stunden stehen. Sie werden dann wiederholt gegen Schwämme gepreßt. Das ganze Verfahren geht bei geübten Männern sehr schnell. Alle zehn Tage ungefähr müssen die Schwämme erneuert werden. — Das Öl wird vom vorhandenen Wasser und den Rückständen abgegossen und durch ein Tuch filtriert. Die Schalen werden nach dem Auspressen eingesalzen und als „Salate" gehandelt. Das Fruchtfleisch wird auf Zitronensaft verarbeitet.

Spugna-Verfahren: Die Schale wird in drei Längsstreifen von der Frucht heruntergeschnitten, Schale und Fruchtfleisch werden weniger gut getrennt. Das Auspressen erfolgt ebenfalls in Schwämme. Bei diesem Verfahren kommt Zitronensaft mit in das aufgefangene Öl. Im allgemeinen wird das erste Verfahren bevorzugt. Das Spugna-Öl läßt sich jedoch besser filtrieren. Aus den Rückständen wird ein geringwertiges Öl durch Wasserdampfdestillation gewonnen.

Macchina-Verfahren: Maschinelle Bearbeitung der Früchte zur Gewinnung des Öls wird in Kalabrien angewandt, wo auch vor allem das Bergamottöl auf diese Weise gewonnen wird. — Es handelt sich um eine primitive, mit der Hand betriebene Maschine, die aus einem Holzrahmen besteht, in dem sich ein Holzrad mit Zapfen befindet, das mit einem Triebwerk und einer Presse verbunden ist. Die Preßflächen sind mit Zähnen versehen, die die Ölbehälter aufreißen. Das Öl fließt in ein Auffanggefäß ab.
Da bei dem primitiven Verfahren einerseits viel Öl verlorengeht und ein großer Aufwand an Arbeitszeit nötig ist, anderseits aber eine einfache Destillation kein hochwertiges Öl gibt, ist man in den letzten Jahrzehnten z. T. zu einer Gewinnung des Öls durch Destillation im Vakuum mit Wasserdampf übergegangen. Zitronenöl ist gegen Lagerungseinflüsse sehr empfindlich und setzt, wie alle durch Pressung gewonnenen ätherischen Öle, beim Stehen einen mehr oder weniger kristallinen Bodensatz ab. Durch Einwirkung von Licht und Luft wird es verändert, verliert die Farbe und scheidet eine schmierige, braune Masse ab. Die Gefäße müssen stets sorgfältig geschlossen und bis zum Hals gefüllt sein. Im Dunkeln aufbewahren.

Beschreibung: Farbe hellgelb, $\alpha \frac{20^\circ}{D} = 55^\circ$ bis 65°. Geruch rein zitronenartig. Destillierte Öle haben einen weniger intensiven Geruch als gepreßte. Geschmack mild, würzig, hinterher etwas bitter. Dichte 0,852—0,856. Das Öl verharzt leicht und nimmt dann terpentinartigen Geruch an.

Bestandteile: Kompliziertes Gemisch zahlreicher Substanzen. Ca. 90—95 % Kohlenwasserstoffe, unter anderem d-Limonen, Phellandren, l-Kamphen, Sesquiterpene, mit 4—5 % Zitral von intensivem Zitronengeruch und Zitronellol sowie Aldehyde.

Anwendung: Aromatikum und Geschmackskorrigens. Zu Einreibemitteln. In der Mikroskopiertechnik als Aufhellungsmittel. — In der Parfümerie-, Likör- und Limonadenindustrie. Als Zusatz zu Backwaren, im Haushalt usw.

Abarten, Verwechslungen, Verfälschungen: Aus Zweigen, Blättern und unreifen Früchten wird das *Zitronen-Petitgrainöl* gewonnen.

Bemerkungen: Zitronensäure — *Acidum citricum* — kommt zu ca. 7 % in den Früchten vor, wird aber meist aus dem Saft bereitet. Die wesentlichen Produktionsländer sind Italien und Rußland, aber auch Deutschland und England, wohin der Saft in Form von zitronensaurem Kalk und ähnlichen Produkten versandt wurde. — Aus den Extraktionsrückständen werden Vitaminpräparate hergestellt. Der Zitronenbaum stammt offensichtlich aus den Himalajagebieten. Um das Jahr 1000 wurde er auf Sizilien kultiviert. 1550 wurde zuerst das ätherische Öl destilliert und die Zitronensäure genannt.

Weitere Citrus-Arten:

C. nobilis — Mandarinenbaum —, aus Cochinchina stammend, wird in Italien, auf Sizilien, in Südfrankreich und Spanien in steigendem Maße angebaut. Früchte flachgedrückt, kugelig, dünnschalig, orangegelb. Durchmesser 6—7 cm. Die Fruchtschalen liefern ein sehr wohlriechendes ätherisches Öl mit 92 % Limonen. Farbe goldgelb, mit schwach bläulicher Fluoreszenz. — Auch die Blätter werden auf ätherisches Öl ausgebeutet.

C. Limetta — Limettenbaum — kommt in den Mittelmeerländern vor. Die Früchte haben, im Gegensatz zu den westindischen, süßen Saft. Blüten und Fruchtschalen werden in geringerem Maße ebenfalls auf ätherisches Öl ausgebeutet.

C. maxima — Pompelmusenbaum —, aus Ostasien stammend, wird in Südeuropa angebaut. Die großen Früchte werden als Obst verwertet. Die Schale enthält ätherisches Öl.
Weitere Abarten kommen in Ostasien vor und werden in tropischen und subtropischen Gebieten, besonders in Westindien, kultiviert.

Geschichte: Die einzelnen Mitglieder der kleinen Gattung Citrus haben meist zahlreiche Varietäten. Heimat ist das mittlere bis südöstliche Asien. Wahrscheinlich sind die Citrus-Gewächse durch die Kriegszüge Alexanders d. Gr. über Persien nach Vorderasien gelangt. Durch die Römer, die Araber und später durch die Kreuzzüge verbreitete sich die Kultur in den Mittelmeergebieten. In Deutschland nur hier und da als Zierpflanzen angebaut.

CNICUS BENEDICTUS

Stammpflanze: ***Cnicus benedictus*** — Benediktendistel.

Familie: Compositae — Korbblütler.

Beschreibung der Stammpflanze: Einjähriges, bis 50 cm hohes, distelartiges Kraut mit kräftiger, verästelter Pfahlwurzel. Kraut und Samen vgl. unten. Blütezeit Juni/August.

Standorte: Mittel-, Ost- und Südeuropa. — Auf nicht zu feuchtem Boden in sonniger Lage, an unbebauten Stellen verwildert.

Anbau: Auf lockerem Boden, wie oben. Düngung erwünscht. Aussaat im Frühjahr.

Verwendet werden: 1. das getrocknete Kraut, 2. die reifen, getrockneten Samen.

1. Herba Cardui benedicti

Handelsbezeichnungen: Centaurea benedictus, Herba Cardui sancti, Herba Cnici benedicti, Herba Cnici silvestris (lat.) — Carduus benedictus (hom.) — Benediktendistel, Kardobenediktenkraut, Heil- oder Bitterdistel, Benediktenkarde, Spinnendistel, Distelkraut (deutsch) — Blessed thistle (engl.) — Chardon bénit (franz.) — Cardo santo (ital.).

Offizinell: Im belgischen, deutschen, kroatischen, rumänischen, russischen, schwedischen und schweizerischen Arzneibuch. Im Homöopath. Arzneibuch ist das frische, blühende Kraut offizinell.

Herkunft: Deutschland, Rußland, Balkanländer.

Ernte und Bearbeitung: Anfang Juni bei trockenem Wetter wird das Kraut zum ersten Male mit der Sichel geschnitten, meist kurz vor der Blütezeit. Später erfolgt bis zum Herbst ein zweiter und dritter Schnitt. Trocknung im Schatten, an der Luft, nicht zu stark, da die Droge sonst sehr brüchig wird. 5 T. frisches Kraut = 1 T. Droge.

Beschreibung der Droge: Getrocknete Blätter und krautige Zweigspitzen mit Blütenknospen. Grundständige Rosettenblätter, 10—30 cm lang, spitz, in einen dreikantigen, geflügelten Blattstiel übergehend. Obere Stengel-

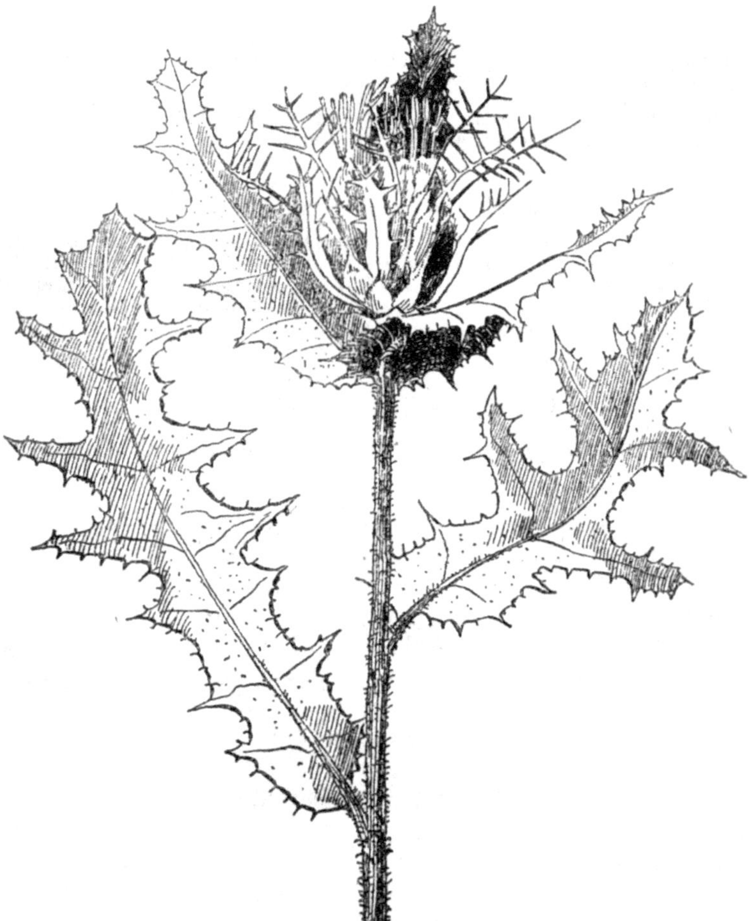

Herba Cardui benedicti (etwa nat. Gr.)

blätter sitzend, am Stengel herablaufend. Stengel derbe längsfurchig. Blätter gesägt oder fiederspaltig, an den Spitzen und Lappen mit Stacheln, oberseits zottig behaart, unterseits gelbgrün, grob netzaderig. — Blütenkörbchen einzeln, endständig, ca. 3 cm lang. Hüllkelch mit dachziegelig angeordneten Blättern, außen matt gelbgrün, innen seidig glänzend, weiß, in einen behaarten rotvioletten Stachel auslaufend. Innere Kelchblätter schmaler, Stachel gefiedert. Zahlreiche gelbe Röhrenblüten. Blütenboden flach mit langen, seidigen, weißglänzenden, borstigen Spreuhaaren. Fast geruchlos. Geschmack sehr bitter und scharf.
Charakteristisch für die Schnittdroge sind die hellgrünen Blattstückchen mit dem stacheligen gesägten Rand. Behaarung klebrig, Teilchen daher aneinanderhängend.
Das Pulver ist graugrünlich.

Bestandteile: Gerbstoffe, 0,2 % Bitterstoff (Knizin), 0,3 % ätherisches Öl, Schleim, Harze. Asche max. 20 %.

Anwendung: Bitteres Magenmittel. Schweißtreibendes Mittel, bei Leberleiden, Lungenleiden. — Bitterstoffträger bei der Herstellung von Kräuterlikören.

Handels- und Verordnungsformen: Herba Cardui benedicti c. florib. tota, concisa, pulvis grossus, pulvis subtilis, ferner in foliis und cum capsulis.
Verordnet wird Extractum Cardui bened. (D. A. B. 6), Extractum fluid., Pulver, heißer Aufguß. Abkochungen, Weinpräparate. In der Homöopathie: Urtinktur aus der ganzen blühenden Pflanze.

Abarten, Verwechslungen, Verfälschungen: *Silybum marianum — Mariendistel —* hat kahle, weißfleckige Blätter. *Cirsium oleraceum — Kohl- oder Gemüsedistel —* hat wenig behaarte, nur schwach stachelig gewimperte Blätter. *Onopordon acanthium — Eselsdistel —* hat weißfilzig behaarte Blätter.

Bemerkungen: Cnicus benedictus war dem Theophrast bekannt. Im 13. und 14. Jahrhundert wurde die Droge medizinisch verwendet, die ersten deutschen Beschreibungen stammen von den bekannten Botanikern des 16. Jahrhunderts.

2. Semen Cardui benedicti

Handelsbezeichnungen: Fructus Cardui benedicti (lat.) — Kardobenediktensamen, Bitterdistelsamen, Stechkörner (deutsch) — Semilla de Cardosanto (span.).

Herkunft: Vgl. Herba Cardui benedicti.

Ernte und Bearbeitung: Die Samen werden im Herbst gesammelt.

Beschreibung der Droge: Ca. 1 cm lang, ca. 4 mm breit, etwas gekrümmt, gelblichgrau mit ca. 20 Längsrippen, oft mit einem Schopf von ca. zehn hellen Borsten und einem Ring kleiner Zähnchen. Am Grunde abgeschrägt. Die feste Fruchtwand umschließt einen glasig aussehenden Embryo.

Bestandteile: 24—28 % fettes Öl, Bitterstoffe.

Anwendung: Bittermittel. Gegen Wunden und Geschwüre in Form von Umschlägen. — Zur Gewinnung des fetten Öls. — Die Rückstände dienen als Kraftfutter.

COLCHICUM

Stammpflanze: ***Colchicum autumnale*** — Herbstzeitlose.

Familie: Liliaceae — Liliengewächse.

Beschreibung der Stammpflanze: Ausdauerndes Zwiebelknollengewächs von 12—15 cm Höhe. Knolle birnenförmig, auf der einen Seite schwach, auf der andern stark konvex mit breiter Rinne und abwärts gerichtetem, wurzeltragendem Fortsatz. Schalen braun. Aus dem Sproß entwickeln sich im Herbst die langröhrigen, crocusähnlichen, sechsblättrigen, bläulichrosa Blüten und im darauffolgenden Frühjahr die breiten, lanzettlichen, spitz zulaufenden, dunkelgrünen, saftigen Blätter. Dreifächerige, braune, eiförmige Kapselfrüchte mit zahlreichen Samen. (Vgl. unten.) Das Internodium zwischen erstem und zweitem Laubblatt wird zur Tochterknolle. Blütezeit: September/Oktober, in Ausnahmefällen im Frühjahr. Die Samenkapseln erscheinen meist im Frühjahr.

Standorte: Gebirge Mittel- und Südeuropas. — Feuchte Bergwiesen.

Anbau: Keimung der Samen in feuchtem Wiesenboden zwei bis drei Jahre. Zwiebelbrut im Sommer aussetzen. Erste Blüte bei warmem Wetter im Herbst.

Verwendet werden: 1. die getrockneten Knollen, 2. die getrockneten, reifen Samen.

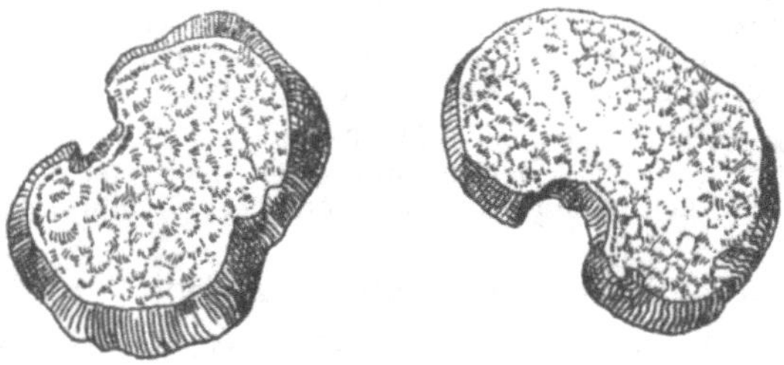

Bulbus Colchici in Scheiben (nat. Gr.)

1. Bulbus Colchici

Handelsbezeichnungen: Tuber Colchici, Colchici cormus (lat.) — Colchicum (hom.) — Herbstzeitlosenknollen, Wiesensafranknollen, Wilde Safranwurzel, Zeitlosenwurzel (deutsch) — Colchicum root (engl.) — Racine de Colchique (franz.) — Tuberculo de Colchico (ital.).

Offizinell: Im Homöopath. Arzneibuch sind die frischen Knollen.

Herkunft: Balkanländer.

Ernte und Bearbeitung: Die Knollen werden beim Erscheinen der Blüten im Herbst gegraben, von Blattresten, Blütentrieben und Wurzeln befreit, in Scheiben geschnitten und bei geringer, künstlicher Wärme rasch getrocknet. 3 T. frische Knollen = 1 T. Droge.

Beschreibung der Droge: Getrocknete Knollen sind bräunlich, schief eiförmig, bis 4 cm lang, bis 3 cm dick, auf der einen Seite mit einer Rinne

versehen. Meist geschält und in Scheiben geschnitten. Umriß nierenförmig, Oberfläche weißgrau, feingekörnt. Bruch weißgrau, mehlig.
Das Pulver ist weißlichgrau.

Bestandteile: 0,03—0,06 % Colchicin (Alkaloid), fettes Öl, ca. 20 % Stärke, Zucker, Inulin. Die Knollendroge wird heute weniger verwendet, weil das Alkaloid leicht zersetzlich ist.

Anwendung: Diuretikum. Bei Gicht, rheumatischen Leiden, Ischias, Würmern.

Handels- und Verordnungsformen: Bulbus Colchici in Scheiben und pulvis subtilis. Verordnet als Extrakt oder Pulver. In der Homöopathie: Urtinktur und Potenzen aus den im Frühjahr gesammelten frischen Knollen.

Bemerkungen: Giftdroge!

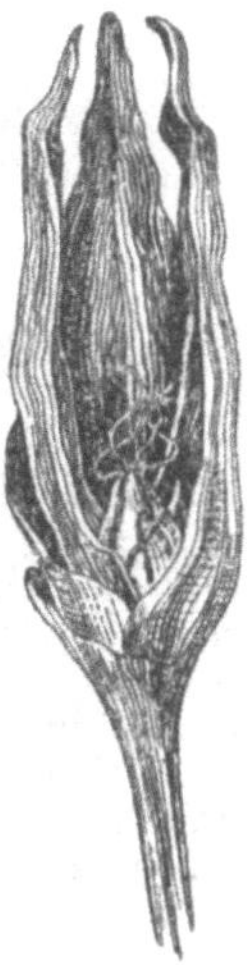

Colchicum autumnale (½ nat. Gr.)
Samenkapsel

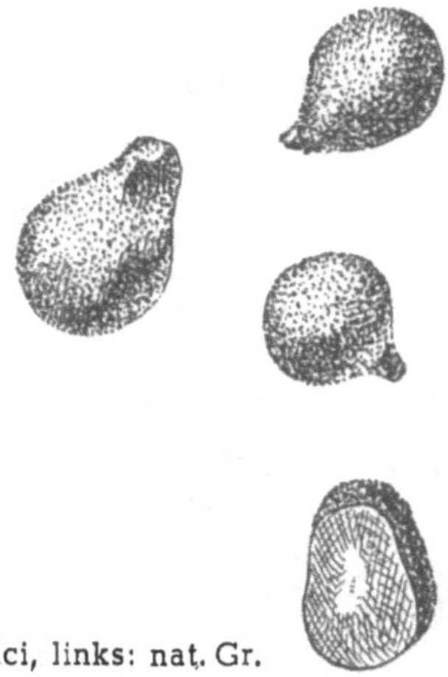

Semen Colchici, links: nat. Gr.

2. Semen Colchici

Handelsbezeichnungen: Semen Croci pratensis (lat.) — Herbstzeitlosensamen, Zeitlosensamen, Wiesensafransamen (deutsch) — Colchicum seed (engl.) — Semences de colchique (franz.) — Colchico (ital.) — Semillas de colchico (port.) — Semillas de colquico (span.).

Offizinell: In fast allen europäischen Arzneibüchern sowie im Homöopath. Arzneibuch.

Herkunft: Balkanländer, besonders Bulgarien, Rußland (Karpathen, Kaukasus).

Ernte und Bearbeitung: Die Samenkapseln werden im Mai oder Juni gepflückt. Man läßt nachreifen bis zum Aufspringen und trocknet dann die Samen bei mäßiger Wärme im Schatten nach. Die Droge ist feuchtigkeitsempfindlich. Aufbewahrung an lauwarmen Orten, vor Licht geschützt.

Beschreibung der Droge: Samen fast kugelig, etwas kantig, durch den Nabelstrangrest etwas zugespitzt, 2—3 mm im Durchmesser, dunkel rotbraun bis schwarzbraun, matt, hart. Die Oberfläche erscheint unter der Lupe fein punktiert oder feinrunzelig. Die dünne Samenschale umschließt ein grauweißes, hornartiges Endosperm, in welchem der Keimling liegt. Geruchlos. Geschmack sehr bitter, kratzend.
Das Pulver ist bräunlich, fettreich, an den Schalenfragmenten zu erkennen.

Bestandteile: 0,3—1,3 % Colchicin (nach dem D. A. B. 6 mindestens 0,4 %), ca. 7—15 % fettes Öl, ca. 5 % Zucker, Gerbstoff, Phytosterin, Stärke. Asche max. 4,5 %. Colchicin ist eines der wenigen Alkaloide, welches ohne Nebenalkaloide auftritt. Der Gehalt schwankt je nach Witterung, Reifegrad und Dauer der Lagerung. Kleine und leichte Samen weisen den höchsten Gehalt auf. Kälte vermindert den Gehalt. Wegen der Schwankungen und der leichten Zersetzlichkeit wird eine Einstellung der Droge und ihrer Präparate auf einen bestimmten Gehalt gefordert.

Anwendung: Wichtiges Heilmittel bei Gicht und Rheuma. Zur fabrikmäßigen Herstellung des Colchicins und zahlreicher Präparate. In der Homöopathie bei Gicht und Rheumaleiden.

Handels- und Verordnungsformen: Semen Colchici siccatum, contusi, pulvis grossus. Verordnet als Tinctura Colchici (D. A. B. 6), Acetum Colchici (Erg.-B.) sowie als Extrakt, Fluidextrakt, Wein. In der Homöopathie.

Abarten, Verwechslungen, Verfälschungen: Auch die Blüten und Blätter von *C. autumnale* enthalten Colchicin, wenn auch nur in geringem Maße. *Colchicum montanum* (Südeuropa), *Colchicum arenarium* (Ungarn), *Colchicum neapolitanum* (Italien), *Colchicum alpinum* (Alpengebiete), *Colchicum multiflorum* (Südeuropa) enthalten in Knollen und Samen gleichfalls Colchicin.

Bemerkungen: Giftdroge! Durch die Pflanze können Vergiftungen beim Weidevieh vorkommen. Vorsicht bei der Sammlung. Colchicum wird als Giftpflanze von Dioskorides erwähnt. 1618 wurden die Knollen von C. autumnale in das englische Arzneibuch aufgenommen. Seit 1820 werden bevorzugt die Samen verwendet.

CONIUM

Stammpflanze: ***Conium maculatum*** — gefleckter Schierling.

Familie: Umbelliferae — Doldenblütlergewächse.

Beschreibung der Stammpflanze: 1½—2 m hohe, zweijährige Pflanze. Wurzel spindelförmig. Der aufrechte Stengel wächst im zweiten Jahr, röhrig, zylindrisch, blaugrün bereift, am Grunde rotfleckig, im oberen Teil gerillt, stark verästelt. Blätter vgl. unten. Dolden zehn- bis zwanzigstrahlig, Hüllblätter dreieckig, lanzettlich, Kelchrand schmal, ungezähnt, Kronblätter verkehrtherzförmig, fünfblättrig, schmutzigweiß. Früchte vgl. unten. Blütezeit Juni/Herbst.

Standorte: Mitteleuropa. — Feuchte, schattige Stellen. Auf Schutt, an Wegrändern, weit verbreitet.

Anbau: Kulturversuche in Mitteldeutschland waren bisher ohne großen Erfolg. An sonnigen Stellen, auf nicht zu trockenem Boden anbauen.

Verwendet werden: 1. die getrockneten Blätter und blühenden Zweigspitzen, 2. die getrockneten reifen Früchte.

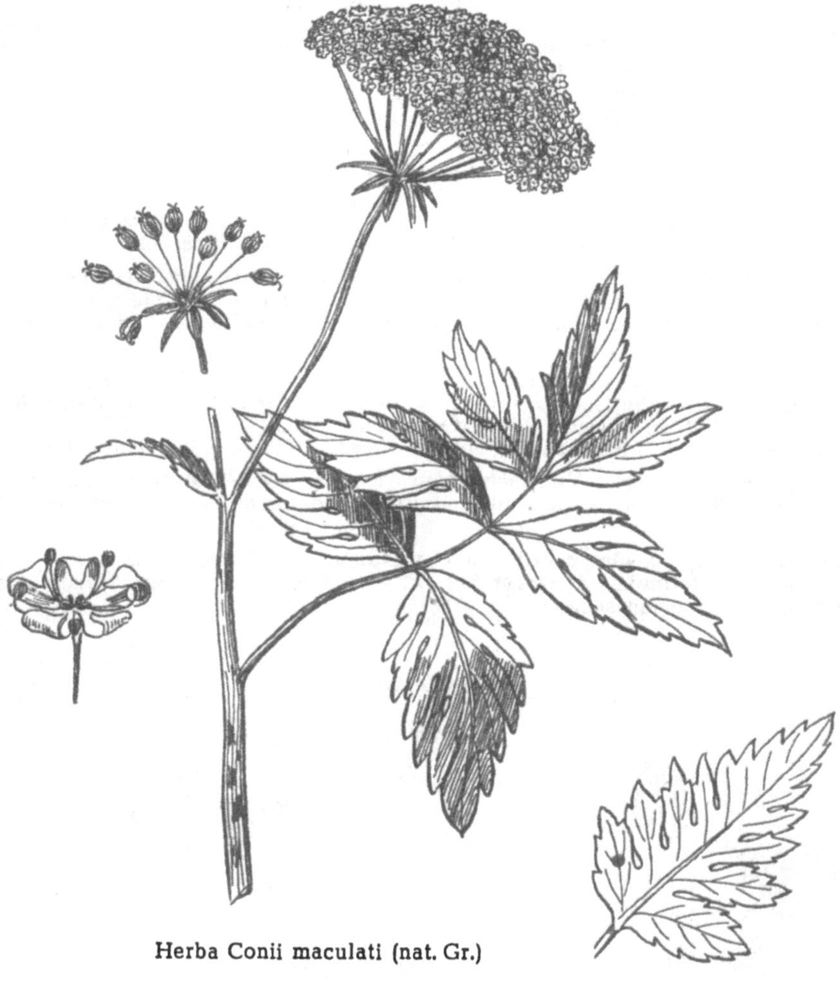

Herba Conii maculati (nat. Gr.)

1. Herba Conii maculati

Handelsbezeichnungen: Herba Cicutae, Cicuta maior (lat.) — Conium (hom.) — Gefleckter Schierling, Mäuseschierling, Blutschierling, Dollkraut, Giftpetersilie, Ziegenkraut, Tollkerbel (deutsch) — Hemlock leaves (engl.) — Feuilles de grande ciguë (franz.).

Offizinell: Im österreichischen, portugiesischen, rumänischen, spanischen Arzneibuch. Im Homöopath. Arzneibuch ist das frische blühende Kraut offizinell.

Herkunft: Deutschland, Balkanländer.

Ernte und Bearbeitung: Die Blätter und blühenden Zweigspitzen werden von Juni bis September von zweijährigen Pflanzen geschnitten und rasch und sorgfältig getrocknet. Das welkende Kraut hat einen Mäusegeruch. 6 T. frisches Kraut = 1 T. Droge.

Beschreibung der Droge: Blattsprossen ästig, krautig, längsgerillt, kahl, bis auf die Knoten hohl, im unteren Teil scheidig. Blätter breiteiförmig, bis 20 cm lang, tief

dreifach fiederspaltig, mit kurzen, stachelspitzigen Zipfeln. Die Blattspitzen enden in einem farblosen, häutigen Läppchen. Stengelblätter oben kleiner, weniger gefiedert. Geruch beim Welken nach Mäuseharn, getrocknet fast geruchlos. Geschmack widerlich, salzig, bitter, scharf.
Charakteristisch für die Schnittdroge sind die kahlen, dünnen, gefiederten Blattstückchen, die hohlen Stengelstücke und die kleinen schmutzigweißen Blüten. Das Pulver ist grau- bis dunkelgrün.

Bestandteile: Coniin und Conicein (flüssige Basen) sowie andere Alkaloide, ätherisches Öl von widerlichem Geruch, Säuren. Asche max. 14 %. Den höchsten Alkaloidgehalt hat die Pflanze kurz vor der Fruchtreife (ca. 2 %). Infolge Verdunstung der Alkaloide geht der Gehalt bei der Handelsware auf ca. 0,7 % zurück.

Anwendung: Veraltetes schmerzstillendes Mittel, gegen Krämpfe, Asthma, Bronchitis, Nervenleiden, Neuralgien, Hautleiden. — In der Homöopathie gegen Blutleiden, seltener bei Keuchhusten, ferner als Aphrodisiakum und bei Frauenleiden. — Zur Herstellung der Alkaloide.

Handels- und Verordnungsformen: Herba Conii cum und sine floribus tota, concisa, pulvis grossus und subtilis. — Verordnet wird Extrakt aus frischem Kraut (Erg.-B.), Fluidextrakt, Tinktur, Succus, Salbe, Kataplasmen, Pflaster, Pulver, Pillen. — In der Homöopathie: Urtinktur und Potenzen aus dem frischen, blühenden Kraut.

Abarten, Verwechslungen, Verfälschungen: *Cicuta virosa — Wasserschierling —* enthält ca. 3,5 % Cicutoxin und ähnliche Inhaltsstoffe. Gegen Krämpfe, Skrophulose und Rheuma.

Prüfungen: Bei C. maculatum tritt der charakteristische Geruch beim Befeuchten mit Kali- oder Natronlauge stärker hervor. — Gröbere rotgefleckte Stengelteile dürfen nicht vorhanden sein.

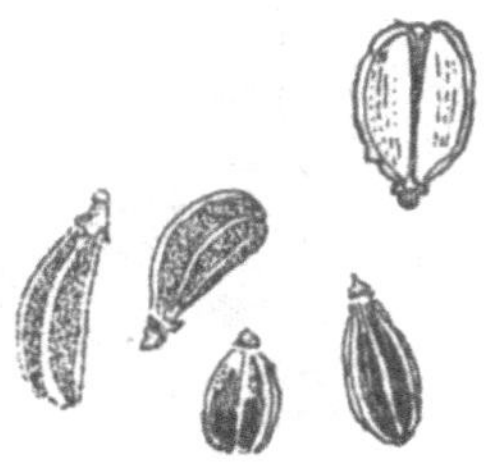

Semen Conii
2× nat. Größe

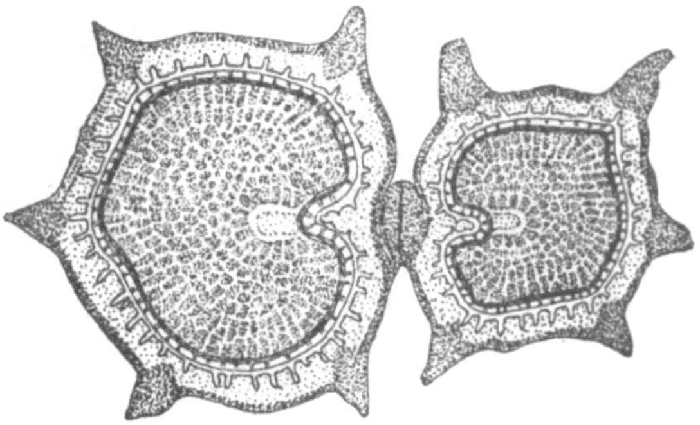

Semen Conii maculati, Mikroschnitt

Bemerkungen: Im Erg.-B. 6 aufgeführt. **Giftdroge!** Bei Küchenkräutern können durch Verwechslung mit Schierling Vergiftungen vorkommen. Vergiftungserscheinungen treten sofort auf. Brennen und Kratzen im Mund, Zungenlähmung, Sehstörungen, Erbrechen usw. Gegenmaßnahme: Magenspülung.
Conium wurde wohl zuerst von Plinius beschrieben. Die Giftwirkung war im Altertum bekannt. Schierlingsbecher für Sokrates. Äbtissin Hildegard erwähnt die Droge um 1150 in ihren Schriften.

2. Semen Conii maculati

Handelsbezeichnungen: Fructus Conii, Semen Cicutae (lat.) — Schierlingsamen, Früchte des gefleckten Schierling, Dollkrautsamen (deutsch) — Hemlock fruits (engl.) — Fruit de grande ciguë (franz.) — Frutto di cicuta (ital.).

Offizinell: Im französischen, griechischen, portugiesischen, spanischen Arzneibuch.

Herkunft: Vgl. Herba C.

Ernte und Bearbeitung: Früchte vor der völligen Reife ernten, rasch und sorgfältig trocknen.

Beschreibung der Droge: Grünbräunliche Teilfrüchtchen, die sich leicht voneinander trennen lassen. 2,5—3 mm lang, ca. 2 mm dick, rundlich, an den Enden zugespitzt, an der Rückseite gewölbt, mit drei hervortretenden Rippen, an den Seiten von je einer Rippe flankiert. Rippen gekerbt, Ölstriemen fehlen, Griffelrest und Stielchen meist vorhanden.

Bestandteile: 0,2—2 % Coniin und andere Alkaloide, Säuren, ca. 1,5 % äther. und ca. 13 % fettes Öl. Der Alkaloidgehalt nimmt schnell ab. Alte Ware ist oft völlig alkaloidfrei.

Anwendung: Veraltetes nervenberuhigendes und schmerzstillendes Mittel. Bei Drüsenleiden, Krämpfen und Neuralgie. In der Homöopathie gegen Blutkrankheiten. Zur Herstellung der Alkaloide.

Handelsformen: Semen Conii maculati tot. und pulvis grossus.

Prüfungen: Die fehlenden Ölstriemen sind Unterscheidungsmerkmal gegenüber anderen Umbelliferenfrüchten, *Aethusa cynapium* — *Hundspetersilie* — und *Cicuta virosa* — *Wasserschierling*.

Bemerkungen: Giftdroge!

CONVALLARIA

Stammpflanze: ***Convallaria majalis*** — Maiglöckchen.

Familie: Liliaceae — Liliengewächse.

Beschreibung der Stammpflanze: Ausdauernde, 10—25 cm hohe Pflanze mit kriechendem, weitverzweigtem, ausläufertreibendem Wurzelstock. Die Triebe entwickeln meist zwei oder auch drei grundständige Laubblätter und einen traubigen Blütenstand (vgl. unten). Die reifen Beeren sind kugelig, rot, dreifächerig, mit zwei blaßbläulichen Samen. Blütezeit: Mai und Juni. Der Duft der frischen Blüten ist angenehm und sehr beliebt.

Standorte: Mittel-, Süd- und Osteuropa. — In lichten Laubwäldern und Gebüschen, besonders auf sonnenbeschienenem Kalkboden.

Anbau: Als Zierpflanze und für Gärtnereizwecke vielfach kultiviert. Vermehrung meist durch Stockteilung.

Verwendet werden: 1. die getrockneten Blätter, 2. die getrockneten Blüten.

1. Folia Convallariae

Handelsbezeichnungen: Herba Convallariae, Herba Liliorum convallium (lat.) — Maiglöckchenblätter, Maiblumenkraut, Maililienkraut (deutsch) — Lily of the valley (engl.) — Muguet (franz.) — Mughetto (ital.) — Lirio de los valles (span.).

Offizinell: Im französischen, griechischen, italienischen, schweizerischen und spanischen Arzneibuch. Im Homöopath. Arzneibuch ist die frische, blühende Pflanze offizinell.

Herkunft: Italien, Balkanländer, Rußland (Ukraine, Woronesch, Kujbyschew-Gebiet, Kaukasus).

Ernte und Bearbeitung: Das Kraut wird während der Blütezeit gesammelt und rasch und sorgfältig getrocknet. 5 T. frische Blätter = 1 T. Droge. Die Handelsware ist oft gebündelt.

Beschreibung der Droge: Blätter langgestielt, oval-lanzettlich, bis 20 cm lang, bis 4 cm breit, oben zugespitzt, unten in den Stiel verlaufend. Stiel von Niederblättern umgeben. Blätter kahl, glänzend gelblichgrün. Längsnerven deutlich erkennbar. Geruchlos. Geschmack süßlich-bitter, hinterher scharf. Charakteristisch für die Schnittdroge sind viereckige Blattstückchen mit parallel laufenden Nerven. Stiele und Blattscheidenteile sind in geringem Maße vorhanden.

Bestandteile: Convallatoxin, ein herzwirksames, digitalisähnlich wirkendes Glykosid. Isoliert bisher das wirksamste dieser Art. Das Convallamarin wird von einigen Autoren nicht unbedingt als selbständiger Körper angesehen. — Ferner Convallarin (ein Saponin), Harz, ätherisches Öl und Convallarinsäure. — Asche max. 10 %.
Das Glykosid wirkt am stärksten in den frischen Blüten, dann in den Blättern und am wenigsten in der Wurzel.

Anwendung: Herzmittel und Diuretikum. Zur Herstellung des Convallatoxins.

Handels- und Verordnungsformen: Folia Convallariae oder Herba Convallariae in foliis tota, concisa und pulvis subtilis.
Im Erg.-B. z. D. A. B. ist die Tinktur aus dem frischen, blühenden Kraut aufgeführt. Verordnet ferner als Infus, Sirup, Aufguß, Extrakt, Fluidextrakt, Tinktur. — In der Homöopathie: Essenz und Potenzen aus der frischen, blühenden

Bemerkungen: Im Erg.-B. 6 aufgeführt.

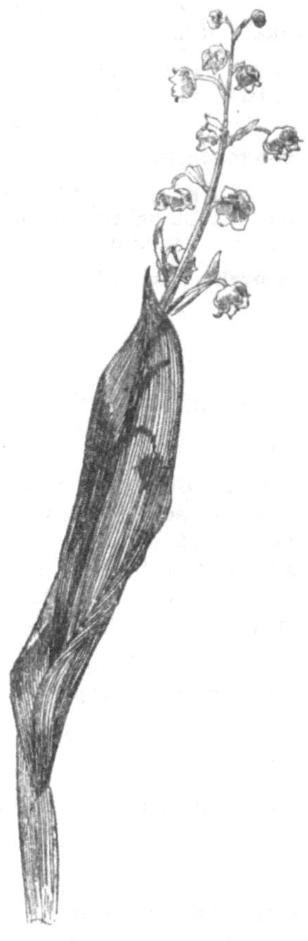

Flores et Folia Convallariae majalis
(½ nat. Gr.)

2. Flores Convallariae majalis

Handelsbezeichnungen: Flores Liliorum convallium, Flores sternutatorii (lat.) — Maiglöckchenblüten, Maiblumen, Maililienblüten (deutsch) — Lily of the valley (engl.) — Muguet (franz.) — Mughetto (ital.).

Offizinell: Im russischen Arzneibuch.

Herkunft: Vgl. oben.

Ernte und Bearbeitung: Die Blüten werden im Mai oder Juni gesammelt und sorgfältig und rasch getrocknet oder frisch verarbeitet. 7—8 T. frische Blüten = 1 T. Droge. Die Ware ist feuchtigkeitsempfindlich.

Beschreibung der Droge: Blütenstengel gelbgrün, gerillt, breitgedrückt, unbeblättert, ca. 20 cm lang, in den Blattstiel verlaufend, mit einseitswendiger Traube mit 5—13 nickenden Blüten. Blüten frisch grünlichweiß oder rein weiß, glockenförmig, kugelig, 6zipfelig, ca. 5 mm im Durchmesser. 6 Staubblätter, 3fächeriger Fruchtknoten. In der Droge geschrumpft, gelblich, geruchlos. Geschmack süßlich, hinterher scharf und bitter.
Das Pulver ist gelblichweiß und reizt zum Niesen.

Bestandteile: Ätherisches Öl, der Träger des Geruchs ist eine stark riechende kristallinische Substanz. Convallatoxin (vgl. Folia C.), Convallarin (Saponin). Asche max. 10 %.

Anwendung: Herzmittel und Diuretikum. — Zu Schnupfpulvern. Zur Herstellung des Convallatoxins.

Handels- und Verordnungsformen: Flores Convallariae majalis cum stipit. tot., concisi, gerebelt, pulvis grossus und subtilis.
Verordnungsformen vgl. Folia C.

Abarten, Verwechslungen, Verfälschungen: Auch die Wurzel — *Radix Convallariae* — wird gehandelt und verordnet. Ihr Gehalt an Wirkstoffen ist gering.

Bemerkungen: Die Blüten sind im Erg.-B. 6 aufgeführt. — Convallaria-Drogen sind **Giftdrogen!** In Deutschland stehen die Pflanzen stellenweise unter Naturschutz.

CORIANDRUM

Stammpflanze: ***Coriandrum sativum*** — Koriander.

Familie: Umbelliferae — Doldenblütler.

Beschreibung der Stammpflanze: Bis 50 cm hohes, 1jähriges Kraut mit dünner, spindelförmiger Wurzel. Stengel aufrecht, rund, kahl, fein gerillt, oben ästig. Grundständige Blätter, langgestielt, bald abfallend, ungeteilt oder einfach gefiedert. Mittlere Blätter doppelt gefiedert, obere sitzend, fein zerschlitzt. Dolden langgestielt, 3—5strahlig. Blütenkelch 5teilig. Kronenblätter weiß oder rosa. Früchte vgl. unten. Blütezeit Juni/Juli.

Standorte: Europa. — In großem Maße auf lockerem, leichtem, steinigem oder kalkhaltigem Boden angebaut.

Anbau: Aussaat im April. Am zweckmäßigsten in Reihen. Die Pflanzen wachsen zuerst langsam. Blütezeit nach 2 Monaten. Wachstum dann schneller. Der Boden muß gedüngt werden und darf nicht zu trocken sein. Die Kulturen sind von Unkraut frei zu halten.

Verwendet werden: 1. Die getrockneten, reifen Früchte, 2. das ätherische Öl der Früchte.

1. Fructus Coriandri

Handelsbezeichnungen: Semen Coriandri (lat.) — Koriander, Schwindelkörner, Wanzendillsamen (deutsch) — Coriander fruit (engl.) — Fruit de coriandre (franz.) — Fruto de coriandro, Culantrillo (span.).

Offizinell: Im belgischen, dänischen, englischen, französischen, kroatischen, niederländischen, norwegischen, portugiesischen, rumänischen, serbischen, spanischen und ungarischen Arzneibuch.

Herkunft: Deutschland, Mittelmeer- und Balkanländer (besonders in Bessarabien gibt es große Kulturen), Rußland (Ukraine, Woronescher und Kursker Gebiet, Saratower und Kujbyschew-Gau, eine der wichtigsten Kulturpflanzen im Nordkaukasus).

Ernte und Bearbeitung: Das Kraut wird vor der Reife geschnitten und gebündelt zum Trocknen aufgehängt. Die reifenden Körner werden auf geeigneten Unterlagen aufgefangen.
Grüne Früchte riechen stark nach Wanzen, der charakteristische Koriandergeruch bildet sich erst mit zunehmender Reife.

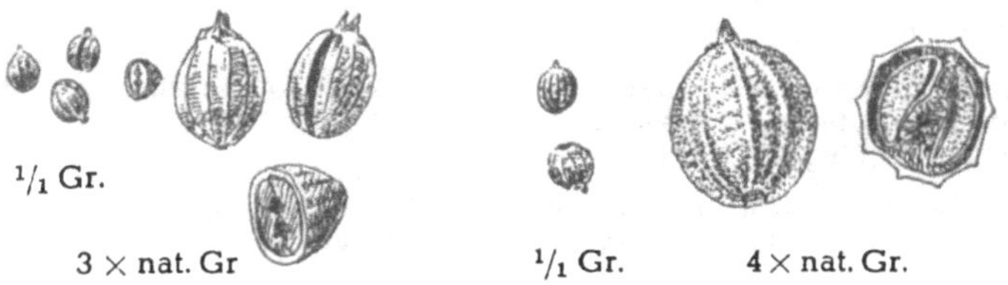

(russisch) Fructus Coriandri (nordafrikanisch)

Beschreibung der Droge: Reife Spaltfrüchte. Die Teilfrüchtchen sind zusammenhängend, kugelig bis elliptisch, bis 5 mm lang, kahl, glatt, hellgelbbraun bis gelbrötlich. — Die zehn z. T. welligen Hauptrippen treten nur wenig hervor, die acht geraden Nebenrippen mehr. Der Griffelrest ist sichtbar, Stielrest meist vorhanden. An der Fugenseite der Teilfrüchte je zwei Sekretgänge. — Je nach der Herkunft der Droge fällt die Größe des Korns verschieden aus. Mitteleuropäische Ware im Durchschnitt ca. 4 mm im Durchmesser, russische ca. 1,5—2,5 mm, nordafrikanische ca. 4 mm und indische ca. 8 mm. Der Gehalt an ätherischem Öl steht im umgekehrten Verhältnis zur Größe. Russische Ware enthält z. B. ca. 1 %, indische meist nur 0,2 % ätherisches Öl. Geruch würzig, angenehm. Geschmack erst süßlich, dann scharf würzig.
Das Pulver ist gelbbraun, ölig.

Bestandteile: 0,5—1 % ätherisches Öl, ca. 10—12 % fettes Öl, Gerbstoff, Zucker, Vitamin „C". Asche max. 7 %.

Anwendung: Bei Magen- und Darmbeschwerden, Koliken, als blähungtreibendes Mittel. Gegen Erkältungskrankheiten. Geschmackskorrigens. — Zur Herstellung des ätherischen Öls. Gewürz. — In der Likörbereitung.

Handels- und Verordnungsformen: Fructus Coriandri tot., contusi, pulvis grossus und subtilis.
Verordnet als heißer Aufguß.

Bemerkungen: Im Erg.-B. 6 aufgeführt. — Im alten Ägypten als Kulturpflanze bekannt, im Papyrus Ebers als Medikament und Gewürz erwähnt. Von den Römern kultiviert. Im Mittelalter in Deutschland, besonders im Elsaß, angebaut. Das ätherische Öl ist seit dem 16. Jahrhundert bekannt.

2. Oleum Coriandri aethereum

Handelsbezeichnungen: Korianderöl (deutsch) — Oil of coriander (engl). — Essence de coriandre (franz.).

Herkunft: Deutschland, Rußland, Ungarn, Italien (Kalabrien).

Gewinnung: Das ätherische Öl der zwischen Walzen zerquetschten Früchte wird durch Wasserdampfdestillation gewonnen. Das Öl kann nur aus völlig reifen Früchten gewonnen werden. — Für die Ölausbeute kommt meist nur deutsche, russische, ungarische oder rumänische Ware in Betracht. Ausbeute 0,6—1 %. Russische Ware zeichnet sich durch einen besonders hohen Gehalt aus. Die Kulturen wurden auch in den letzten Jahren ständig verbessert. Ausbeute bei deutscher Ware 0,6—0,8 %, bei französischer 0,4 %, bei holländischer 0,6 %, bei italienischer 0,35—0,5 %, bei rumänischer 0,4—0,9 %, bei russischer 0,8—1 % mit 50—65 % Linalool, bei ungarischer 0,2—0,5 %. In Norwegen wird bei Drontheim gutes Öl erzeugt.

Beschreibung: Farbe wasserhell bis schwach geblich. $\alpha_{D}^{20°} = +8$ bis $+13$. Geruch charakteristisch, korianderartig. Geschmack aromatisch, milde. Dichte 0,870—0,885.

Bestandteile: 60—70 % d-Linalool von maiglöckchenartigem Geruch. Coriandrol, ein kampferartiger Alkohol, ferner α-Pinen, β-Pinen, Phellandren, Borneol, Geraniol, Zymol, Dipenten, Terpinen.

Anwendung: Gegen Blähungen und Krämpfe. Zu Spirituspräparaten bei neuralgischen und rheumatischen Schmerzen. — In der Likör- und Schokoladenfabrikation.

Bemerkungen: Aus den Rückständen wird fettes Öl gewonnen, sie dienen als brauchbarer Viehfutterzusatz.

CRATAEGUS

Stammpflanze: ***Crataegus Oxyacantha*** — Weißdorn.

Familie: Rosaceae — Rosengewächse.

Beschreibung der Stammpflanze: Sträucher oder Bäumchen bis 8 m Höhe, mit kahlen, dornigen, knorrigen Zweigen. Blätter wechselständig, kurzgestielt, verkehrt-eiförmig, an der Basis keilig verschmälert, kahl, 3- bis 5lappig, gesägt, oberseits dunkelgrün, unterseits bläulichgrün, ca. 5 cm lang, ca. 3 cm breit. Blüten und Früchte vgl. unten. Blütezeit Mai/Juni. Die Pflanze variiert in der Blattform (Arten mit 5—7lappigen, tief eingeschnittenen Blättern) und in den Blüten (Rotdorn).

Standorte: Europa. — Gebüsche, Waldränder, Knicks.

Anbau: Als Zier- und Heckenpflanze kultiviert.

Verwendet werden: 1. die getrockneten Blüten, seltener mit den Blättern, 2. die getrockneten Früchte.

1. Flores Crataegi oxyacanthae

Handelsbezeichnungen: Flores Oxyacanthae, Flores Spinae albae (lat.) — Weißdorn- oder Hagedornblüten (deutsch) — Hawthorn flowers (engl.) — Fleurs d'aubepine (franz.).

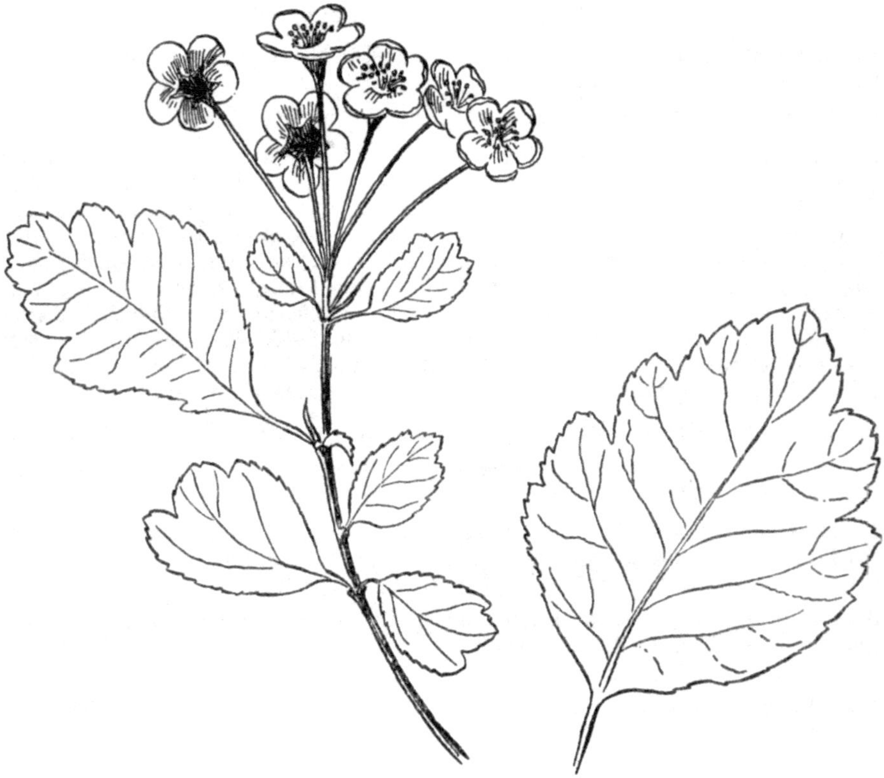

Flores Crataegi oxyacanthae (nat. Gr.)

Herkunft: Italien, Balkanländer, besonders Bulgarien, Rußland.

Ernte und Bearbeitung: Blüten im Frühjahr pflücken, sorgfältig und rasch trocknen, damit die Droge nicht mißfarben oder braun wird. Es ist bei der Lagerung darauf zu achten, daß die Ware nicht schimmelt.

Beschreibung der Droge: Weiße, rosenartige Blütchen, in Dolden angeordnet. Durchmesser ca. 1 cm, 5blättrig, Blütenblätter rundlich, weißlichgelb, meist mit 2 Griffeln und zahlreichen Staubblättern, Kelchbecher braungrün, mit 5 kurzen, dreieckig-eiförmigen, zugespitzten, außen kahlen, innen behaarten Blättern. Geruch stark aromatisch. Fast geschmacklos.

Bestandteile: Ein Glykosid, Spuren von ätherischem Öl, Bitterstoff, Duftstoff (Trimethylamin). Asche max. 9 %.

Anwendung: Pulsverminderndes Herzmittel. Blutdrucksenkendes Mittel gegen Arteriosklerose. Diuretikum. — In der Homöopathie gegen Angina pectoris.

Handels- und Verordnungsformen: Flores Crataegi oxyacanthae tot., gerebelt, pulvis und c/foliis.
Verordnet als Extractum Crataegi fluid. (Erg.-B.), Tinktur, heißer Aufguß und Pulver.

Abarten, Verwechslungen, Verfälschungen: Weißdornblüten mit Blättern sowie im Frühjahr gesammelte, reine Blattware, Folia Crataegi, wird wiederholt angeboten, ist aber weniger geschätzt. Das Glykosid ist in der Blattdroge nicht gefunden worden. Neuerdings zu Getränkzwecken.

Bemerkungen: Die Blüten sind im Erg.-B. 6 aufgeführt.

2. Fructus Crataegi oxyacanthae

Handelsbezeichnungen: Fructus Spinae albae, Fructus oxyacanthae (lat.) — Mehlbeeren, Weißdorn- oder Hagedornbeeren (deutsch).

Herkunft: Balkanländer, Rußland.

Offizinell: Im Homöopath. Arzneibuch sind die frischen, reifen Früchte.

Ernte und Bearbeitung: Im Herbst pflücken und trocknen.

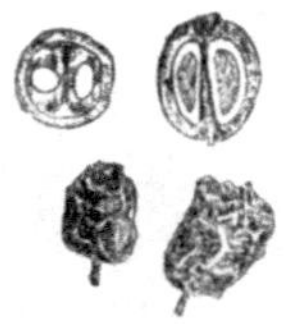

Fructus Crataegi oxyacanthae (nat. Gr.)

Beschreibung der Droge: Kugelig-eiförmige, leuchtendrote bis dunkelrotbräunliche Sammelfrüchte, 0,7—1 cm lang, bis 0,8 cm dick, eingefallen, runzelig, gestielt. Die 5 dreieckigen Kelchblattreste sind zurückgeschlagen, in ihrer Mitte befindet sich eine ca. 1 mm große Vertiefung. Im braunen, mehligen Fruchtfleisch sind 2 oder 3 halbrunde, helle, harte Steinkerne eingebettet mit je 1 braunen, bis 5 mm langen Samen. Geruchlos. Geschmack des Fruchtfleisches säuerlich-süß, schleimig.
Das Pulver ist rotbraun.

Bestandteile: Oxyacanthin und andere Glykoside, Saponin, Säuren, Emulsin, Farbstoff. Asche max. 4 %.

Anwendung: Pulsverminderndes Herzmittel. Gegen Arteriosklerose und Hypertonie. Diuretikum. Gegen Leibschmerzen und Durchfall. — Die Samen können als Kaffee-Ersatz Verwendung finden.

Handels- und Verordnungsformen: Fructus Crataegi oxyacanthae tot. und pulvis. Verordnet als Tinktur und Fluidextrakt. In der Homöopathie: Urtinktur und Potenzen aus den frischen, reifen Früchten.

Bemerkungen: Im Erg.-B. 6 aufgeführt.

CROCUS

Stammpflanze: ***Crocus sativus*** — Krokus, Safran.

Familie: Iridaceae — Schwertliliengewächse.

Beschreibung der Stammpflanze: Ausdauerndes, 10—25 cm hohes Knollengewächs. Knolle ca. 3—4 cm im Durchmesser, meist von den zerschlitzten Resten vorjähriger Scheidenblätter umgeben. Laubblätter schmal, grün, hellgestreift, rinnig, grundständig, trichterförmig um die Blüte angeordnet. — Blütenhülle 6blättrig, trichterförmig, blaßviolett, dunkelgestreift, am Grunde röhrig, mit 2 Hochblättern, Griffel und Narben vgl. umstehend. — Kultivierter Safran bringt keine reifenden Samen hervor. — Blütezeit September/Oktober.

Standorte: Südeuropa. — Geschützte Berghänge, besonders in Weinbaugebieten. Auf lockerem, sandigem Lehmboden.

Anbau: Crocus verlangt heiße, trockene Sommer und Wärme bis Mitte Oktober. Die Anbauflächen liegen meist in Weinbaugebieten. Lockerer sandiger Boden muß gut bearbeitet werden. Die Saatzwiebeln werden im Juli oder August ausgesetzt. Im Herbst des folgenden, manchmal auch des gleichen Jahres, erscheinen die Blüten, die Blätter im Frühjahr. In den folgenden Jahren erscheinen die Blüten stets zu einem früheren Zeitpunkt. Nach 3—5 Jahren sind die Kulturen erschöpft, die Zwiebeln werden aus dem Boden genommen, die alten heraussortiert und die Tochterknollen neu in gut vorbereiteten Boden gesetzt.

Verwendet werden: Die getrockneten Narbenschenkel mit und ohne Griffelstücke.

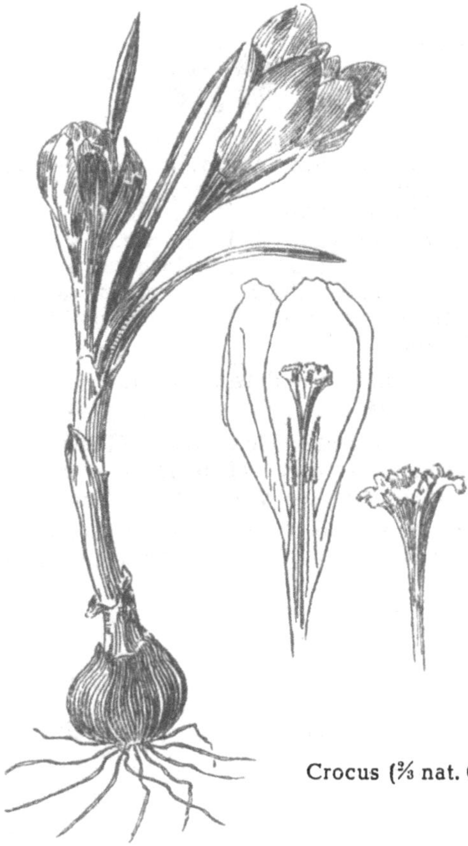

Crocus (⅔ nat. Gr.)

Crocus

Handelsbezeichnungen: Flores Croci, Stigmata Croci (lat.) — Krokus, Safran, Gewürzsafran (deutsch) — Saffron (engl.) — Safron (franz.) — Zafferano (ital.) — Açafrão (port.) — Azafran (span.).

Offizinell: In allen europäischen Arzneibüchern und im Homöopath. Arzneibuch.

Herkunft: Frankreich (Gatinais), Spanien (Valencia), Portugal, Griechenland, Südrußland (Krim, Apscheron-Halbinsel in Aserbeidschan).

Ernte und Bearbeitung: Die noch geschlossenen Blüten werden an trockenen Tagen frühmorgens gepflückt, die Narbenschenkel mit oder ohne Griffel herausgezupft und gut und rasch getrocknet. Die Trocknung erfolgt meist auf Sieben über heißer Asche oder glühenden Holzkohlen. Ca. 100 000 bis 200 000 Blüten liefern 5 kg frische Narben = 1 kg Droge. — Ertrag ca. 20 kg pro Hektar. Die europäische Gesamternte belief sich z. B. 1934 auf mehr als 3000 kg. Der charakteristische Safrangeruch tritt erst beim Trocknen auf.

Beschreibung der Droge: Getrocknete Narbenschenkel sind dunkelorangerot bis braunrot, bis 2,5 cm lang, dünn, bandförmig, am oberen Ende verbreitert, brüchig, unregelmäßig gebogen. Geruch charakteristisch aromatisch, durchdringend, fast betäubend. Geschmack würzig, bitter, nicht süß. Crocus fühlt sich fettig an. — Länge der Narbenschenkel nach dem Aufweichen ca. 3,5 cm, Breite ca. 4 mm, orangefarben, glatt, oben trichterförmig oder eingerollt, unten rinnig, am oberen Rande heller gefärbt, gekerbt, mehr noch als die teurere, electe Ware wird die „naturelle" Qualität gehandelt. Sie besteht aus den roten Narbenschenkeln mit anhängenden gelben, fadenförmigen Griffelstückchen. Das Pulver ist dunkelorangerot.

Bestandteile: Glykosidische Farbstoffe (Crocine oder Polychroite). Das Glykosid Picrocrocin, 0,4—1,3 % ätherisches Öl, das als das beruhigende Prinzip zu gelten hat. — Ferner Wachs, fettes Öl, Säuren. Asche max. 1,3 %. Größere Dosen der Droge wirken giftig. Es wird berichtet, daß Safranpflückerinnen bei der Arbeit ohnmächtig wurden und daß sich sogar Uterusblutungen bei ihnen einstellten. Auch treten unter Umständen Sehstörungen und eine Art von Lachkrampf auf.

Anwendung: Nervenberuhigungsmittel bei Krämpfen, Hysterie und Asthma. — Äußerlich zu Umschlägen bei Furunkulose. — Gewürz, Färbemittel für Backwaren und pharmazeutische Spezialitäten. In der Likörindustrie zur Erzielung eines charakteristischen Aromas und der gelben Farbe.

Handels- und Verordnungsformen: Crocus electus siccatus, natur. siccatus, pulvis subtilis.
Bestandteile der Tinctura Opii crocata (D. A. B. 6). Verordnet als Emplastrum oxycroceum — Safranpflaster, Tinctura Croci, Sirupus Croci aus der Tinktur. (Erg.-B.) Ferner als Pulver, zu Tinkturen, Pflastern und Salben. — In der Homöopathie: Urtinktur aus den getrockneten Narben.

Abarten, Verwechslungen, Verfälschungen: *C. Pallasi* — Dalmatien —, *C. luteus* und *C. neapolitanus* — Mittelmeergebiete — sollen eine gleichwertige Droge mit ähnlichen Inhaltsstoffen liefern. Die Qualitäten sind wenig im Handel. *C. vernus* — *Alpenkrokus* — blüht im Frühjahr. Die Narben sind kürzer und stärker gespalten. Als Zierpflanze angebaut. — *C. variegatus* und *C. reticulatus* — Südeuropa — haben Narben, die Crocin enthalten und als Surrogat benutzt werden. Fälschungen sind die Blütennarben von *Tritonia crocata, die Blütenblätter von Carthamus tinctorius* — *Färbersaflor* oder *Bauernsafran, Tritonia aurea, Tritonia crocosmiiflora, Arnica montana* und anderen ähnlich aussehenden Blüten. Als Fälschungen kommen ferner in Frage geschnittene und gefärbte Blütenblätter, Maisgriffel und Fleischfasern. Beschwerungsmittel, wie Ocker, Kreide, Salz, Zucker, mit Befestigungsmitteln, wie Paraffin, Öl, Honig, Gummi usw. sind wiederholt festgestellt worden.

Prüfungen: Trotz der großen Anzahl von Verfälschungen ist eine Prüfung verhältnismäßig einfach. — Vegetabilische Verfälschungen erkennt man nach dem Aufweichen an der äußeren Form. Wichtig ist die Farbprobe. 0,01 g müssen 3 l Wasser noch deutlich rein gelb, nicht grünlichgelb färben. — Öl darf sich nicht färben. — Vgl. auch die Schwefelsäureprobe des D. A. B. 6. — Crocus muß den Speichel beim Kauen orangerot färben. Die Droge muß brüchig sein, andernfalls ist der Feuchtigkeitsgehalt zu bestimmen (max. 12 %). Beschwerungsmittel sind durch die Feststellung des Aschegehalts nachweisbar (max. 1,3 %). 0,1 g Crocus werden auf einem Filter mit 500 ccm kochendem Wasser übergossen. Echte Droge entfärbt sich, Beimischungen behalten ihre Farbe.

Bemerkungen: Crocus wurde schon im Altertum im Papyrus Ebers, bei Homer, Theophrast und anderen erwähnt. Er wurde als Geschmackskorrigens, Heil- und Färbemittel verwendet. In der arabischen Schule war Crocus als Medikament bekannt. Im Mittelalter galt er als große Kostbarkeit, Deutschland war das Hauptverbrauchsland. — Heute haben nur noch die Kulturen bei Valencia, in Gatinais (Frankreich) und Südrußland Bedeutung.

CUCURBITA

Stammpflanze: ***Cucurbita-Arten*** — Kürbisarten.

Familie: Cucurbitaceae — Kürbisgewächse.

Beschreibung der Stammpflanze: 1jährige, selten ausdauernde Pflanze, niederliegend, rankend oder kletternd. — **C. Pepo** hat steife, spitz-fünflappige Blätter. Kelchröhre glockig, Blumenkrone goldgelb. Früchte grünlich oder orangefarben, rundlich oder länglich, 15—40 cm im Durchmesser. Fleisch faserig. Blütezeit Juni/September. — **C. maxima** hat rundliche Blätter. Früchte bis 80 kg schwer. Fleisch nicht faserig. — **C. moschata** hat weiche, gefleckte, spitzlappige Blätter. Blüten hellgelb. Früchte länglich, schwarzbraun oder rötlich. Fleisch nach Moschus riechend und schmeckend.

Standorte: Europa. — In Gärten und auf Feldern.

Anbau: Als Fruchtpflanze in verschiedenen Varietäten kultiviert. — Auf Kartoffelfeldern als Zwischenfrucht.

Verwendet werden: Die getrockneten Samen.

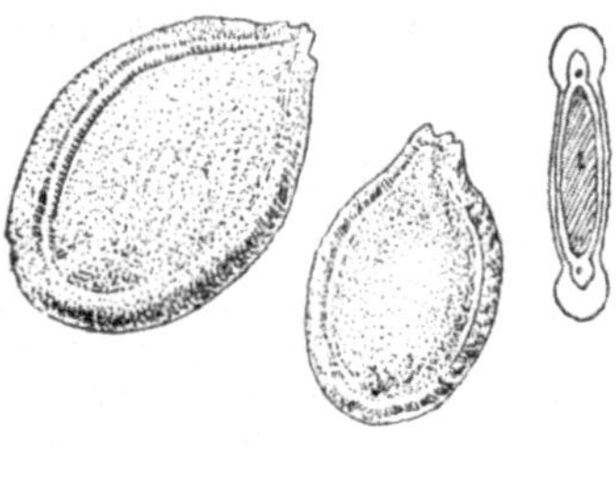

Semen Cucurbitae (nat. Gr.)

Semen Cucurbitae

Handelsbezeichnungen: Semen Cucurbitae flavae, Semen Peponis (lat.) — Kürbissamen oder -kerne (deutsch) — Pumpkin seed (engl.) — Semences de courge (franz.). Als Semen Cucurbitae excorticatum bezeichnet man die von der Schale befreiten Samen.

Offizinell: Im englischen, französischen, portugiesischen, spanischen Arzneibuch. In Spanien ist auch das frische Fruchtfleisch offizinell, im Homöopath. Arzneibuch die frischen Samen.

Herkunft: Deutschland, Balkanländer, Rußland. — Bulgarien exportiert die Kerne zur Gewinnung des fetten Öls als Speiseöl. Auch in Rußland wird fettes Kürbisöl gewonnen.

Ernte und Bearbeitung: Bei der Fruchtfleischverwertung werden die reifen Samen gesammelt und an der Sonne rasch getrocknet. Die Droge ist feuchtigkeitsempfindlich.

Beschreibung der Droge: **C. Pepo** hat eiförmige, zugespitzte Samen, 2 bis 2,5 cm lang, 1—1,5 cm breit, bis 0,5 cm dick, Breitseiten flach gewölbt, erhaben berandet, schmutzigweiß. Die Außenseite ist meist mit einem Häutchen überzogen. — **C. maxima** hat ovale, weiße bis gelblichbraune Samen, der Rand ist heller, flach. — **C. moschata** hat schmutzigweiße Samen mit einem kräftigen, meist dunkelgefärbten Schwielenrand. — Bei neueren Kulturformen fehlt oft die zähe Samenschale. Die Kerne sind von einem graugrünen Häutchen überzogen.

Bestandteile: Ätherisches und 36—57 % fettes Öl, Eiweiß, Zucker. Asche max. 5%. Noch sind die Wirkstoffe unbekannt.

Anwendung: Gegen Spul- und Bandwürmer, bei Prostataerkrankungen. — Das fette Öl dient als Speise und Brennöl, besonders in den Ostgebieten.

Handels- und Verordnungsformen: Semen Cucurbitae natural., excorticat., excorticat. contus. In der Homöopathie: Essenz und Potenzen aus den frischen Samen.

Abarten, Verwechslungen, Verfälschungen: Der **Ölkürbis** ist meist grünlich, die Kerne mit einem durchsichtigen Häutchen überzogen. Ölgehalt bis 50 % in den Kernen. Geruch und Geschmack nußartig. Für Speisezwecke geeignet. Das Fruchtfleisch dient als Viehfutter. Auf warmem Boden in den Balkanländern und in Rußland viel angebaut. Auch in der Steiermark kultiviert.

Bemerkungen: Im Erg.-B. 6 aufgeführt. — Die Pflanze stammt wahrscheinlich aus dem Orient, sie wurde dort schon im Altertum kultiviert.

CYDONIA

Stammpflanze: ***Cydonia oblonga*** (= C. vulgaris) — Quitte.

Familie: Rosaceae — Rosengewächse.

Beschreibung der Stammpflanze: 2—4 m hohe Sträucher oder kleine bis 5 m hohe Bäume mit abstehenden, dornenlosen Ästen und behaarten jungen Zweigen. Blätter wechselständig, ganzrandig, eiförmig, unterseits graufilzig, oberseits im Alter kahl. Nebenblätter länglich. Blüten einzeln mit 5 blaßroten oder weißen Kronenblättern. 5 Kelchblätter, länglich, drüsig, filzig behaart, mit zurückgebogenen Zipfeln, an der Frucht bleibend. Früchte grünlichgelb bis gelb, anfangs wollig behaart, später kahl. Stark riechend, herb und sauer schmeckend. — **Var. maliformis — Apfelquitte** mit runden Früchten. — **Var. pyriformis — Birnquitte** mit birnförmigen Früchten. Blütezeit Mai/Juni.

Standorte: Mittel- und Südeuropa. — In warmen Lagen.
Anbau: Verschiedene Unterarten. Auf gutem, feuchtem Boden als Obstbaum kultiviert. Quitten werden durch Veredelung auf Birn- oder Apfel-

bäumen gezogen. Für medizinische Zwecke soll die var. maliformis besser geeignet sein.

Verwendet werden: 1. die in Scheiben geschnittenen, getrockneten Früchte, 2. die getrockneten Samen.

1. Semen Cydoniae

Handelsbezeichnungen: Semen Cotoniae, Cydonium, Cotonium (lat.) — Quittenkerne, Quittensamen, Schleimkörner, Kuttenkerne (deutsch) — Quince kernel (engl.) — Semence de cognassier, Pépin de Coing (franz.) — Seme di cotogna (ital.) — Marmelo (port.).

Offizinell: Im belgischen, portugiesischen und schweizerischen Arzneibuch.

Herkunft: Spanien, Portugal, Südrußland (russische Samen sind besonders schleimreich).

Ernte und Bearbeitung: Die reifen, aus den Früchten entfernten Samen werden sorgfältig getrocknet, damit sie nicht schimmeln.

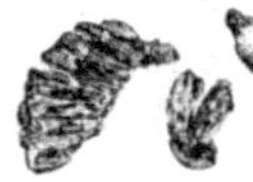

Semen Cydoniae (nat. Gr.)

Beschreibung der Droge: Meist zu mehreren miteinander verklebt, keilförmig oder verkehrt-eiförmig, abgeplattet, scharf 3kantig, bis 1 cm lang, bis 2 mm breit, hart, violettgrau bis rotbraun, meist mit grauem, eingetrocknetem Schleim bedeckt. Samenschale leicht zerbrechlich, sie umschließt ein schmales Endosperm und den Keimling mit den dicken Keimblättern. Der Nabel ist am spitzen Ende als heller Fleck erkennbar. Geruchlos. Geschmack schwach nach bitteren Mandeln, schleimig.
Das Pulver ist gelblich-grauweiß.

Bestandteile: Ca. 20 % Schleim in der Samenschale, ca. 0,4 % Amygdalin im Keimling und Emulsin, Gerbstoff, ca. 15 % fettes Öl. Asche max. 5 %.

Anwendung: Schleimmittel gegen Husten. Äußerlich gegen Verbrennungen und rauhe Haut. Zu Augenwässern. — Technisch in der Textilindustrie als Appreturmittel.

Handels- und Verordnungsformen: Semen Cydoniae. Verordnet als Mucilago Cydoniae (Erg.-B.). Quittenschleim wird durch Mazeration aus unzerkleinerten Samen hergestellt.

Abarten, Verwechslungen, Verfälschungen: Apfel- und Birnensamen sind leicht an der glatten, glänzenden, dunkelbraunen Oberfläche zu erkennen. Sie sind gerundet, nicht kantig, ohne Schleimschicht und nicht miteinander verklebt.

Prüfungen: In Wasser gelegt, quellen Semen Cydoniae auf und umhüllen sich mit einer Schleimschicht.

Bemerkungen: Im Erg.-B. 6 aufgeführt. — Der Quittenbaum wurde schon von den alten Römern viel kultiviert. Die medizinische Verwendung der Samen wurde durch die Araber in Europa bekannt. Seit dem Mittelalter auch in Deutschland kultiviert.

2. Fructus Cydoniae

Handelsbezeichnungen: Quittenfrüchte in Scheiben (deutsch) — Quince apple (engl.) — Coing (franz.).

Offizinell: In Frankreich.

Herkunft: Spanien, Portugal, Italien, Südrußland.

Ernte und Bearbeitung: Reife Früchte in Scheiben schneiden und sorgfältig auf Darren trocknen. Die Droge muß von Zeit zu Zeit nachgetrocknet werden.

Beschreibung der Droge: Früchte rundlich, Durchmesser ca. 7—10 cm. Scheiben ringförmig mit gelber Epidermis an den Schmalseiten. Fruchtfleisch weißgelb bis hellbräunlich, körnig. Geruch aromatisch. Geschmack süßlich-herb.

Bestandteile: Zuckerarten, besonders Lävulose, organische Säuren, wenig Gerbstoff, viel Pektine, Duftstoffe.

Anwendung: Die frischen Früchte werden zu Marmeladen und Gelees sowie als Kompott verwendet, ferner zur Herstellung von Sirup und Extrakten. Getrocknet gegen Diarrhöe und Blutungen.

Handels- und Verordnungsformen: Fructus Cydoniae siccati in Scheiben. Verordnet als Abkochung.

Abarten, Verwechslungen, Verfälschungen: *Apfelscheiben* erkennt man an dem Fehlen der Steinzellen im Fruchtfleisch. *Apfel-* und *Birnenscheiben* haben keine Epidermishaare.

CYTISUS

Stammpflanze: ***Cytisus scoparius*** (= *Sarothamnus scoparius, Spartium scoparium*) — Besenginster.

Familie: Leguminosae — Hülsenfrüchtler.

Beschreibung der Stammpflanze: 50—200 cm hoher Strauch mit kräftiger, holziger Wurzel und knolligen Seitenwurzeln. Zweige aufrecht, rutenförmig, scharfkantig, schwarzgrün, junge Triebe bis 2 mm dick, hellgrün. Blätter am Grunde 3zählig, gestielt, im oberen Teil sitzend, einfach. Blättchen graugrün, bis 2 cm lang, verkehrteiförmig, weichhaarig. Große gelbe Schmetterlingsblüten an langen Stielen, oft paarweise. Oberes Kelchblatt 2zähnig, unteres 3zähnig. Kronenblätter bis 2,5 cm lang, Schiffchen gekrümmt, hängend. Hülsen in reifem Zustande dunkelbraun bis schwarz, flach, mehrsamig, an den Kanten zottig behaart. Samen braun. Blütezeit Mai/Juni.

Standorte: Europa. — In Wäldern, auf Heiden, Abhängen, an Wegrändern. Auf sandigem, trockenem Boden, gesellig.

Verwendet wird: Das getrocknete Kraut. Wurzel, Blüten und Samen vgl. Abarten usw.

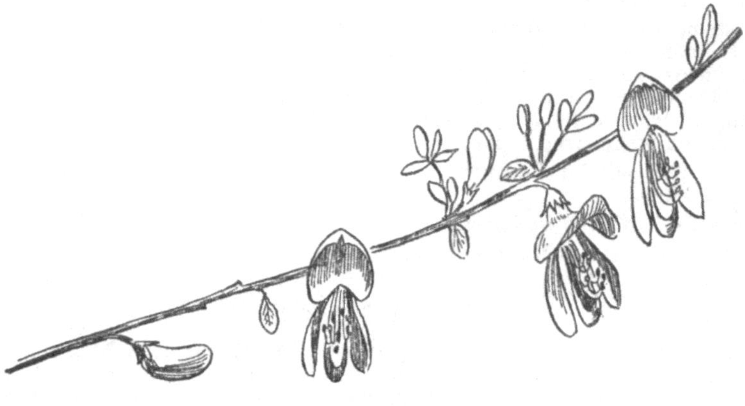

Herba Spartii scoparii (nat. Gr.)

Herba Spartii scoparii

Handelsbezeichnungen: Herba Genistae scopariae, Herba Sarothamni scoparii, Summitates Scoparii oder Genistae (lat.) — Besenginster, Besenstrauch (deutsch) — Broom tops (engl.) — Herbe de genêt (franz.) — Giesta (port.).

Offizinell: Im englischen und portugiesischen Arzneibuch.

Herkunft: Deutschland, Italien, Balkanländer.

Ernte und Bearbeitung: Das Kraut wird im zeitigen Frühjahr (Februar) oder im Herbst (Oktober) geschnitten und getrocknet. Der Alkaloidgehalt beträgt zu dieser Zeit bis 3 %, im Hochsommer nur ca. 1—1,5 %.

Beschreibung der Droge: Vgl. Beschreibung der Stammpflanze. Fast geruchlos. Geschmack stark bitter. Charakteristisch für die Schnittdroge sind die schwarzbraunen, 5kantigen Zweigstücke, aus denen die Droge fast ausschließlich besteht. Blätter sind in der Schnittdroge selten.

Bestandteile: Das Alkaloid Sparteïn (ca. 0,2—0,3 %) — eine ölige Flüssigkeit — und seine Nebenalkaloide Genisteïn und Sarothamnin. Farbstoff, wenig ätherisches Öl, Bitterstoff. Asche max. 6 %. Die meisten Alkaloide sitzen in den Zweigspitzen. Die Wirkung ist lähmend.

Anwendung: Herzberuhigungsmittel. Diuretikum und Laxans. — In großen Mengen zur fabrikmäßigen Herstellung des Sparteïns und seiner Verbindungen.

Handels- und Verordnungsformen: Herba Spartii scoparii tota und concisa. Verordnet als Aufguß, Extrakt, Tinktur. In der Homöopathie: Urtinktur und Potenzen aus den frischen Blüten.

Abarten, Verwechslungen, Verfälschungen: *Radix Spartii scoparii* sind 20—40 cm lang, am oberen Ende bis 3 cm dick, gebogen, verzweigt. Verwendet wie Herba Sp. scoparii. *Flores Sp. scoparii* (vgl. oben) enthalten außer den Alkaloiden einen gelben Farbstoff. Verwendet wie Herba Sp. scoparii. *Semen Sp. scoparii* sind hell-, oliv- oder dunkelbraun, glänzend, ca. 3 mm lang, ca. 2 mm breit und 1—1,5 mm dick. Verwendet wie Herba Sp. scoparii. Ginsterblüten finden sich nach W. Peyer als Verfälschung von Wollblumen im offiz. Brusttee. — Genista tinctoria und andere Arten lieferten früher Flores Genistae, die zur Darstellung des Schüttgelbs verwendet wurden.

Bemerkungen: Herba Sp. scoparii ist im Erg.-B. 6 aufgeführt.

DAPHNE

Stammpflanze: ***Daphne mezereum*** — Seidelbast, Kellerhals.

Familie: Thymelaeaceae — Seidelbastgewächse.

Beschreibung der Stammpflanze: Bis 1 m hoher Strauch mit rutenförmigen Ästen. Die duftenden, blaßvioletten, röhrigen, einblättrigen Blüten erscheinen vor den Blättern, meist zu dreien zusammensitzend, in unterbrochener Ähre. Kelch fehlt. Blätter lanzettlich, ganzrandig, oberseits blaßgrün, unterseits graugrün, kahl, in Büscheln. Früchte anfangs grünlich, zur Reifezeit leuchtend rot, glänzend, mit einem runden, schwarzen Samen.

Standorte: Europäische Gebirge. — In Wäldern, besonders auf Kalkboden, an feuchten Stellen.

Anbau: Als Zierpflanze in Gärten.

Verwendet wird: Die getrocknete Rinde.

Cortex Mezerei

Handelsbezeichnungen: Cortex Coccognidii, Cortex Thymelaeae, Mezereum (hom.) — Seidelbastrinde, Kellerhalsrinde, deutsche Pfefferbaumrinde, Wolfsbast (deutsch) — Mezereon bark (engl.) — Ecorce de mézeréon oder de bois gentil (franz.) — Corteccia di camelea (ital.).

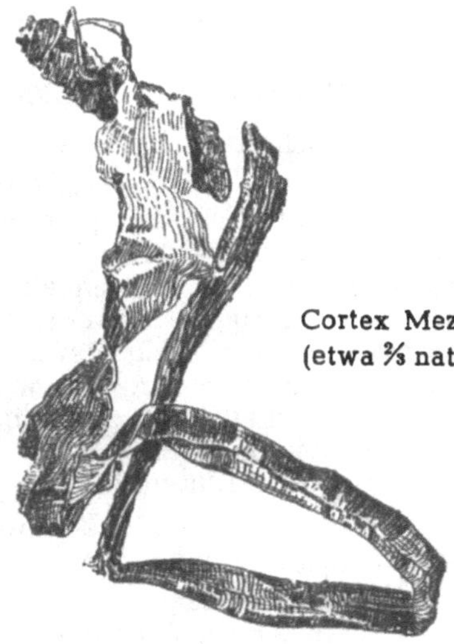

Cortex Mezerei
(etwa ⅔ nat. Gr.)

Offizinell: Im portugiesischen, rumänischen und schweizerischen Arzneibuch. Im Homöopath. Arzneibuch ist die frische Rinde offizinell.

Herkunft: Italien, Balkanländer, Rußland.

Ernte und Bearbeitung: Zu Beginn des Frühjahrs, vor der Blütezeit, meist schon im Januar/Februar, wird die Rinde in Bändern von den Zweigen abgezogen. Die Streifen werden meist mit nach außen gekehrter Innenseite zu Bündeln zusammengerollt und getrocknet. Vorsichtig aufbewahren.

Beschreibung der Droge: Lange, zähe, bis 3 cm breite, bis 1 mm dicke, manchmal längsgerollte, an den Rändern faserige Streifen. Außenfläche glatt, glänzend, rötlich- bis graubraun, querrunzelig, mit kleinen Höckern (Flechten). Die Schicht unter dem leicht abblätternden Kork ist grünlich, die Innenseite gelblich, seidig glänzend. Bruch längsfaserig, zähe. Geruchlos. Geschmack, besonders beim Kauen, brennend scharf. Charakteristisch für die Schnittdroge ist die rot- bis graubraune Korkschicht und die darunterliegende Mittelrinde sowie die seidenglänzende Innenseite.

Bestandteile: Mezerein, Daphnin (Glykosid), Umbelliferon, scharfes Harz, fettes Öl, Wachs, Farbstoff. Asche max. 4 %.

Anwendung: Blasenziehendes Mittel bei Hautleiden und Geschwüren. — Bei Lähmungen und Funktionsstörungen. — Zu Hautreizsalben und Pflastern.

Handels- und Verordnungsformen: Cortex Mezerei in fasciculis, naturalis, concisus, pulvis grossus und mittelfein. Verordnet als ätherischer Extrakt, Fluidextrakt, Salbe. In der Homöopathie: Essenz und Potenzen aus der frischen Rinde.

Abarten, Verwechslungen, Verfälschungen: *Fructus* oder *Semen Mezerei, Semen Coccognidii — Seidelbastsamen, Kellerhalsbeeren* — enthalten ebenfalls Daphnin und Harz sowie fettes und ätherisches Öl. Verwendet gegen Hautleiden, als Diuretikum und gegen Zahnschmerzen. *D. gnidium* — Mittelmeergebiete. Die Rinde enthält scharfes Harz, kein Daphnin. Altes Heilmittel. Die Rinden von *D. laureola, D. alpina* und *D. odora* enthalten Daphnin und scharfes Harz. Auch Folia Laureolae werden verwendet.

Prüfungen: Bei Cortex M. wird der Inhalt der Parenchymzellen durch Salpetersäure sofort rot bis rotbraun gefärbt.

Bemerkungen: Im Erg.-B. 6 aufgeführt. **Giftdroge!** Die Pflanze steht stellenweise unter Naturschutz.

DATURA

Stammpflanze: ***Datura Stramonium*** — Stechapfel.

Familie: Solanaceae — Nachtschattengewächse.

Beschreibung der Pflanze: 1jährige, 30—120 cm hohe, krautige Pflanze mit spindelförmiger Wurzel und aufrechtem, gabelig verzweigtem, rundem Stengel. Die Pflanze ist nur im oberen Teil behaart. Die frischen Blätter sind saftiggrün, fleischig (vgl. unten). Blüten einzeln, achselständig, aufrecht, gestielt. Kelche bis 5 cm lang, 5zahnig, am Grunde aufgeblasen. Kronen weiß, bis 7 cm lang, trichterförmig, Rand gefaltet, zipfelig. Frische Blüten riechen stark betäubend, widerlich, sie welken leicht. — Kapselfrüchte, 4klappig, eiförmig, stachelig, bis 5 cm im Durchmesser. Samen vgl. unten. Blütezeit Juni/September.
Die Varietät **D. tatula** hat bläuliche Blüten und violett überhauchte Stengel.

Standorte: Europa. — Typische Ruderalpflanze auf Schutthalden, an Weg- und Ackerrändern, besonders in Weinbergen.

Anbau: Lockerer Boden in sonniger Lage ist erwünscht. Stickstoffdüngung oder Volldüngung mit Stallmist, Kali, Phosphor und Stickstoff ist zur Erzielung alkaloidreicher Droge erforderlich. Aussaat im Frühjahr oder Herbst. Braune Samen keimen am besten. Schwarze Samen werden meist mit 1%iger Salpetersäure vorbearbeitet. — Die Kulturen sind 1jährig. Junge Pflanzen gebrauchen Feuchtigkeit.

Verwendet werden: 1. die getrockneten Blätter, 2. die getrockneten Samen.

1. Folia Stramonii

Handelsbezeichnungen: Folia Daturae (lat.) — Stramonium (hom.) — Stechapfelblätter (deutsch) — Stramonium leaves (engl.) — Feuilles de stramoine (franz.) — Foglia di stramonio (ital.) — Hoja de estramonio (span.).

Offizinell: In allen europäischen Arzneibüchern, mit Ausnahme des finnischen, kroatischen und ungarischen. Offizinell im Homöopath. Arzneibuch ist das frische Kraut.

Herkunft: Deutschland, Österreich, Tschechoslowakei, Balkanländer, bes. Ungarn, Rumänien, in den bosnischen Wäldern wildwachsend. Rußland (Ukraine, Asow-Schwarzmeergebiete, Nordkaukasus, Georgien, Aserbeidschan, Kursker und Woronescher Gebiet).

Ernte und Bearbeitung: Die Blätter werden während der Blütezeit gesammelt, indem ca. alle 14 Tage die größeren Blätter gepflückt werden. Nach Regenperioden sollte nicht geerntet werden, da dann der Alkaloidgehalt geringer ist. Sie werden meist bei künstlicher Wärme von ca. 30° getrocknet. Der stark narkotische Geruch der frischen Blätter verschwindet beim Trocknen fast gänzlich. 8—9 T. frische Blätter = 1 T. Droge. Die Ware ist feuchtigkeitsempfindlich. — Vorsichtig aufbewahren.

Beschreibung der Droge: Blattstiele lang, walzig, oberseits gefurcht. Blätter bis 20 cm lang, bis 15 cm breit, eiförmig, zugespitzt, unregelmäßig buchtig gezahnt, am Grunde gerade oder fast herzförmig, lebhaft grün, dünn, brüchig, fast kahl, nur an den kräftigen Nerven auf der Unterseite und im Jugendzustand behaart. Geruch schwach narkotisch. Geschmack bitter, salzig. Charakteristisch für die Schnittdroge sind die dünnen, geschrumpften

Blattstückchen. Behaarung ist nur an den Nerven zu erkennen. Stengelstückchen treten nicht in den Vordergrund.
Das Pulver ist grün.

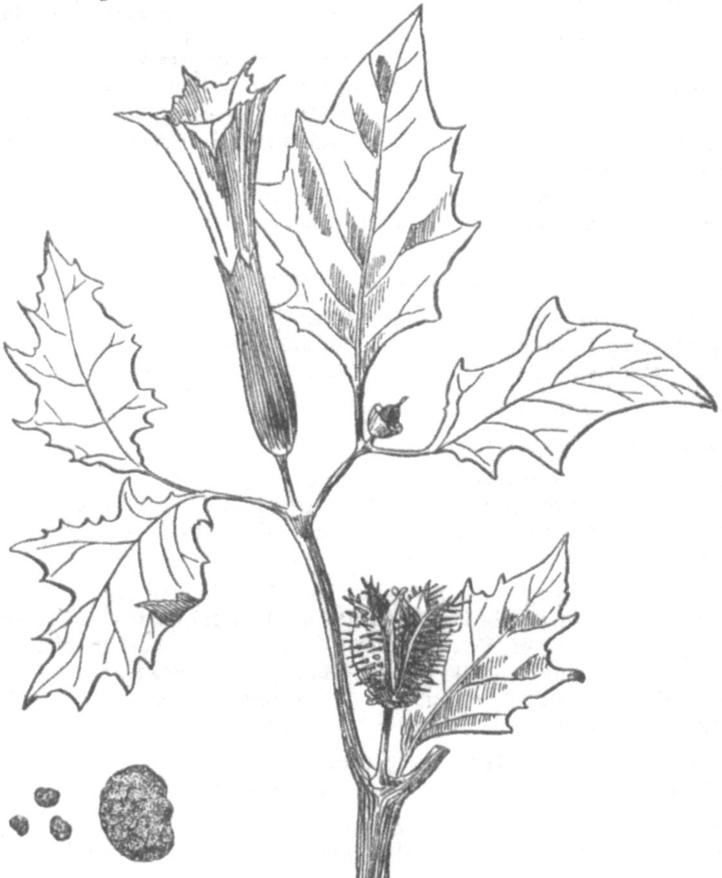

Semen Stramonii (links: nat. Gr.) Folia Stramonii ($^2/_3$ nat. Gr.)

Bestandteile: 0,3—0,5 % Hyoscyamin bzw. Atropin und Spuren von Scopolamin. 4—7 % Gerbstoff, ätherisches Öl. Asche max. 20 %. — Die Blattstiele und Nerven sind am alkaloidreichsten. Junge und alte Blätter zeigen keine Gehaltsunterschiede, morgens ist der Gehalt höher als abends, zur Zeit der Blüte am höchsten. Mehrjähriges Aufbewahren verändert den Gehalt.

Anwendung: Hypnotikum und Nervenmittel. Gegen Asthma (Hauptanwendungsgebiet), Bronchialkatarrh, Lungenleiden und Neuralgie. Krampflösendes Mittel. Bei Nervenschmerzen. — Zur Herstellung von Folia Stramonii nitrata. Zu Asthmazigaretten und Räucherkerzen.

Handels- und Verordnungsformen: Folia Stramonii tota, concisa, minut. concisa, pulvis grossus und subtilis. Folia Stramonii nitrata concisa und pulvis grossus. Verordnet als Extrakt oder Tinktur. Im Erg.-B. 6 ist das Extrakt aus frischem

Kraut aufgeführt. In der Homöopathie: Essenz und Potenzen aus der frischen vor der Blüte gesammelten Pflanze.

Abarten, Verwechslungen, Verfälschungen: *D. metel* kommt hauptsächlich in Südasien und Afrika vor, wird aber auch in den Mittelmeergebieten angebaut. Der Alkaloidgehalt beträgt nach neueren Angaben nur ca. 0,16 %. Als Verfälschungen kommen in Frage: Blätter von Lactuca sativa (rundlich, stark geadert), Xanthium-Arten (dreilappig), Solanum nigrum (klein, mit grober Randzahnung).

Prüfungen: Der Alkaloidgehalt ist durch Analyse festzustellen. Sicheres Erkennungsmerkmal der Droge sind die charakteristischen, vereinzelt in der Ware vorkommenden Blüten.

Bemerkungen: Giftdroge! Im Erg.-B. 6 ist auch das frische Kraut aufgeführt. Datura wurde im 16. Jahrhundert bekannt. Stoerck empfahl die Droge.

2. Semen Stramonii

Handelsbezeichnungen: Stramonium e seminibus, Semen Daturae (lat.) — Stechapfelsamen (deutsch) — Thorn apple seed (engl.) — Semences de stramoine (franz.) — Seme di stramonio (ital.).

Offizinell: Im Homöopath. Arzneibuch.

Herkunft: Vgl. Folia Str.

Ernte und Bearbeitung: Die Kapselfrüchte werden im Herbst gepflückt und die reifen Samen bei gelinder Wärme getrocknet. Der Ertrag der Ernte wird teils zur Wiederaussaat, teils zur fabrikmäßigen Gewinnung der Alkaloide verwendet. — Vorsichtig aufbewahren.

Beschreibung der Droge: Reife Samen sind flachgedrückt, rundlich-nierenförmig, matt, schwarzviolett, manchmal auch gelbbraun, am Nabel heller, feingrubig, ca. 4 mm im Durchmesser. Samenschale zerbrechlich, sie umschließt ein Endosperm mit einem hakenförmig gekrümmten Keimling. Geruch beim Zerreiben widerlich, in heilem Zustande geruchlos. Geschmack scharf, bitter. — Das Pulver ist schwarzgrau.

Bestandteile: 0,3—0,5 % Hyoscyamin bzw. Atropin und wenig Scopolamin. 15—20 % fettes Öl, 1—2 % Gerbstoff, Asche max. 4 %.

Anwendung: Gegen Asthma. Betäubungs- und Nervenmittel. — Hauptsächlich zur Herstellung der Alkaloide, besonders des Hyoscyamins.

Handels- und Verordnungsformen: Semen Stramonii totum, pulvis grossus, deoleatum pulvis subtilis.
Verordnet als Tinctura Stramonii e seminibus (Erg.-B.).

Abarten, Verwechslungen, Verfälschungen: Helle unreife Samen dürfen in der Droge nicht vorhanden sein. Scharfkantige, nicht rundliche Samen deuten auf eine Verfälschung oder Verwechslung mit Semen Nigellae.

Bemerkungen: Im Erg.-B. 6 aufgeführt. **Giftdroge!**

DELPHINIUM

Stammpflanze: ***Delphinium consolida*** — Feldrittersporn.

Familie: Ranunculaceae — Hahnenfußgewächse.

Beschreibung der Stammpflanze: 1jähriges, zum Teil überwinterndes, bis 50 cm hohes Kraut mit kräftiger Pfahlwurzel. Stengel dünn, verzweigt, Blätter einfach oder doppelt dreiteilig, Zipfel schmal-lineal. Blüten in Trauben, blauviolett, seltener weiß oder rötlich (vgl. unten). Kapselfrüchte mit braunem Samen. **Blütezeit** Mai/September.

Standorte: Europa. — Ackerunkraut.

Verwendet werden: Die getrockneten, blauen Blüten.

Flores Calcatrippae

Handelsbezeichnungen: Flores Consolidae regalis (lat.) — Rittersponblüten, Feld- oder Ackerrittersporn (deutsch).

Herkunft: Mitteleuropäische und Balkanländer, Rußland (Ukraine).

Ernte und Bearbeitung: Die Blüten werden abgezupft und an luftigen Orten rasch getrocknet. Die schöne blaue Farbe muß erhalten bleiben.

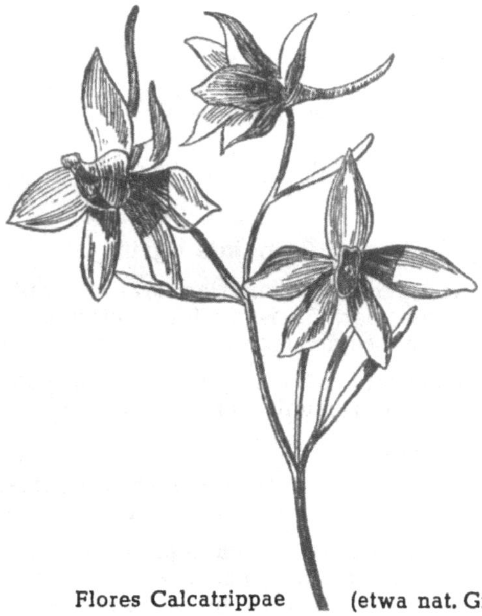

Flores Calcatrippae (etwa nat. Gr.)

Beschreibung der Droge: Kelchblätter außen blauviolett, behaart, unter der Spitze mit einem grünen Flecken, innen hellblau. Kronenblätter blauviolett, geschrumpft, bis 1,5 cm lang, eines ist zu einem ca. 2 cm langen Sporn entwickelt. Geruch schwach honigartig. Geschmack bitter.

Bestandteile: Ein glykosidischer, gelber Farbstoff, ein blauer Farbstoff (Anthocyan): Bitter- und Gerbstoff, ein Alkaloid (?). Asche max. 10 %.

Anwendung: Diuretikum. Selten gegen Würmer, da die Wirkung unsicher ist. Teeverschönerungsmittel. In der Homöopathie.

Handels- und Verordnungsformen: Flores Calcatrippae tot. und minutim concisi. Verordnet als Aufguß.

Abarten, Verwechslungen, Verfälschungen: Neben den Blüten wird auch das ganze Kraut — *Herba Calcatrippae* oder *Consolidae* — gehandelt. In Portugal offizinell. Es soll ein Alkaloid enthalten. — *Semen Calcatrippae* oder *Consolidae* sind bis 2,5 mm lang, bis 1,5 mm breit und dick, kegel- oder eiförmig, schwarzbraun. Geschmack bitter. Sie enthalten Bitterstoff und Alkaloide. — Narkotikum, schmerzstillendes Mittel. *D. elatum — Hoher Rittersporn* (Alpengebiete) und *D. Ajacis — Gartenrittersporn* liefern alkaloidhaltige Samen, die dann und wann als Ungeziefermittel Verwendung finden.

Bemerkungen: Flores Calcatrippae sind im Erg.-B. 6 aufgeführt.

Stammpflanze: ***Delphinium Staphisagria*** — Stephansrittersporn.

Familie: Ranunculaceae — Hahnenfußgewächse.

Beschreibung der Pflanze: 1—2jährige bis 1 m hohe Pflanze mit steifem, zottigem Stengel, Blätter 5—7spaltig, gestielt, Zipfel ungeteilt oder 3spaltig, schmal. Blüten mit 2 Honigblättern, ohne Seitenlappen, in Trauben. Zottige Balgfrüchte mit wenigen Samen.

Standorte: Südeuropa. — Zerstreut.

Anbau: Zur Samengewinnung wird die Pflanze kultiviert.

Verwendet werden: Die getrockneten Samen.

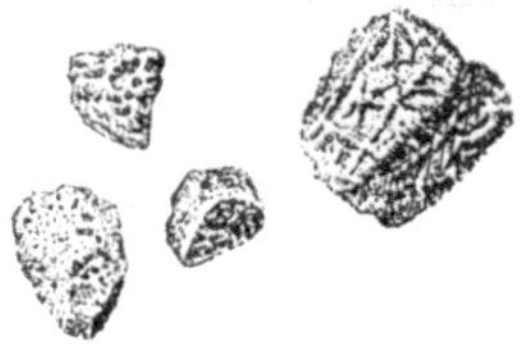

Semen Staphidis agriae
links: nat. Gr.

Semen Staphidis agriae

Handelsbezeichnungen: Semen Pedicularíae (lat.) — Staphisagria (hom.) — Stephanskörner, Läusekörner, Läusepfeffer, Rattenpfeffer (deutsch) — Stavesacre (engl.) — Semence de staphisaigre (franz.) — Paparraz (portug.).

Offizinell: Im belgischen, englischen, französischen, griechischen, niederländischen, portugiesischen, rumänischen und im Homöopath. Arzneibuch.

Herkunft: Italien und Frankreich.

Ernte und Bearbeitung: Die reifen Früchte werden geerntet, die Samen aus den Hülsen entfernt und von der Spreu befreit.

Beschreibung der Droge: Scharf 3—4kantige Samen, die breite Seite ist flach gewölbt, ca. 7 mm lang, ca. 4 mm dick, 4—5 mm breit. Oberfläche netzig-grubig, hell- bis meist schwarzbraun, zuweilen grau überhaucht, dann und wann mit hellen Flecken. Endosperm groß, stark fetthaltig, Embryo klein. Geruchlos. Geschmack fettig, hinterher bitter und brennend scharf.

Bestandteile: Ca. 1—1,5 % Delphinin und andere Alkaloide, 30—35 % fettes Öl.

Anwendung: Gegen Neuralgie. — Ungeziefermittel, besonders gegen Läuse. Paralleldroge für Semen Sabadillae.

Handels- und Verordnungsformen: Semen Staphidis agriae tot., pulvis grossus, deoleat. pulvis subtilis.
Verordnet in Form von Salben, Waschpräparaten und essigsauren Auszügen.

Bemerkungen: Giftdroge!

DIGITALIS

Stammpflanze: ***Digitalis purpurea*** — roter Fingerhut.

Familie: Scrophulariaceae — Rachenblütler.

Beschreibung der Stammpflanze: 2—3jährige Pflanzen mit ästiger Pfahlwurzel. Im ersten Jahre bildet sich eine grundständige Blattrosette, im zweiten Jahr der $^1/_2$—$1^1/_2$ m hohe, runde, aufrechte Stengel, der im unteren Teil wechselständig beblättert ist. Untere Blätter langgestielt, eiförmig, nach oben kleiner werdend (vgl. unten). Blüten hängend, kurzgestielt, in einzeitigen Trauben. Kelch 5zipfelig, grün. Krone röhrig-glockig, hellpurpurfarben, seltener weiß oder rosa, mit dunklen Flecken und weißen Haaren auf der helleren Innenseite. Außen kahl. Zweifächerige, eiförmige Kapselfrüchte mit zahlreichen, winzigen, rundlichen, braunen Samen, die beim Aufspringen der Kapseln weit verstreut werden. Blütezeit Juni/September.
Verschiedene Varietäten werden als Zierpflanzen kultiviert.

Standorte: Mittel- und Osteuropa. Auf Kahlschlägen, sonnigen Hängen und Böschungen, besonders in Gebirgswäldern auf kalkarmem Boden. In sogenannten Wildkulturen verbreitet.

Anbau: Aussaat Ende April auf gute Walderde in Beeten. Pflanzen Ende Juni auspflanzen. Warme halbschattige Lagen werden bevorzugt. Die Aussaat kann auch im Herbst unmittelbar auf abgeholzte Waldstellen erfolgen. Später pflanzt sich Digitalis von selbst fort.

Verwendet werden die getrockneten Blätter.

Folia Digitalis purpureae

Handelsbezeichnungen: Digitalis (hom.), Fingerhutblätter (deutsch), Digitalis leaves (engl.), Feuille de digitale (franz.), Foglia di digitale (ital.).

Offizinell: In allen Arzneibüchern. — Im Homöopath. Arzneibuch sind die frischen Blätter offizinell.

Herkunft: Deutschland (Vogesen, Schwarzwald, Thüringer Wald, Harz, Balkanländer (besonders Rumänien, Bessarabien), neuerdings auch Italien, Rußland (Weißrußland, Ukraine), Frankreich.

Ernte und Bearbeitung: Außer den Blättern blühender Pflanzen, die im Hochsommer des zweiten Jahres geerntet werden, dürfen in neuerer Zeit auch die Rosettenblätter im ersten Jahr gesammelt werden. Die beste Sammelzeit ist der Monat September. Am Spätnachmittag sonniger Tage ist der Gehalt an Wirkstoffen am höchsten. Standorte und Gegend sind nicht ohne Einfluß auf den Gehalt.
Die Trocknung muß sorgfältig und rasch erfolgen, zuletzt bei geringer künstlicher Wärme bis zu einem Wasserhöchstgehalt von 3 %, andernfalls werden die Digitalis-Glykoside durch Enzyme zerstört. Die Trocknung erfolgt an der Luft und über Kalk oder durch kurzes Erwärmen auf 60—70° und nachherige Trocknung bei 40°.
Die Einsammlung der Droge ist wegen der Giftigkeit vorsichtig vorzunehmen! 5 T. frische Blätter = 1 T. Droge. Trocken aufbewahren, damit keine nachträglichen Veränderungen und Wertminderungen eintreten.

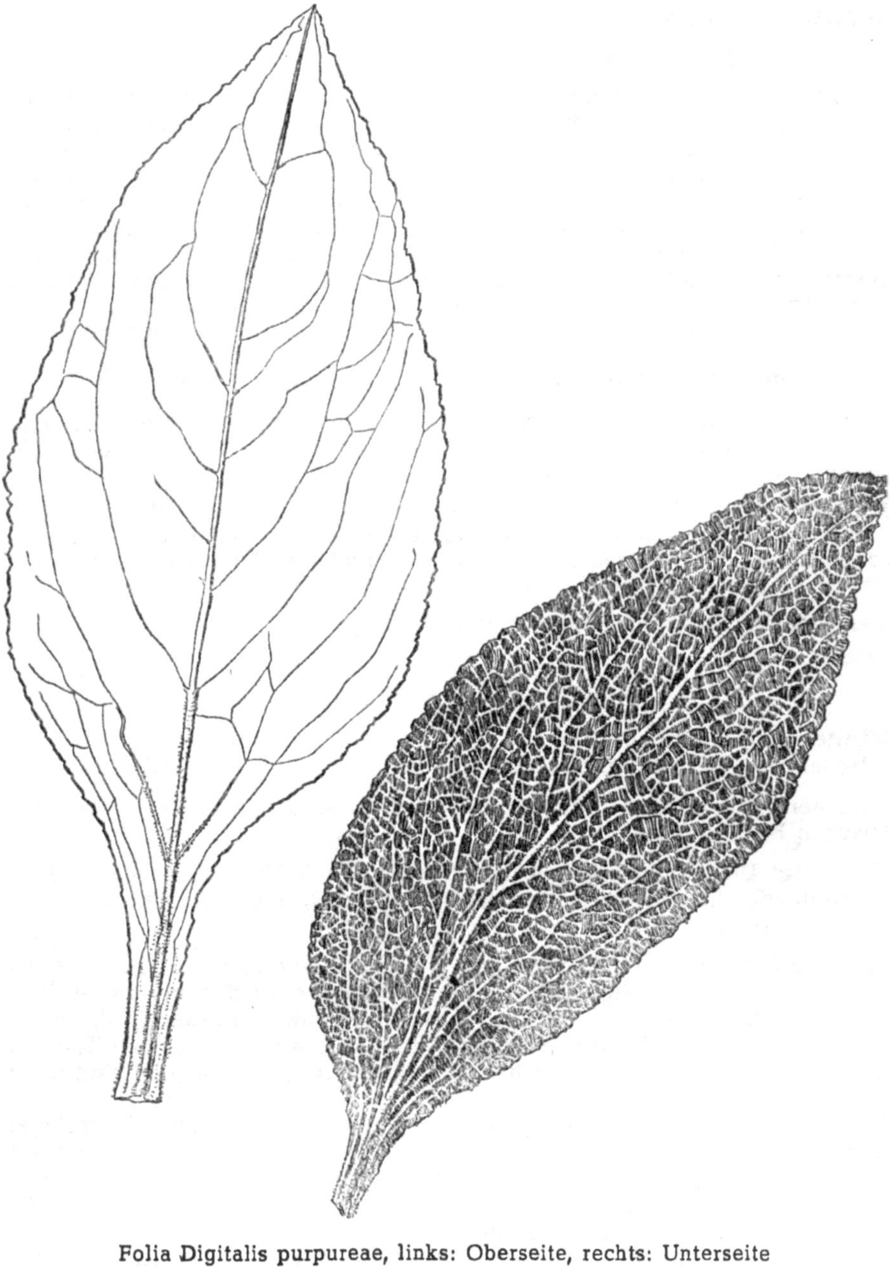

Folia Digitalis purpureae, links: Oberseite, rechts: Unterseite
(nat. Gr.)

Beschreibung der Droge: Rosettenblätter bis 40 cm lang, länglich-eiförmig, mit geflügeltem Blattstiel. Stengelblätter kleiner. Oberseits dunkelgrün, wenig behaart, unterseits blaßgrün, sammetartig behaart. Blätter kultivierter Pflanzen sind weniger behaart. Die Nerven treten an der Unterseite netzartig hervor. Blattrand gekerbt. Geruch schwach. Geschmack widerlich bitter, scharf. Charakteristisch für die Schnittdroge sind die Blattstückchen mit der netzigen, graugrünen, behaarten Unterseite.
Das Pulver ist hellgrün.

Bestandteile: Verschiedene Glykoside und Saponine. Die Zusammensetzung der Wirkstoffe von Digitalis ist außerordentlich kompliziert.
Im lebenden Zustand sind wahrscheinlich die Purpureaglykoside A, B und C vorhanden. Die Glykoside Digitoxin, Gitoxin und Gitalin sind Spaltprodukte der Purpureaglykoside. Daher kommt es, daß die Droge je nach Trocknung und Lagerung wechselnde Mengen der Glykoside A, B und C und ihrer Spaltprodukte enthält. — Bei der Herstellung von Präparaten ist die leichte Spaltbarkeit zu beachten. — Die Wirkung der Droge setzt sich aus zahlreichen Einzelwirkungen zusammen und sie ist deshalb nicht durch eine isolierte Substanz zu ersetzen, die sich durchaus verschieden von der Droge verhält. Die sog. „Ballaststoffe" haben bei Digitalis für die Gesamtwirkung eine große Bedeutung.
Digitonin, Gitonin und andere Saponine sind für die Wirkung von größter Wichtigkeit, sie bewirken eine bessere Aufnahme der Glykoside und erhöhen daher die Wirksamkeit der Droge. Ferner enthält die Droge ein Flavon, Schleim, organische Säuren und Enzyme.
Digitoxin ist der Hauptträger der Wirksamkeit. Je nach Jahreszeit und Ernte schwankt der Gehalt zwischen 0,17 und 0,52 %. Um eine Veränderung der Bestandteile zu verhindern, wird die Droge grob gepulvert, auf 2000 F. D.eingestellt und scharf getrocknet, mit einem Wassergehalt von max. 3 %, damit die Enzymwirkung ausgeschaltet wird. Das Pulver wird in Ampullen oder braune Flaschen gefüllt und hermetisch verschlossen.
Digitalis wirkt auf den Herzmuskel und verlangsamt die Schlagfolge. Es ruft eine Leistungserhöhung des Kreislaufs hervor. Die Wirkungen treten besonders am kranken Herzen in Erscheinung.

Anmerkung: F. D. = Froschdosen = Mengen der Substanz, die Frösche (Rana temporaria) in 24 Stunden tötet, dividiert durch das Froschgewicht.

Anwendung: Bekanntestes Herztonikum. — Diuretikum. Bei Neuralgien und zahlreichen andern Krankheiten. — Zur Herstellung der Glykoside und pharmazeutischer Spezialitäten. — Neben den galenischen Zubereitungen, bei denen der Saponingehalt eine Rolle spielt, haben auch die Reinsubstanzen eine große Bedeutung.

Handels- und Verordnungsformen: Nach dem D. A. B. 6 müssen Folia Digitalis den amtlich vorgeschriebenen pharmakologisch ermittelten Wirkungswert aufweisen. Die Packungen müssen amtlich gestempelt und plombiert werden.
Folia Digitalis purpurea tot., concisa, pulvis grossus und subtilis. — Folia Digitalis in amtlich plombierten Packungen (Gläser und Ampullen). Folia Digitalis titrat. pulvis mittelfein und subtilis mit physiolog. festgestelltem Wirkungswert.
Verordnet als Pulver, Infus, Tinktur (D. A. B. 6), Extrakt, zu Pillen, Suppositorien und Salben. — In der Homöopathie: Urtinktur und Essenzen aus dem Preßsaft der vor der Blüte gesammelten frischen Blätter.

Abarten, Verwechslungen, Verfälschungen: *Semen Digitalis — Fingerhutsamen* enthalten ebenfalls Glykoside und Saponine und werden als Herzmittel und Diuretikum, vor allem aber zur fabrikmäßigen Herstellung der Glykoside verwendet.

D. lanata vgl. unten. *D. ambigua — großblütiger Fingerhut.* Verbreitung und Aussehen vgl. D. purpurea. Blätter eiförmig bis lanzettlich, die unteren kurzgestielt, mittlere und obere sitzend, spitz, am Rande gezahnt, an den Nerven der Unterseite behaart. Die Droge ist nach Ansicht maßgebender Autoren der offizinellen Ware gleichwertig. *D. lutea — gelber Fingerhut.* Westeuropa, besonders Schwarzwald und Pfalz. Im Aussehen der D. purpurea ähnlich, etwas kleiner, bis 1¼ m hoch. Blüten hellgelb. Blätter schmal, die oberen lanzettlich, fast kahl, spitz gezahnt. Die Droge ist nach Ansicht einiger Autoren der offizinellen Ware gleichwertig, nach anderen ist der Wirkungswert unsicher. *D. laevigata* — Balkanländer. Blätter eiförmig bis lanzettlich, spitz, kahl, mit welligem Rand. In der Handelsware nicht zugelassen. *D. ferruginea* soll wesentlich stärker als offizinelle Ware wirken. Nach anderen Angaben blieben die Untersuchungen ohne greifbares Resultat. *D. ochroleuca.* Die Untersuchungen blieben ohne greifbares Resultat. *D. tomentosa* und *D. micrantha* enthalten Saponine. *D. thapsi — Spanischer Fingerhut.* Die Zusammensetzung der Inhaltstoffe ist andersartig. Die Wirkung ungefähr 3mal so stark. *D. parviflora* kommt ebenfalls in Spanien vor. Verfälschungen der Handelsware mit Althaea- und Verbascumblättern sind vorgekommen (an der Behaarung zu erkennen).

Prüfungen: Der Feuchtigkeitsgehalt darf 3 % nicht übersteigen.
Folia Digitalis gelten als hinreichend wirksam, wenn sie um höchstens 25 % nach oben oder unten mit dem Wirkungswert eines Standardpräparates differieren. Das Standardpräparat ist so geeicht, daß 1 g Folia Digitalis frische Gras- oder Märzfrösche (Rana temporaria) im Gewicht von 2000 g tötet. — 1 g derartiger Droge enthält 2000 Froschdosen (F. D.) (vgl. Bestandteile). Offizinelle Folia Digitalis weist also einen Wirkungswert von 1500—2500 F. D. auf.

Bemerkungen: Giftdroge! Seit dem Mittelalter sind die giftigen Eigenschaften bekannt. Im 13. Jahrhundert verwendet, 1650 in das englische Arzneibuch aufgenommen. Das Studium der Inhaltsstoffe, das noch nicht abgeschlossen ist, beschäftigte viele Forscher. Digitalis gehört zu den wichtigsten Mitteln des Arzneischatzes.

Stammpflanze: *Digitalis lanata* — Wolliger Fingerhut.

Beschreibung der Stammpflanze: Ausdauernde Pflanze, bis über 1 m hoch. Stengel einfach, aufrecht, kantig, am oberen Teil behaart. Am Grunde eine Blattrosette. Stengelblätter abstehend. Blüten in lockeren Trauben, sitzend, abstehend, ca. 2,5 cm lang. Kelch 5teilig, Krone röhrenförmig-glockig, weiß oder gelblich mit braunen Adern. Kapselfrüchte eiförmig, braun behaart. Blütezeit Juni/August.

Standorte: Südosteuropa. — An sonnigen Stellen, auf nährstoffarmem Boden wachsend.

Anbau: In Österreich und den Balkanländern feldmäßig angebaut. Die Samen werden im Frühjahr in Beete gesät und die kleinen Pflanzen im Sommer ausgepflanzt.

Verwendet werden: die getrockneten Blätter.

Folia Digitalis lanatae

Handelsbezeichnung: Blätter vom wolligen Fingerhut.

Herkunft: Österreich, Balkanländer.

Ernte und Bearbeitung: Vgl. Folia D. purpureae.

Beschreibung der Droge: Stengelblätter schmal, lanzettlich, zugespitzt, ganzrandig, kahl, oberseits dunkelgrün, rinnig, unterseits heller, mit hervortretenden Mittelnerven. Die Grundblätter sind größer.

Bestandteile: Die Glykoside Digilanid A, B und C, ihre Spaltprodukte und Saponine. Die Inhaltsstoffe sind empfindlicher als die von D. purpurea.

Anwendung: Vgl. Folia D. purpureae. In der Industrie in großem Maße zur Herstellung der Glykoside und zahlreicher Präparate verarbeitet. — Die Wirkung soll die von D. purpurea um das Fünffache übertreffen. Ob die Wirkung auf einem höheren Gehalt oder auf einer anderen chemischen Zusammensetzung beruht, ist noch nicht bekannt.

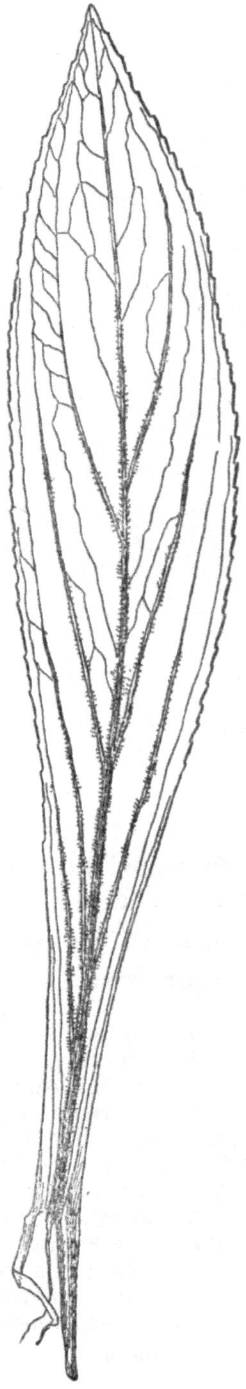

Folia Digitalis lanatae
(wenig verkleinert)

Herba Droserae (etwa ¾ nat. Gr.)

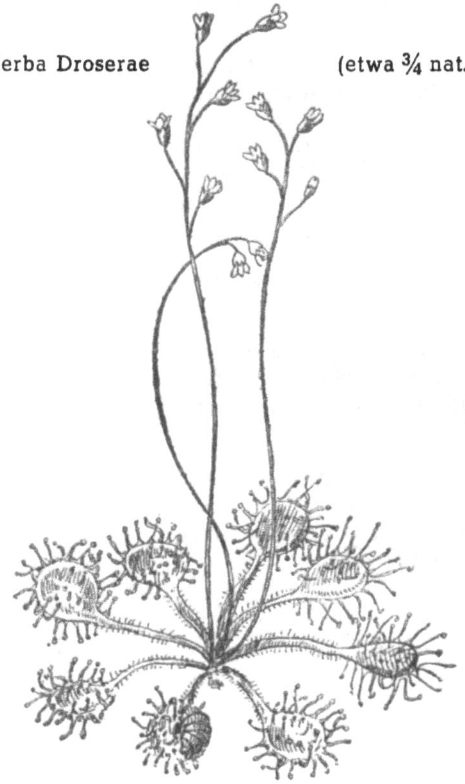

DROSERA

Stammpflanze: ***Drosera rotundifolia*** und Drosera longifolia — rundblättriger und langblättriger Sonnentau.

Familie: Droseraceae — Sonnentaugewächse.

Beschreibung der Stammpflanze: Kleine, ausdauernde Kräuter von 5—20 cm Höhe. Blätter langgestielt (vgl. unten), rosettenartig angeordnet. Blütenstände traubig, langgestielt. Blüten klein, sternförmig, 5zählig, weißgrün. Kelch 5blättrig. Schwarze, mehrfächerige Kapselfrüchtchen.
Blütezeit Juli/August.
Fleischfressende Pflanze! Die Drüsenhaare (Tentakeln) der Blätter scheiden ein glitzerndes, klebriges Sekret ab, durch das Insekten angelockt und festgehalten werden. Die Tentakeln umschließen das gefangene Insekt und verdauen es mit Hilfe einer magensaftähnlichen Flüssigkeit.
Verschiedene Varietäten: *Drosera rotundifolia* hat kreisrunde Blattspreiten und lange Stiele. *Drosera longifolia* hat linealische Blätter, die keilförmig in die Blattstiele verlaufen.
Standorte: Osteuropa. — Torfmoore, Sümpfe, an Ufern. Gesellig zwischen Moosen. Auf feuchtem Waldboden, selten auf kalkhaltigem Boden.

Verwendet wird: das getrocknete Kraut.

Herba Droserae

Handelsbezeichnungen: Herba Rorellae, Herba Roris Solis (lat.), Drosera (hom.) — Sonnentau, Sinntau, Sonnenlöffel, Himmelstau, Herrgottslöffel, Ohrlöffelkraut, Sonnenkraut, Edler Widerton (deutsch) — Youthworth (engl.) — Rossolis, Herbe de la rosée (franz.) — Orvallinha (port.).

Offizinell: Im französischen und portugiesischen Arzneibuch. Im Homöopath. Arzneibuch ist die frische Pflanze offizinell.

Herkunft: Belgien, Tschechoslowakei, Polen, Rußland (Westgebiet, Leningrader und Nordbezirk).

Ernte und Bearbeitung: Das Kraut wird während der Blütezeit gesammelt und an luftigen Orten getrocknet. Zum Teil wird die Ware gebündelt. Wurzeln, Moose und Verunreinigungen sind tunlichst zu entfernen. — 7 T. frisches Kraut = 1 T. Droge.

Beschreibung der Droge: Die grundständigen Rosettenblätter sind gestielt, rundlich, bis 1 cm im Durchmesser, oder länglich, erst grün, später braungrün bis braunschwarz mit ca. 200 roten 2—10 mm hohen, fadenförmigen Drüsenhaaren, die einen schleimig-klebrigen Saft ausscheiden.
Blütenstiel bis 20 cm lang, dünn, glänzend, braunrot, kahl. Blütchen geschrumpft, hellbräunlichgrün. Wurzeln schwarzbraun, fadenförmig, manchmal in geringem Maße in der Handelsware zu finden. Höchstgehalt an Torfmoos 3 %. — Fast geruchlos. Geschmack bitter, zusammenziehend.
Charakteristisch für die Schnittdroge sind die geschrumpften dunkelrotbraunen Blättchen mit den roten Drüsenhaaren. Stengelstücke und Blütchen sind zu erkennen.
Das Pulver ist braunschwarz.

Bestandteile: Geringe Mengen Droseron von süßlichem, aromatischem Geruch, Fermente, Gerbstoff, Benzoe- und andere Säuren. Spuren von ätherischem Öl. Asche max. 5 %. Die eigentlichen Wirkstoffe sind noch unbekannt.

Anwendung: Keuchhustenmittel. Diuretikum. Gegen Asthma, Bronchitis, Arterienverkalkung. — Frischer Saft früher äußerlich gegen Warzen.

Handels- und Verordnungsformen: Herba Droserae tot., concis., pulvis grossus. Verordnet als heißer Aufguß oder Extractum Droserae fluidum (Erg.), Extrakt, Tinktur. In der Homöopathie: Essenz und Potenzen aus dem vor der Blüte gesammelten, frischen Kraut.

Abarten, Verwechslungen, Verfälschungen: *Drosera rotundifolia* und *longifolia* werden meist in gemischten Qualitäten gehandelt. Die erstgenannte Art wird höher bewertet. Gegen eine Beimengung von 10 % Drosera longifolia wäre jedoch kaum etwas einzuwenden. Als Beimengungen wurden festgestellt: *Drosera anglica* mit länglichen, keilförmigen Blättern und *Drosera intermedia* mit kleineren Blättern sowie *Drosera obovata*. Die Wirksamkeit dürfte die gleiche sein.

Bemerkungen: Im Erg.-B. 6 aufgeführt. — Die Pflanze steht stellenweise unter Naturschutz.

DRYOPTERIS

Stammpflanze: ***Dryopteris Filix-mas*** — Wurmfarn (an manchen Stellen der Literatur als Aspidium oder Nephrodium Filix mas bezeichnet).

Familie: Polypodiaceae — Tüpfelfarne.

Beschreibung der Stammpflanze: Ausdauerndes, ansehnliches Farngewächs mit kräftigem schiefliegendem Rhizom (vgl. unten). Wedel 50—150 cm lang, trichterartig angeordnet, im Jugendzustand spiralig eingerollt, mit Spreuschuppen bedeckt. Der Stiel ist von 7—9 Leitbündeln durchzogen, die Spreite ist einfach oder doppelt gefiedert, länglich-elliptisch, oberseits kahl, unterseits fein behaart. Spreite, Stiel und Blattspindel spreublättrig. Fiederblättchen lanzettlich bis lineal-lanzettlich, zugespitzt, dicht gedrängt, tief fiederspaltig.
Sporenbehälter auf der Blattunterseite auf dem Rücken der Seitenadern. Sporenreife Juli/August.
Zahlreiche Formen.

Standorte: Europa. — In Wäldern und Gebüschen, an Abhängen. Im Flachland und im Gebirge, besonders in Schluchten und an schattigen Stellen, meist gesellig.

Verwendet werden: die getrockneten Rhizome.

Radix Filicis maris

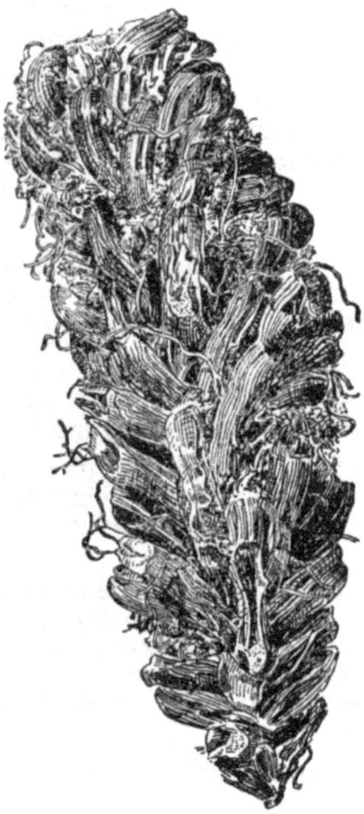

Radix Filicis maris
(etwa ⅔ nat. Gr.)

Handelsbezeichnungen: Rhizoma Filicis maris, Radix aspidii Filicis maris (lat.) — Filix (hom.) — Wurmfarnwurzel, Farnkrautwurzel, Johanniswurzel (deutsch) — Male fern (engl.) — Fougère mâle (franz.) — Felce maschio (ital.) — Feto macho (port.) — Raiz de helecho macho (span.).

Officinell: Im belgischen, dänischen, deutschen, finnischen, französischen, griechischen, italienischen, niederländischen, norwegischen, portugiesischen, rumänischen, russischen, schwedischen, schweizerischen, serbischen, spanischen, ungarischen Arzneibuch. — Officinell im Homöopath. Arzneibuch ist der frische Wurzelstock.

Herkunft: Deutschland, Italien, Balkanländer, besonders Waldgegenden Siebenbürgens in Rumänien, Rußland (Kaukasusgebiete).

Ernte und Bearbeitung: Die Wurzelstöcke werden im Herbst gegraben, gewaschen, Wurzeln und Wedel abgeschnitten, gegebenenfalls halbiert und vorsichtig getrocknet. Die Trocknung muß rasch an schattigen, luftigen Orten bei gelinder Wärme oder im scharfen Luftzug erfolgen. Nur frische, grünbrechende Ware ist brauchbar. Manchmal werden die Wedelbasen abgetrennt und geschält. — Eine im Frühjahr geerntete Ware soll der im Herbst gegrabenen gleichwertig sein. — Die Droge ist feuchtigkeitsempfindlich. — Vor Licht geschützt, möglichst über gebranntem Kalk oder in gut geschlossenen Gefäßen aufbewahren, keinesfalls länger als ein Jahr.

Beschreibung der Droge: Rhizome 5—30 cm (meist ca. 10 cm) lang, bis 2 cm dick, dicht mit bogenförmigen, kantigen, bis 3 cm langen, bis 1 cm dicken, dunkelbraunen Wedelbäsen besetzt. Gesamtdurchmesser 5—10 cm. — Außen mit rötlichbraunen bis gelblichen, dünnhäutigen, zugespitzten, eilanzettlichen, gezahnten Spreuschuppen bedeckt, nicht drüsig, höchstens 2 Drüsenhaare an der Basis. Wurzelfasern oder deren Narben sind an den Wedelansätzen zu erkennen. — Das Grundgewebe erscheint unter der Lupe schwammig porös. Der vielkantige Querschnitt des frischen Rhizoms ist grünlich und weist 8—12 größere und zahlreiche kleinere, kreisförmig um einen Markteil gelagerte Leitbündel auf. Der Querschnitt der Wedelbasen ist ebenfalls grünlich und weist 5—9 Leitbündel auf, die hufeisenförmig angeordnet sind. — Geruch charakteristisch, schwach. — Geschmack süßlich-herb, etwas kratzend, unangenehm.
Das Pulver aus frischer Droge ist gelbgrün, aus alter braun.

Bestandteile: Ca. 10 % Filixgerbsäure, ätherisches Öl, ca. 5 % fettes Öl, Harz, Bitterstoffe, Wachs, Zucker, Farbstoffe, Stärke, ca. 5 % Filmaron (der Hauptwirkstoff) und andere Bestandteile von Wirksamkeit, wie Aspidinol, Flavaspidsäure, 1,5—2,5 % Filixsäure u. a. — Der Extraktgehalt soll nach dem D. A. B. 6 mindestens 8 % mit wenigstens 25 % Rohfilicin betragen. — Bei älterer Droge ist der Extraktgehalt geringer. — Eine Wertbestimmung muß auch auf biologischem Wege vorgenommen werden. Im Durchschnitt beträgt der Extraktgehalt 8—18 %, der Rohfilicingehalt bis 36 % davon. — Der Aschegehalt der Droge soll max. 4 % betragen. Die Zusammensetzung und der %-Gehalt der Bestandteile schwanken je nach Ernte und Herkunft. — Alter der Droge und Alter des Extrakts haben Einfluß auf die Wirksamkeit. — Die Verfärbung von Grün nach Braun bietet aber allein keinen Anhaltspunkt für eine Wertminderung.

Anwendung: Bekanntes Bandwurmmittel. In der Veterinärmedizin gegen die Leberegelseuche. — Die Anwendung zu großer Dosen hat zu schweren Vergiftungen (Erblindung) oder zum Tode geführt.

Handels- und Verordnungsformen: Radix Filicis maris crud. tot., concis., pulvis grossus und subtilis. — Radix Filicis maris mund. in Fingern, pulvis subtilis. Verordnet als Aspidinolfilicinum Oleo solutum D. A. B. 6 (Aspidinolfilicinöl — Filmaronöl), Extractum Filicis (D. A. B. 6), meist in Kapseln, Pulver. — In der Homöopathie: Essenz und Potenzen aus dem frischen Rhizom.

Abarten, Verwechslungen, Verfälschungen:

Stammpflanze: *Dryopteris spinulosa* (Nephrodium spinulosum) — Dorniger Nierenfarn.

Beschreibung der Stammpflanze: Wedel doppelt oder mehrfach gefiedert, langgestielt, im Umriß eiförmig bis länglich, bis 50 cm lang, spärliche Spreublätter, Fiederabschnitte länglich, zugespitzt, scharf gesägt, mit sehr spitzen Zähnen. Ändert ab.

Standorte: Feuchte Wälder in nördlichen Gegenden.

Verwendet wird: das getrocknete Rhizom.

Radix Filicis spinulosi

Handelsbezeichnungen: Rhizoma Filicis spinulosi, Radix Aspidii spinulosi (lat.) — Dornige Nierenfarnwurzel (deutsch).

Herkunft: Ostseeländer, Finnland.

Ernte und Bearbeitung: Vgl. Radix F. maris.

Beschreibung der Droge: Rhizom kleiner und dünner als Radix F. maris. — Rand der Spreublättchen ungezahnt, mit zahlreichen Drüsenhaaren am Rande.

Bestandteile: Vgl. Radix F. maris. — Die Droge enthält außerdem Aspidin.

Anwendung: Die Wirksamkeit ist stärker als die der offizinellen Droge, besonders zur Extraktfabrikation geeignet. — Häufiger in der Handelsware zu finden, vor allem in den nordischen Ländern im Gebrauch.

Bemerkungen: Giftdroge!
D. rigida (= Nephrodium rigidum) hat kurzgestielte, länglich-lanzettliche, unterseits drüsig behaarte Wedel. An den Blattstielen und Spindeln reichlich Spreuschuppen. In den Mittelmeergebieten vorkommend. Rhizom kleiner und dünner als die offizinelle Droge, Rand der Spreublättchen spitzig gezähnt, wenige Drüsenhaare am Rande.
D. cristata (= N. cristatum) hat bis 50 cm lange, längliche, kurzgestielte, einfach gefiederte Wedel, Abschnitte scharf gesägt (steril) oder schmal und länglich (fertil), nur im Grunde mit Spreublättern. Spindel fast kahl, drüsenlos. — In feuchten Wäldern und Sümpfen. Rhizom kleiner und dünner als die offizinelle Droge, Rand der Spreublättchen ungezahnt, wenige Drüsenhaare am Rande.
D. oreopteris (= N. montanum) hat bis 75 cm lange, kurz gestielte, im Umriß längliche Wedel, die wie der untere Teil der Spindel mit Spreublättern besetzt sind. Wedel einfach gefiedert, mit fiederspaltigen Blättchen. Aromatischer Geruch. — In Wäldern. — Rhizom kleiner und dünner als die offizinelle Droge, Rand der Spreublättchen ungezahnt, viele ungleich große Drüsenhaare am Rande und auf den Blättchen.
Die genannten Abarten wie auch *Polystichum lobatum* mit stark gezahnten Spreublättern, ohne Drüsenhaare, *Athyrium Filix-femina* mit ungezahnten Spreublättern, ohne Drüsenhaare, ferner *Pteridium aquilinum* kommen als Verwechslungen und Verfälschungen der offizinellen Droge in Betracht.
Herba Filicis maris — Wurmfarnkraut — besteht aus den Wedeln (vgl. Beschreibung der Stammpflanze) und wird besonders im Osten als Ersatz für Hopfen in der Bierbrauerei verwendet.

Bemerkungen: Radix Filicis maris ist eine **Giftdroge!** Dryopteris ist seit der Zeit der alten Römer als Wurmmittel bekannt.

ELAPHOMYCES

Stammpflanze: ***Elaphomyces cervinus*** — Hirschtrüffel.

Familie: Elaphomycetaceae.

Beschreibung der Stammpflanze: Pilzgewächs. Fruchtkörper fast kugelig mit äußerer derber, brüchiger, gelbbrauner Rindenschicht und dicker Innenschicht aus einem wirren Hyphengeflecht. Große Sporen mit doppelter Membran.

Standorte: Mittel- und Osteuropa. — Kiefern- und Fichten- sowie Eichen- und Buchenwälder. Stellenweise gesellig.

Verwendet werden: die getrockneten Fruchtkörper.

Fungus cervinus

Handelsbezeichnungen: Boletus cervinus, Tubera cervina (lat.) — Hirschbrunst, Hirschtrüffel, Hirschkugeln, Hirschpilz, Hirschschwamm oder Hirschsprung (deutsch).

Herkunft: Tschechoslowakei, Polen, Rußland.

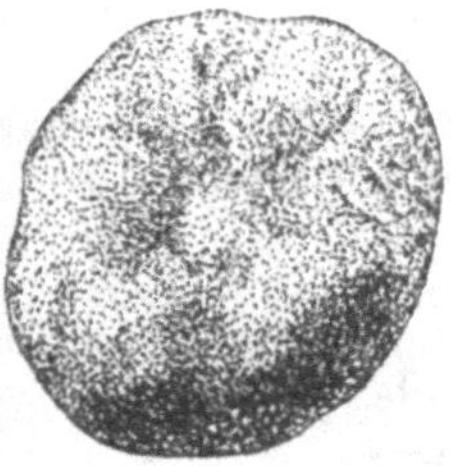

Beschreibung der Droge: Walnußgroße, manchmal abgeflachte, lehmfarbige bis schwarzbraune kugelige Fruchtkörper mit feinwarziger, oft eingebeulter Oberfläche. Schale hart, bis 2 mm dick, innen weißlich. Sporenmasse schwärzlich, mit wenigen hellen Strängen durchsetzt. — Fast geruchlos. Geschmack fade, schwach bitter. Das Pulver ist schwärzlich, mit zahlreichen Sporen.

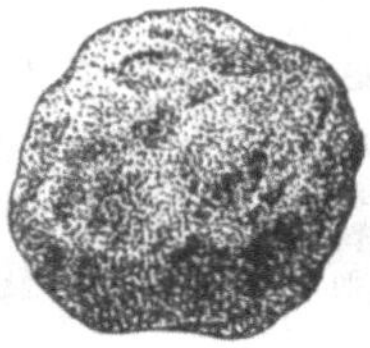

Bestandteile: Bitterstoff, Lezithin, Gummi, Mannit, Farbstoffe. — Der eigentliche Wirkstoff ist noch unbekannt.

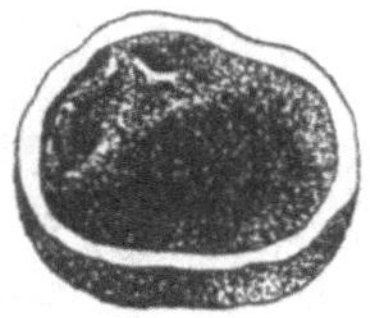

Fungus cervinus (nat. Gr.)

Anwendung: Brunstmittel in der Tierheilkunde.

Handels- und Verordnungsformen: Boletus cervinus totus, pulvis grossus. — Verordnet als Pulver.

EPHEDRA

Stammpflanze: ***Ephedra vulgaris*** (= E. distachya) — Meerträubelkraut.

Familie: Ephedraceae — Meerträubelgewächse.

Beschreibung der Stammpflanze: Reichverzweigter, niedriger Strauch mit gerillten Zweigen. Männliche Blüten in achselständigen Kätzchen, weibliche Blüten zu zweien an den Zweigenden, mit einem Hochblatt. Kugelige, dunkelviolette Scheinfrüchte, Durchmesser ca. 1 cm.
Blütezeit März/Juni.

Standorte: Mittelmeerländer. — Küstengebiete, an Felsen und sandigen Ufern.

Verwendet wird: das getrocknete Kraut.

Herba Ephedrae vulgaris

Handelsbezeichnung: Ephedrakraut, Meerträubelkraut (deutsch).

Herkunft: Frankreich (Westgebiete), Spanien, Italien, Sizilien, Ungarn, Rußland (Kasachstan, Kirgisien, Ukraine).

Ernte und Bearbeitung: Die jungen Rutenzweige werden im Herbst gesammelt und getrocknet.

Beschreibung der Droge: Die Zweige entspringen an holzigen Ästen, die nur in geringem Maße in der Droge enthalten sein dürfen. Zweige graugrün-bräunlich, knotig, gegliedert, bis 1½ cm dick. Stengelabschnitte bis 4 cm lang, rundlich, abgeplattet, fein gerillt. Je 2 Laubblätter in Form dreieckiger Schuppen, bis 1½ cm lang, an den Knoten sitzend. — Geruchlos. — Geschmack herbe. — Charakteristisch für die Schnittdroge sind die gelbgraugrünen, zylindrischen, etwas zusammengedrückten, längsgerillten Zweigstücke. — Das Pulver ist graugrün.

Bestandteile: Geringe Mengen Ephedrin, das Hauptalkaloid dieser E.-Arten ist das Pseudo-Ephedrin, ferner mehrere Nebenalkaloide. Asche max. 10 %. Pseudo-Ephedrin ist von schwächerer Wirkung als Ephedrin.

(⅔ nat. Gr.)

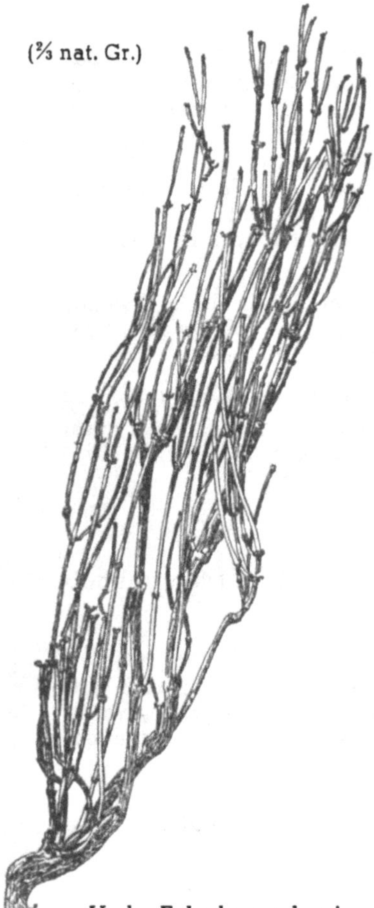

Herba Ephedrae vulgaris

Anwendung: Gegen Bronchial- und Herzasthma. Diuretikum. Bei Nasenleiden. Zur Gewinnung der Alkaloide. Es sollten nur die jungen Pflanzenteile verwendet werden. Die verholzten Teile enthalten kaum Wirkstoffe.

Handels- und Verordnungsformen: Herba Ephedrae tota, concisa. Verordnet als Tinctura Ephedrae und Tinctura Ephedrae benzoica (Erg.-B.).

Abarten, Verwechslungen, Verfälschungen: *Ephedra sinica, E. Shennungiana — Ma Huang* — Japan, China, besonders in den tibetanischen Gebieten. Eine bis 30 cm hohe, fast blattlose Pflanze (vgl. oben).

Bestandteile: Ca. 1—1,3% Ephedrin (die Droge enthält im Frühjahr nur einen geringen, erst im Herbst einen höheren Gehalt an Alkaloiden), ferner Pseudo-Ephedrin und andere Nebenalkaloide. — Spezifikum gegen Asthma. Zur Herstellung des Ephedrins. — Ephedrin und das synthetisch hergestellte Ephetonin werden gegen Asthma verordnet und als Gefäßmittel (Adrenalin-Ersatz).
Die ostasiatische Provenienz galt vor dem Kriege als die Hauptdroge und wurde erst in den letzten Jahren mehr und mehr durch *E. vulgaris* ersetzt.
Weitere Abarten sind *E. monostachya*, auch als Varietät von *E. vulgaris* angesehen. *E. intermedia, E. Gerardiana* und *E. equisetina*. Diese Arten enthalten meist Pseudo-Ephedrin.

Bemerkungen: E. sinica und E. Shennungiana sind im Erg.-B. 6 als Stammpflanzen von Herba Ephedrae genannt. Die Droge ist besonders in Ostasien seit mehr als 5000 Jahren als Heilmittel gegen Asthma berühmt. Dioskorides kannte bereits auch die in den Mittelmeergebieten heimische E.-Art.

EQUISETUM

Stammpflanze: ***Equisetum arvense*** — Acker-Schachtelhalm, Zinnkraut.

Familie: Equisetaceae — Schachtelhalmgewächse.

Beschreibung der Stammpflanze: Ausdauerndes 15—60 cm hohes Kraut mit kriechenden, verzweigten, hohlen, gegliederten Rhizomen und quirlförmig angeordneten Wurzelfasern. Die fruchtenden unverzweigten Sprossen erscheinen im Frühjahr. Farbe gelbrötlich, Fruchtstand zapfenartig. Scheiden meist nicht vorhanden. Die sterilen Sprossen erscheinen im Sommer (vgl. unten).
Blütezeit März/April.

Standorte: Europa. — Auf Sand- und Lehmboden. Auf Feldern, Wiesen, Deichen.

Verwendet werden: die getrockneten, sterilen Sprossen.

Herba Equiseti arvensis

Handelsbezeichnungen: Herba Equiseti minoris, alteri, segetis (lat.) — Schachtelhalm, Ackerschachtelhalm, Zinnkraut, Katzenwedel, Kannenkraut, Schaftheu, Duwock (deutsch).

Offizinell: Im ungarischen Arzneibuch. Im Homöopath. Arzneibuch ist die frische Pflanze offizinell.

Herkunft: Balkanländer, Polen, Rußland (Ukraine).

Ernte und Bearbeitung: Von Juni/September werden die sterilen Sprossen über dem Boden abgeschnitten und an luftigen Orten getrocknet.

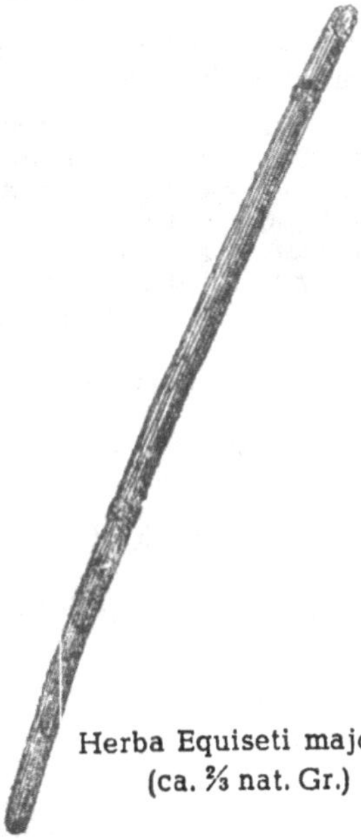

Herba Equiseti majoris (ca. ⅔ nat. Gr.)

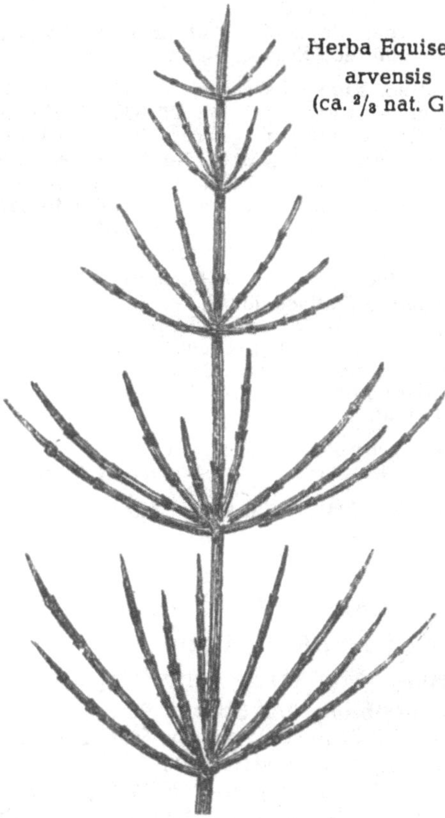

Herba Equiseti arvensis (ca. 2/3 nat. Gr.)

Beschreibung d. Droge: Hauptstengel bis 5 mm dick, hohl, an der Oberfläche gefurcht, rauh, graugrün, gegliedert, spröde. Zwischen den Gliedern trockene, glockige Scheiden, mit meist 4—6 breiten, zugespitzten, ungleichen Zähnen. Hauptstengel an den Scheiden verästelt. Äste mehrgliedrig, unverzweigt, mit 9—13 Längsrippen. Geruchlos. Geschmack schwach zusammenziehend, salzig. Gekaut knirscht die Droge zwischen den Zähnen, da die Zellwände stark verkieselt sind. Die Droge fühlt sich rauh an.

Charakteristisch für die Schnittdroge sind die dünnen, 4kantigen Seitenaststückchen und die mit 9—13 Längsrippen versehenen Stengelstücke. Manche Stücke weisen Knoten und die kleinen gelappten Scheiden auf. — Das Pulver ist graugrün.

Bestandteile: 5—10 % Kieselsäure, die nur zu einem Teil wasserlöslich ist, ca. 5 % Equisetonin (Saponin), Gerbstoff, Säuren. Asche max. 20 %. Der Kieselsäuregehalt ist Ende Oktober am höchsten.

Anwendung: Harntreibendes Mittel bei Gicht, Grieß- und Steinleiden. Bei Lungenkrankheiten des Kieselsäuregehaltes wegen. Bei Bronchialleiden und schlecht heilenden Geschwüren. — Gegen Arteriosklerose und Blutdruckerhöhung. — In der Homöopathie bei Blasen- und Nierenleiden. — Zu Gurgelwässern bei Mundgeschwüren. — Früher zum Putzen von Zinngeräten.

Handels- und Verordnungsformen: Herba Equiseti arvensis tota, concisa, pulvis grossus und subtilis.
Verordnet als heißer Aufguß oder Abkochung. Als Pulver in Oblaten. In der Homöopathie: Essenz und Potenzen aus frischen Sommerwedeln ohne Wurzeln.

Abarten, Verwechslungen, Verfälschungen: *E. hiemale — Winterschachtelhalm* — ist unverzweigt und hat 20—30 abfallende Zähnchen. Ost- und Südosteuropa. Feuchte, sumpfige Gegenden. Die Pflanze liefert *Herba Equiseti majoris, mechanici,* oder *palustris.* Oberirdische Teile der Pflanze. Graugrün, innen weißlich, hohl, zylindrisch, längsstreifig, sehr rauh, bis 1 m lang, Scheiden enganliegend, flach, gerippt, mit schwarzer Binde. Bestandteile: Kieselsäure, Wachs, Stärke, Schleim, Zucker, Fett. Anwendung: Diuretikum, bei Leber- und Nierenleiden. Meist in geschnittener Form im Handel.

E. maximum — Großer Schachtelhalm — hat wenig gefurchte Stengel und 20- bis 35zahnige Blattscheiden.
E. pratense — Wiesenschachtelhalm — hat 10—20zahnige Blattscheiden.
E. palustre — Sumpfschachtelhalm — hat tiefgefurchte, glatte Stengel und 6—10 weißberandete Blattscheidezähne.
E. silvaticum — Waldschachtelhalm — hat 3—6fach gelappte Blattscheiden.
E. fluviatile (E. Limosum) — Schlamm-Schachtelhalm.

Prüfungen: Bei vorsichtigem Veraschen bleibt infolge des hohen Kieselsäuregehalts die Struktur erhalten. Aschegehalt max. 20 %, minimal 15 %.

Bemerkungen: Herba Equiseti arvensis ist im Erg.-B. 6 aufgeführt.

EUCALYPTUS

Stammpflanze: ***Eucalyptus globulus*** und andere E.-Arten — Eukalyptus- oder Fieberbaum.

Familie: Myrtaceae — Myrtengewächse.

Beschreibung der Stammpflanze: Bis 60 m hohe Bäume mit grauweißer Rinde. Blätter vgl. unten. Vor den eigentlichen Laubblättern, den Folgeblättern, bilden sich dünne, ovalherzförmige, 10—20 cm lange, 5—7 cm breite Blätter an jüngeren Zweigen, die nicht verwendet werden. — Blüten einzeln stehend. Kapselfrüchte. Australische Arten werden bis 160 m hoch.

Standorte: In den Mittel- und Schwarzmeergebieten angebaut.

Anbau: Die E.-Arten zeichnen sich durch Anspruchslosigkeit und schnellen Wuchs aus. Sie sind überaus nützliche Bäume und werden wesentlich dort angepflanzt, wo z. B. versumpfte Gegenden, in denen Malaria herrscht, ausgetrocknet werden sollen. Die austrocknenden Eigenschaften sind wahrscheinlich auf die starke, schnell entstehende Belaubung zurückzuführen. — E.-Bäume dienen auch als Schattenpflanzen, und zahlreiche Arten liefern außer der Blattdroge und dem ätherischen Öl der Blätter auch Gummi, Harze, Nutz- und Brennholz. — Die Anzahl der Arten ist sehr groß. In der Spezialliteratur werden ca. 170 Arten als Lieferanten des ätherischen Öls geführt. Die Gattung umfaßt über 400 Arten, die besonders in Australien waldbildend sind. Die Blattdroge wird hauptsächlich von E. globulus und daneben von E. rostrata geliefert. Für die Ölgewinnung kommen noch zahlreiche weitere Arten in Betracht.

Verwendet werden: 1. die getrockneten Blätter, 2. das ätherische Öl der Blätter.

1. Folia Eucalypti

Handelsbezeichnungen: Folia Eucalypti globuli (lat.) — Eukalyptusblätter, Fieberbaumblätter (deutsch) — Eucalyptus leaves (engl.) — Feuilles d'eucalyptus (franz.) — Foglie di eucalypto (ital.).

Offizinell: Im belgischen, französischen, italienischen, kroatischen, niederländischen, portugiesischen, rumänischen, schweizerischen, serbischen, spanischen und Homöopath. Arzneibuch.

Herkunft: Südfrankreich, Spanien, Portugal, Italien, Rußland (Krim, Georgien). — In Aserbeidschan werden winterbeständige Sorten kultiviert.

Ernte und Bearbeitung: Die Laubblätter älterer Bäume, die sog. Folgeblätter, werden gepflückt und im Schatten getrocknet.

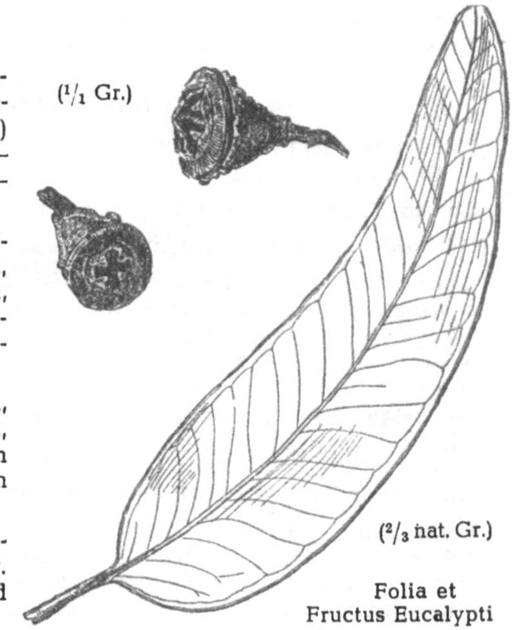

(1/1 Gr.)

(2/3 nat. Gr.)

Folia et Fructus Eucalypti

Beschreibung der Droge: Länge der Blätter 8—25 cm, Breite 3—5 cm, steif, lederig, faserig-brüchig, schmallanzettlich, sichelförmig gebogen, zugespitzt, am Grunde ungleichhälftig gerundet. — Blattstiel ca. 2—3 cm lang, gedreht. Farbe bläulichgrün bis graugrün. Die Blätter sind kahl, etwas höckerig, am Rande verdickt, z. T. drüsig punktiert, mit kleinen dunkelbraunen Korkwarzen. Der Mittelnerv tritt besonders an der Unterseite hervor. — Geruch kräftig, würzig, nach Eucalyptol (= Cineol), Geschmack bitter-würzig, zusammenziehend, erst erwärmend, dann kühlend.
Charakteristisch für die Schnittdroge sind die kantigen, steifen, lederartigen, meist blau- bis graugrünen Blattstückchen. Die Schnittfläche ist mehr oder weniger faserig. — Das Pulver ist hellgrün.

Bestandteile: 1,3—3,5 % ätherisches Öl (mindestens 1,5 %), Gerbstoffe, Harz, Wachs, Bitterstoff. Asche max. 6 %. — Der Öl- und auch der Cineolgehalt schwankt je nach Alter und Jahreszeit der Bäume.

Anwendung: Antiseptikum, Fiebermittel, bei Katarrhen der Luft und Harnwege, gegen Krämpfe. — Zur Herstellung von Oleum Eucalypti aethereum und Eucalyptol.

Handels- und Verordnungsformen: Folia Eucalypti tota, concisa, pulvis grossus und subtilis.
Verordnet als Tinctura Eucalypti (Erg.-B.) und Aufguß.

Abarten, Verwechslungen, Verfälschungen: Im großen werden neben *E. globulus* und *E. rostrata* noch *E. redunca, E. loxophleba, E. salubris* und *E. salmonophloia* angebaut. Diese Arten liefern vor allem Blätteröle.
Weitere E.-Arten liefern die gerbstoffreichen Mallet-Rinden, ca. 30 Arten liefern Kino — rotes Gummi. Eukalyptus-Manna oder Honig entsteht als Blattsekret durch Insekten. Meist aber handelt es sich hier um außereuropäische Arten. Die Hauptmengen des Öls und anderer Produkte kommen aus Australien. Neuerdings auch von Formosa.

Bemerkungen: Im Erg.-B. 6 aufgeführt. — Seit Anfang des 19. Jahrhunderts ist der Anbau der E.-Bäume in Europa bekannt.

2. Oleum Eucalypti aethereum

Handelsbezeichnungen: Eukalyptusöl (deutsch) — Oil of Eucalyptus (engl.) — Essence d'eucalyptus (franz.).

Offizinell: Im deutschen und anderen europäischen Arzneibüchern.

Herkunft: Spanien, Portugal, Italien.

Gewinnung: Das ätherische Öl der Blätter wird durch Wasserdampfdestillation gewonnen. Ausbeute ca. 0,7 % aus frischen Blättern, ca. 1,3 bis 3,5 % aus getrockneten Blättern. Rohes Öl hat infolge eines Aldehydgehaltes eine hustenreizende Wirkung. Rektifiziertes Öl hat diese Eigenschaft nicht.

Beschreibung: Farbe variierend, wasserhell, gelblich oder blaßgrünlich. $\alpha_D^{20°} = +0{,}1°$ bis $+15°$. Geruch aromatisch, kampferähnlich. Geschmack charakteristisch, kühlend, kampferartig, scharf. Dichte 0,905—0,925.

Bestandteile: 60—80 % Eucalyptol (= Cineol), ferner in kleinen Mengen α-Pinen, Kamphen, Sesquiterpene, Aldehyde und Alkohole. — Öle mit sehr hohem Eucalyptol-Gehalt erstarren in der Kälte zu einer kristallinischen Masse. Spanisches Öl (aus der Provinz Santander), das heute vorzugsweise den europäischen Bedarf deckt, enthält 55—65 % Eucalyptol.

Anwendung: Antiseptikum und Desinfiziens. Zu Inhalationen und Einreibungen, gegen Bronchial- und Lungenleiden, gegen Entzündungen von Mund, Rachen und Nase. Bei Harnleiden. Äußerlich als antirheumatisches Mittel. — In der kosmetischen Industrie zur Herstellung von Zahnpasten und Zahnwässern. Zu Eukalyptusbonbons und ähnlichen Erzeugnissen. In der Veterinärmedizin als Wundheilmittel. — In der Mikroskopiertechnik. Große Mengen werden zur Herstellung des Eucalyptols verwendet.

Abarten, Verwechslungen, Verfälschungen: Außer den bereits genannten Arten liefern noch *E. polybractea, E. elalophora, E. sideroxylon* Öle, die den offizinellen gleichwertig sind. — *E. phellandra, E. amygdalina, E. radiata* liefern dagegen Öle, die nur 30—50 % Cineol, dagegen ca. 40 % Phellandren enthalten. — Aus dem Öl von *E. dives* werden Thymol und Menthol gewonnen.

Bemerkungen: Während früher die Hauptquantitäten des Weltmarktes aus Australien kamen, liefern heute auch die südeuropäischen Länder bedeutende Quantitäten, die vorzugsweise dem pharmazeutischen Sektor zugeführt werden. Für pharmazeutische Zwecke wird das cineolhaltige Öl, besonders von *E. globulus*, gegenüber den phellandrenhaltigen bevorzugt. — Phellandrenhaltige Öle werden in großen Mengen zur Parfümierung billiger Seifen verwendet. Die größten Mengen aber werden in Form von Rohöl als Flotationsmittel in der Erzaufbereitung verwendet, z. B. in den Minen zur Trennung des Blei- und Zinksulfids vom Gestein. Neuerdings zum Teil durch billigere Mittel verdrängt.

EUPHRASIA

Stammpflanze: ***Euphrasia officinalis*** — Augentrost.

Familie: Scrophulariaceae — Rachenblütler.

Beschreibung der Stammpflanze: 1jähriges, 10—35 cm hohes Kraut mit aufrechten, meist ästigen Stengeln. Vgl. unten. Blütezeit Mai/Oktober. Die Pflanze ändert stark ab.

Standorte: Europa. — Auf trockenen Wiesen, in lichten Wäldern.

Verwendet wird: das getrocknete, blühende Kraut.

Herba Euphrasiae

Handelsbezeichnungen: Euphrasia (hom.) — Augentrost, Echter oder Wiesenaugentrost (deutsch) — Eyebright herb (engl.) — Herbe d'euphrase (franz.) — Eufrasia (ital.).

Offizinell: Im Homöopath. Arzneibuch ist die frische blühende Pflanze.

Herkunft: Mittel- und Süddeutschland, Balkanländer, Rußland.

Ernte und Bearbeitung: Das blühende Kraut wird gesammelt und an luftigen Orten getrocknet.

Beschreibung der Droge: Stengel dünn, fast rund, weich behaart, verästelt, beblättert, Blätter sitzend, gegenständig, fast stengelumfassend, ca. 1 cm lang, rundlich-eiförmig, scharf gesägt oder gezahnt, kahl oder behaart. Blattzähne mit Grannen. Blüten an den Stengelenden, einzeln, achselständig, kurz gestielt, bis 1 cm lang, mit röhrenförmigem, vierzähnigem Kelch. Krone weiß, rötlich gestreift oder bläulich, im Schlunde mit gelben Flecken. Fast geruchlos. Geschmack etwas bitter. Charakteristisch für die Schnittdroge sind die gewellt-runzeligen Blättchen, stellenweise findet man Blüten oder die bis 1/2 cm langen, 2fächerigen Fruchtkapseln. Das Pulver ist graugrün.

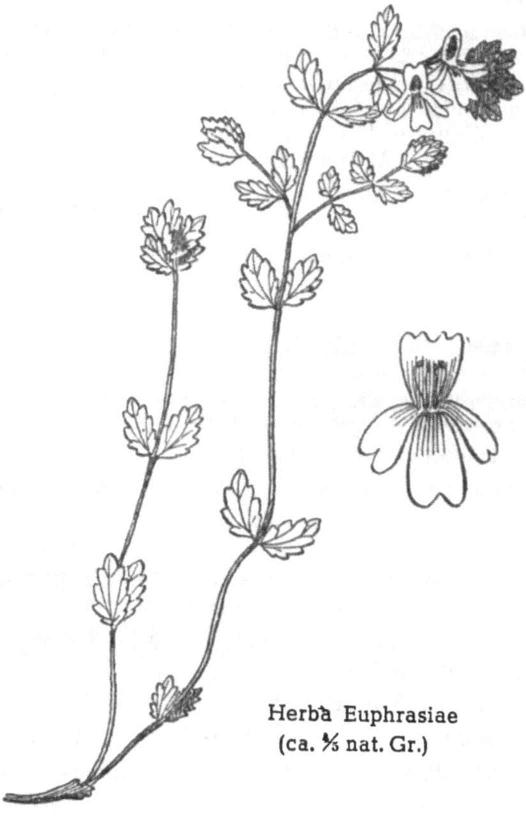

Herba Euphrasiae (ca. ⅓ nat. Gr.)

Bestandteile: Ätherisches Öl, Bitterstoff, Gerbstoff, Harz, Farbstoff. Neuerdings wurde ein Glykosid nachgewiesen. Asche max. 10 %.

Anwendung: Sehr schwaches Abführmittel. Gegen Gelbsucht, Asthma, Hautkrankheiten. Äußerlich zu Augenwässern. In der Homöopathie bei Haut- und Schleimhautleiden.

Handels- und Verordnungsformen: Herba Euphrasiae tota, concisa, pulvis grossus und subtilis.

Verordnet als heißer Aufguß, besonders zu Augenbädern, als Pulver. In der Homöopathie: Urtinktur und Potenzen.

Abarten, Verwechslungen, Verfälschungen: Neben *E. officinalis* sind auch einige andere Arten in der Droge zu finden. — *E. Odontites — Roter Augentrost* — enthält gleichfalls ein Glykosid.

Bemerkungen: Im Erg.-B. 6 aufgeführt.

FAGUS

Stammpflanze: ***Fagus silvatica*** — Buche.

Familie: Fagaceae — Buchengewächse.

Beschreibung der Stammpflanze: 25—30 m hohe Bäume mit meist glatter, grauer Rinde und dichter Krone. Blätter eiförmig, ganzrandig oder schwach gezahnt, am Rande gewimpert, kahl, glänzend, oberseits lebhaft grün, unterseits heller. Männliche Blüten in reichblütigen, gestielten Knäueln, weibliche in 2blütigen, gestielten Kätzchen. — Blütezeit April/Mai. — Ändert ab (Rotbuche).

Standorte: Mitteleuropa bis Südnorwegen. Westrußland, Kaukasus. Waldbildend.

Verwendet werden: 1. die getrockneten Blätter, 2. der Teer.

1. Folia Fagi

Handelsbezeichnung: Buchenblätter (deutsch) — Beech leaves (engl.) — Feuilles de hêtre (franz.).

Beschreibung der Droge: Die getrockneten Blätter sind dünn, brüchig, 5—7 cm lang, 4—5 cm breit, mittelnervig, mit je 6—8 Nebennerven.

Bestandteile: Noch unbekannt.

Anwendung: In fermentiertem Zustand als Hausgetränk propagiert.

2. Pix Fagi

Handelsbezeichnungen: Oleum Fagi empyreumaticum, Pix liquida (lat.) — Buchenteer, Buchenholzteer (deutsch).

Offizinell: Im kroatischen, niederländischen, österreichischen und ungarischen Arzneibuch.

Herkunft: Deutschland.

Gewinnung: Durch trockene Destillation des Holzes.

Beschreibung: Teerartiges, dickflüssiges, dunkelbraunes Öl, das in dünner Schicht klar erscheint. Geruch und Geschmack charakteristisch.

Bestandteile: Phenole und Phenolderivate.

Anwendung: Äußerlich bei Hautleiden. Gegen Gicht und Rheuma. Zur Herstellung von Kreosot. (Ausbeute ca. 25 %.)

Verordnungsformen: Zu Salben (20 %ig), Einreibemitteln (10 %ig), Pinselungen (unverdünnt).

Prüfungen: Löslich in Anilin. Fast löslich in Chloroform und Äther.

Bemerkungen: Im Erg.-B. 6 aufgeführt. Die Früchte werden als Bucheckern bezeichnet. Wesentlicher Bestandteil fettes Öl, das als Speiseöl — Oleum Fagi silvaticae, Bucheckernöl — gut brauchbar ist. Preßkuchen zur Schweinemast.

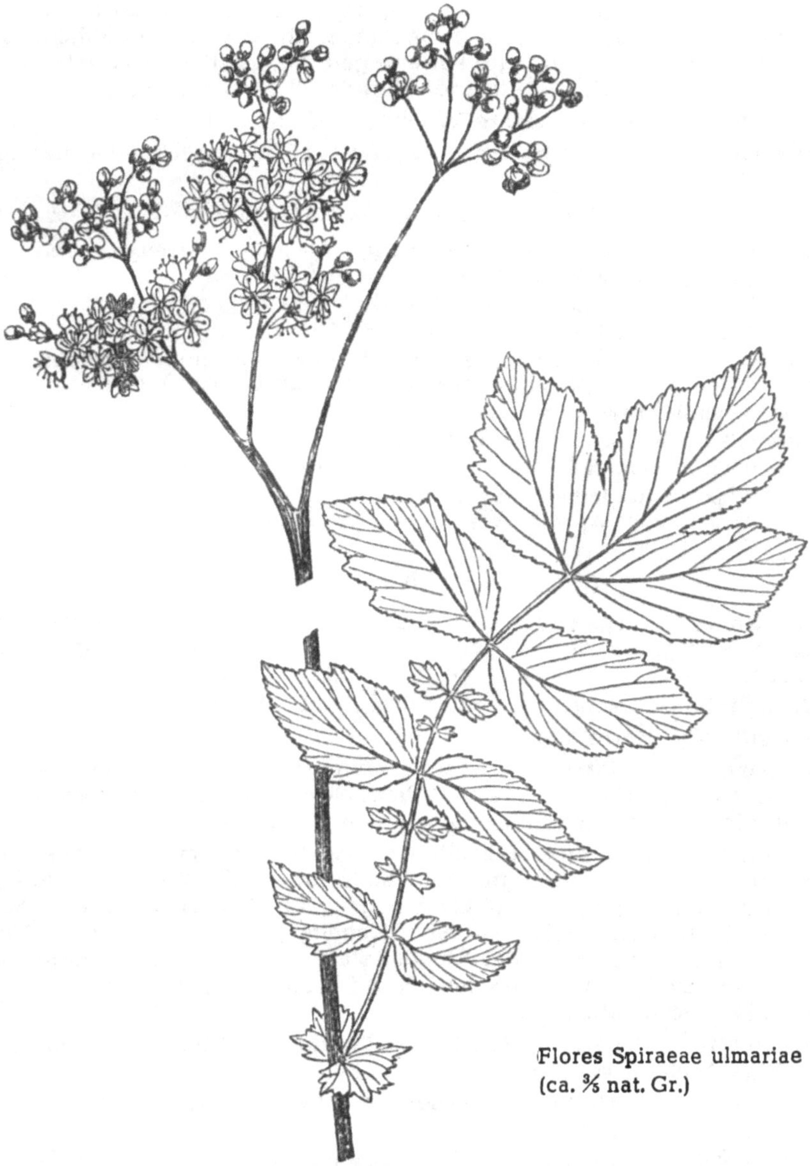

Flores Spiraeae ulmariae
(ca. ⅗ nat. Gr.)

FILIPENDULA

Stammpflanze: ***Filipendula ulmaria*** — Sumpfspiree, Mädesüß.

Familie: Rosaceae — Rosengewächse.

Beschreibung der Stammpflanze: Ausdauernde, 1—2 m hohe Pflanze. Wurzel in der Mitte knollig verdickt, hart, mit zahlreichen Nebenwurzeln. Stengel aufrecht, verästelt, kantig. Blätter 2—3jochig, bis 20 cm lang. Blättchen eiförmig, Endblättchen 3—5spaltig, gesägt, schwach behaart, manchmal unterseits weißfilzig. Nerven hervortretend. Blüten in reichblütigen Rispen, weißgelb (vgl. unten). Früchte spiralig gedreht, kahl. Geruch der frischen Pflanze stark, süßlich, bittermandelähnlich. Blütezeit Juni/Juli.

Standorte: Europa. — Feuchte Wiesen, Graben- und Teichufer.

Verwendet wird: 1. das getrocknete Kraut, 2. die getrockneten Blüten.

1. Herba Spiraeae ulmariae

Handelsbezeichnungen: Sumpfspireenkraut, Mädesüß, Meetsüß, Spierstaude (deutsch) — Folhas de Memeira (port.)

Offizinell: Im portugiesischen Arzneibuch.

Herkunft: Deutschland, Italien, Balkanländer, Rußland.

Ernte und Bearbeitung: Das ganze, blühende Kraut wird in den Sommermonaten abgeschnitten und sorgfältig getrocknet. Allzu lange Stengel sind unerwünscht.

Beschreibung der Droge: Vgl. oben.

Bestandteile: Äther. Öl, Salicylsäure und ihre Ester, Vanillin, Piperonal.

Anwendung: Fiebermittel. — Diuretikum. Bei Grippe, Gicht und Rheuma.

Handels- und Verordnungsformen: Herba Spiraeae ulmariae tota und concisa. Verordnet als kalter Aufguß, Abkochung oder Tinktur.

2. Flores Spiraeae ulmariae

Handelsbezeichnungen: Flores Ulmariae (lat.) — Mädesüßblüten, Spierblumen, Sumpfspireenblüten (deutsch) — Fleur d'ulmaire (franz.) — Fiori di ulmaria (ital.) — Flor de Ulmeira (port.).

Offizinell: Im belgischen, portugiesischen und schweizerischen Arzneibuch.

Herkunft: Vgl. Herba Sp.

Ernte und Bearbeitung: Die ganzen Blütenrispen werden bei trockenem Wetter abgeschnitten und an luftigen Orten sorgfältig getrocknet. Die Ware wird alsdann gerebelt und von den Stielen befreit.

Beschreibung der Droge: Einzelblüten ca. 0,5 cm im Durchmesser mit 5 kleinen, dreieckig-eiförmigen Kelchblättern. — 5 Kronenblätter verkehrt-eiförmig, schmal, gelblichweiß bis grünlichgelb. Zahlreiche, längere Staubgefäße. 5—10 kurze Fruchtknoten. Kugelige, bis 2 mm dicke Blütenknospen sind vielfach in der Handelsware anzutreffen. — Geruch nach Salicylsäuremethylester. Geschmack zusammenziehend, bitter.
Das Pulver ist gelblichgrün.

Bestandteile: 0,2 % ätherisches Öl, Glykoside, Salicylsäure und ihre Ester, Vanillin. Asche max. 6 %.

Anwendung: Vgl. Herba Sp.; ferner als schweißtreibendes Mittel. Gegen Husten. Bei Blasenleiden.

Handels- und Verordnungsformen: Flores Spiraeae ulmariae in Rispen und gerebelt. Verordnet als Aufguß, Abkochung, Tinktur.

Abarten, Verwechslungen, Verfälschungen: *Radix Ulmariae — Sumpfspireenwurzel* (vgl. Beschreibung der Stammpflanze) ist im portugiesischen Arzneibuch offizinell. Als krampfstillendes Mittel bei Steinleiden verwendet. — In der Homöopathie werden Essenz und Potenzen aus der frischen Wurzel verordnet. — Die Blüten von *Spirea ulmifolia — Spierstrauch* dürfen für arzneiliche Zwecke nicht verwendet werden.

Bemerkungen: Flores Spiraeae ulmariae sind im Erg.-B. 6 aufgeführt.

FOENICULUM

Stammpflanze: ***Foeniculum vulgare*** — Fenchel.

Familie: Umbelliferae — Doldenblütler.

Beschreibung der Stammpflanze: 1—2jährige oder ausdauernde Pflanze mit stark gewürzhaftem Geruch. Fleischige Grundachse mit Blatt- und Blütenstengeln. Stengel bis 2 m hoch, rund, gerillt, markig, verästelt. Blätter länglich — dreieckig, 3—4fach gefiedert, nur die unteren sind gestielt. Zipfel schmal, rinnig, zugespitzt. Blattscheiden 3—6 cm lang, mit häutigen Rändern. Dolden bis 25strahlig. Blüten klein, gelb, ohne Hülle. Blütezeit Juli/Oktober.
Systematische Einteilung der Unterarten nach G. Hegi — Illustrierte Flora von Mitteleuropa.
Subspec. I — Piperitum — Pfeffer- oder Eselsfenchel. Geschmack der Früchte unangenehm scharf, nicht süßlich. — An trockenen Orten in tiefen Lagen des Mittelmeergebietes. Wildwachsend.
Subspec. II — Capillaceum — Gartenfenchel, var. — vulgare — wilder Fenchel. Kleine Früchte, bei der Reife dunkel gefärbt. Zur Fruchtgewinnung kultiviert. — Scharf und nur wenig süßlich schmeckend.
Var. — dulce — süßer oder Gewürzfenchel. Frucht länger und schmaler, hellgelbgrün, nicht scharf, nur süßlich schmeckend. Zur Fruchtgewinnung kultiviert.
Var. — Azoricum — Italienischer, Bologneser, Gemüse- oder Zwiebelfenchel. — Die jungen Blattsprossen sind in ihrem unterirdischen Teil in Form einer länglichen Zwiebel ausgebildet. Scheiden der Grundblätter verdickt, süßlich. Angebaut wegen der als Gemüse dienenden jungen Blattsprossen. Früchte unangenehm, süßlich.
Nur die *var. — vulgare* entspricht dem D. A. B. 6.

Standorte: Mittel-, Ost-, Südost- und Südeuropa. — Auf gutem Boden in sonniger Lage angebaut.

Anbau: Feldmäßig. — Aussaat im Mai in Reihen auf bearbeitetem Boden in freier sonniger Lage. Fenchel verträgt keine frische Düngung. Im 1. Herbst werden die Stengel abgeschnitten und die Wurzeln zugedeckt. Fenchel ist nicht winterhart. Im 2. Jahr werden die Schutzdecken entfernt, wenn die Frostgefahr vorüber ist. Die 2. Überwinterung erfolgt in gleicher Weise. Späteres Umpflanzen ist erforderlich.

Verwendet werden: 1. die getrockneten Wurzeln, 2. die getrockneten Früchte, 3. das ätherische Öl.

1. Radix Foeniculi

Handelsbezeichnungen: Fenchelwurzel (deutsch) — Fennel root (engl.) — Racine de fenouil (franz.).

Offizinell: Im französischen, italienischen, portugiesischen und spanischen Arzneibuch.

Herkunft: Deutschland, Balkanländer.

Ernte und Bearbeitung: Die älteren Wurzeln werden im Herbst gegraben und sorgfältig getrocknet. Die Droge ist gegen Wurmfraß empfindlich.

Beschreibung: Die Wurzel ist spindelförmig 15—40 cm lang, 0,5—2,5 cm dick, im oberen Teil durch Blattnarben quer geringelt, unten längsrunzelig, mit 2—6 mm

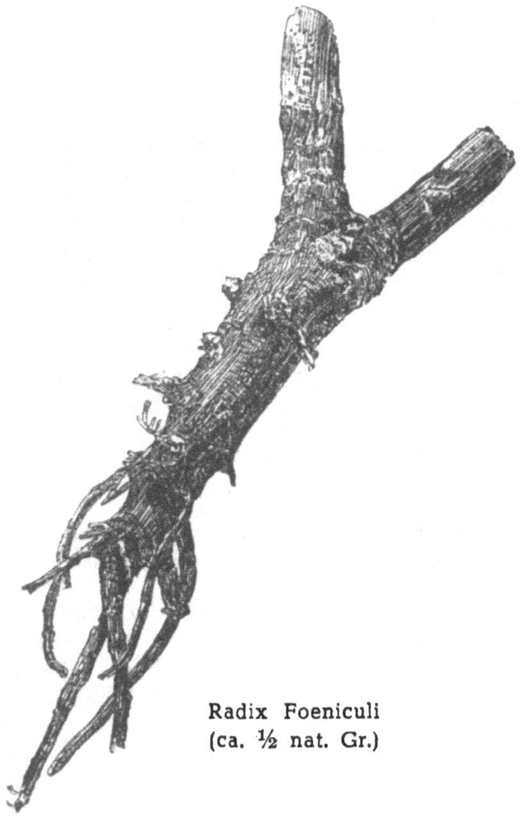

Radix Foeniculi (ca. ½ nat. Gr.)

dicken Nebenwurzeln. Außen gelbgrau, innen blaßgelblich. Der Querschnitt weist unter der Lupe einen graubraunen Kork auf. In der primären Rinde erkennt man konzentrische Ringe, die sekundäre Rinde ist strahlig, der Holzkörper feinstrahlig mit Gefäßöffnungen. Das Mark ist klein und weiß. — Geruch aromatisch. Geschmack süßlich. — Charakteristisch für die Schnittdroge ist die grauweiße bis graubraune Farbe der Wurzelstückchen. Bei den Nebenwurzeln nimmt die Rinde fast ein Drittel des Durchmessers ein.

Bestandteile: Ätherisches Öl, Zucker, Stärke.

Anwendung: Blähungtreibendes Mittel.

Handels- und Verordnungsformen: Radix Foeniculi tot., concisa. Verordnet als Aufguß.

2. Fructus Foeniculi

Handelsbezeichnungen: Fenchel (deutsch) — Fennel fruit (engl.) — Fruit de fenouil (franz.) — Finocchino, Finocchio dolce (ital.).

Offizinell: In allen Ländern mit Ausnahme von Frankreich und Rumänien.

Herkunft: Deutschland (Sachsen, Thüringen), Frankreich, Italien, Tschechoslowakei, Jugoslawien, Bulgarien, **Rumänien,** Bessarabien, Griechenland, Mazedonien, Rußland **(Galizien, Moldaugebiete, Podolien, Bukowina,** Nordkaukasus, Armenien). — Die einzelnen Herkünfte der Droge sind nicht nur äußerlich sehr verschieden, sondern auch in bezug auf die Zusammensetzung des Öls.

Ernte und Bearbeitung: Die erste Ernte findet im Herbst des 2. Jahres statt. Die Dolden reifen nicht gleichmäßig, es muß in Abständen geerntet werden. Wenn das Kraut gelb und die Früchte hart werden, schneidet man die Mitteldolden ab und trocknet sie in luftigen Bodenräumen. Hinterher werden die Früchte von den Doldenstengeln befreit. (Traumel- oder Kammfenchel. Im Großbetrieb wird meist zweimal getraumelt.) Wenn die Seitendolden reifen, wird das Kraut gemäht, auf dem Felde getrocknet und ausgedroschen (Strohfenchel). Die Früchte sind feuchtigkeitsempfindlich, schimmeln leicht und müssen beim Trocknen häufiger umgeschaufelt werden. — Der Traumel- oder Kammfenchel wird für medizinische Zwecke verwendet, der Strohfenchel für Gewürzzwecke. Die grüne resp. braungrüne Ware wird am meisten geschätzt, kleinere Sorten werden meist zu Öldestillationen verwendet. Das Stroh wird als Viehfutter und zur Branntweinbereitung gebraucht.

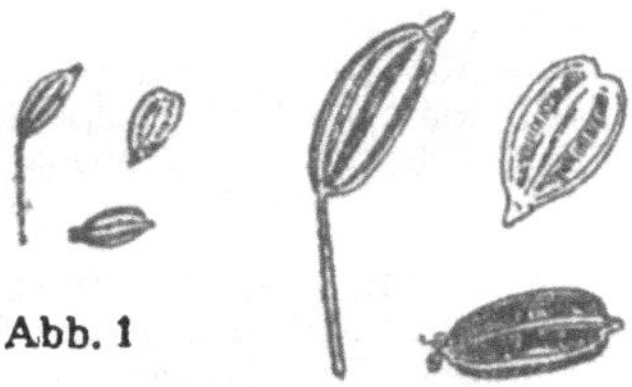

Abb. 1

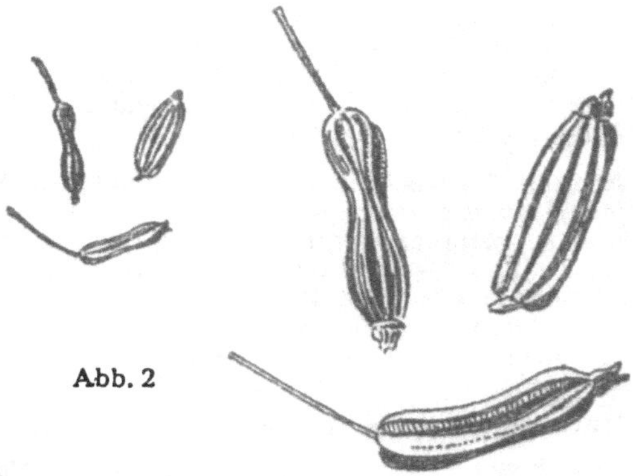

Abb. 2

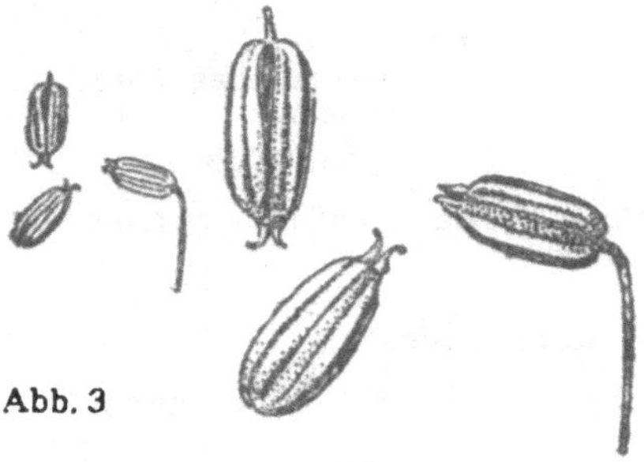

Abb. 3

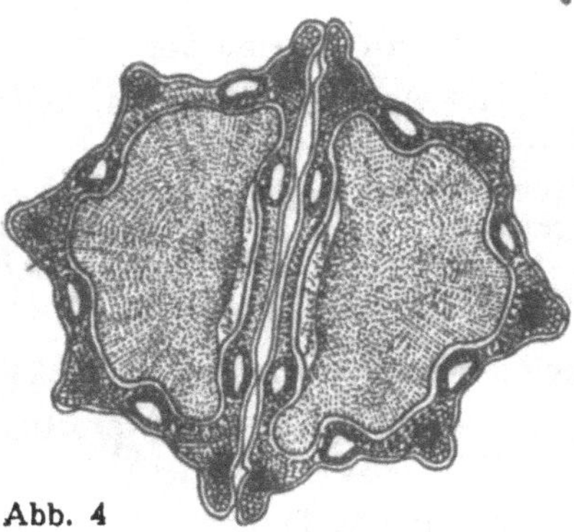

Abb. 4

Fructus Foeniculi

Abb. 1: rumänisch
Abb. 2: thüringisch
Abb. 3: levantinisch (links nat. Gr.)
Abb. 4: Mikroschnitt, ca. 250fach

Beschreibung der Droge: Die reifen, mehr oder weniger in Teilfrüchte zerfallenen Spaltfrüchte sind 5—10 mm lang, bis 4 mm breit, oft mit kleinen Stielchen, leicht gekrümmt, an beiden Enden zugespitzt, kahl, dunkelgrün bis bläulichgrün bis gelbgrün, in den Tälchen meist dunkler gefärbt. — Jede Teilfrucht hat 5 scharf hervortretende Rippen, von denen die Randrippen stärker sind. Zwischen den Rippen sind Sekretgänge zu erkennen. Geruch würzig. Geschmack süßlich, schwach brennend. — Das Pulver ist grünlich-graugelb.

Qualitäten: Fenchel aus Sachsen (Kammfenchel) ist großkörnig, dunkelgrün und wird besonders geschätzt. — Rumänischer Fenchel ist braungrün, sehr ölreich, kleiner serbischer Fenchel ist dem rumänischen ähnlich, großkörniger, aromatisch, grün. — Bessarabischer Fenchel ist kleinkörnig, sehr aromatisch, ölreich. Die russischen Sorten zeichnen sich durch gute Qualität und hohen Gehalt an ätherischem Öl aus. Die Kulturen werden ständig vergrößert.

Bestandteile: 3—6 % ätherisches Öl (nach dem D. A. B. 6 mind. 4,5 %), 12—18 % fettes Öl, Stärke, 4—5 % Zucker, ca. 20 % Eiweiß. Asche max. 10 %.

Anwendung: Schleimlösungsmittel, besonders in der Kindertherapie (Fenchelhonig), blähungtreibendes und appetitanregendes Mittel. Aromatikum und Geschmackskorrigens. Mittel zur Anregung der Milchsekretion. — Zu Gurgel- und Augenwässern. — Zur Herstellung des ätherischen Öls. — Als Gewürz in der Bäckerei. In der Likörindustrie.

Handels- und Verordnungsformen: Fructus Foeniculi D. A. B. 6 tot., pulvis grossus und subtilis. — Fructus F. Levant. tot., pulvis grossus und subtilis. Verordnet als Bestandteil von Species laxantes (D. A. B. 6) — Sirupus Foeniculi, Mel Foeniculi (aus Sirupus F.) — Tinctura Foeniculi compos. (Erg.-B.) heißer Aufguß oder Pulver. — In der Homöopathie.

Abarten, Verwechslungen, Verfälschungen: Abarten vgl. Oleum Foeniculi äther. *Meum athamanticum — Berg-Bärwurz, Winterfenchel, Bärenfenchel.* Die Früchte sind ausgesprochen rotbraun und riechen ähnlich wie Semen Foenugraeci. Die äußere Form ist ähnlich. — Andere Umbelliferenfrüchte sehen anders aus und schmecken vor allen Dingen anders. Zusätze wie Steinchen, Kalkstücken usw. sind durch die Veraschungsprobe festzustellen. Stengelteile dürfen nur in geringem Maße vorhanden sein. Entölte Früchte sind meist dunkel, geruchlos, mehr oder weniger zerdrückt. — Sie lassen sich leicht zerreiben.

Prüfungen: Wichtig ist die Gehaltsbestimmung des ätherischen Öls.

Bemerkungen: Fenchel war schon im Altertum als Gemüsepflanze bekannt. Im Mittelalter wurde er zuerst medizinisch verwendet.

3. Oleum Foeniculi aethereum

Handelsbezeichnung: Fenchelöl (deutsch) — Oil of Fennel (engl.) — Essence de fenouil (franz.).

Offizinell: Im deutschen und anderen europäischen Arzneibüchern.

Herkunft: Vgl. Fructus Foeniculi. — In Rußland wird besonders der nordkaukasische Fenchel auf ätherisches Öl verarbeitet.

Gewinnung: Das ätherische Öl der Spaltfrüchte wird durch Wasserdampfdestillation gewonnen. — Ausbeute: Sächsischer Fenchel 4,4—5,5 %, — galizischer 4—6 %, — mährischer 4 %, — rumänischer 4,6 %, russischer 4,8 %.

Beschreibung: Farbe wasserhell bis schwach gelblich. $\alpha\frac{20^\circ}{D} = +11$ bis $+24$. Geruch stark würzig. Geschmack süß, hinterher bitter, kampferartig. Dichte 0,960—0,970. Erstarrungspunkt nicht unter $+5^\circ$.

Bestandteile: 50—60 % Anethol, ferner Methylchavicol, Terpene usw., und das charakteristische Fenchon, eine wasserhelle, ölige Substanz mit dem bitteren kampferartigen Geschmack. Offizineller Fenchel enthält ca. 20 %, die var. dulce ca. 5—10 %, im französischen und mazedonischen Fenchel fehlt Fenchon ganz.

Anwendung: Blähungtreibendes Mittel. Zur Kräftigung und Anregung der Magentätigkeit. Geschmackskorrigens. — In der Likör- und Seifenindustrie.

Handels- und Verordnungsform: Aqua Foeniculi (D. A. B. 6).

Abarten, Verwechslungen, Verfälschungen: *Subspec. Piperitum — Pfeffer- oder Eselsfenchel* wird in Süditalien als Gewürz benutzt. Ölgehalt ca. 3 %. Geschmack beißend scharf. — *Subspec. Capillaceum var. vulgare.* In Frankreich und Spanien wildwachsend. Ölgehalt ca. 4 %. Hauptbestandteil d — α — Phellandren. — *Var. dulce.* Früchte aus Kulturen enthalten 2—5 % ätherisches Öl mit hohem Anetholgehalt, ohne Fenchon. Die mazedonische Provenienz ist sehr ähnlich. Ölgehalt 1,7—3,8 %. Geschmack süß. Hoher Anetholgehalt.

Bemerkungen: Aus den Destillationsrückständen wird besonders in Rußland fettes Öl gewonnen.

FOMES

Stammpflanze: *Fomes fomentarius* — Wundschwamm.

Familie: Polyporaceae — Löcherpilze

Beschreibung der Stammpflanze: Halbkreisförmiger Fruchtkörper, bis 50 cm hoch, bis 30 cm breit und dick. Oberseits konzentrisch gefurcht, kahl, zuerst schwarz, später grau mit harter Rinde, weicher, gelb bis rostbrauner Hutsubstanz und langen, geschichteten Röhren. Das Mycel breitet sich unter der Rinde und in Rissen des Baumes aus und erzeugt die „Weißfäule" des Holzes.

Standorte: An Laubbäumen, besonders an Buchen und Birken.

Verwendet wird: die weiche Mittelschicht des Fruchtkörpers.

Fungus Chirurgorum

Handelsbezeichnungen: Fungus igniarius, Boletus Chirurgorum oder igniarius, Fungus quercus, Agaricus Chirurgorum (lat.) — Wundschwamm, Blutschwamm, Zunderpilz (deutsch) — Touchwood (engl.) — Agaric de chène, Amadon (franz.) — Esca (ital.).

Offizinell: Im französischen, österreichischen und portugiesischen Arzneibuch.

Herkunft: Ungarn, Siebenbürgen, Galizien, Rußland.

Ernte und Bearbeitung: Die Fruchtkörper werden von August/September gesammelt, die harte Rinde, die darunterliegende weichere Schicht, das Hymenium, und die dunkle flockige Schicht werden entfernt. Die hellere, weiche Mittelschicht wird mit Wasser gewaschen, unter Zusatz von Holzasche oder verdünnten Laugen gekocht, getrocknet und durch Klopfen weich gemacht.

Beschreibung der Droge: 20—60 cm, mitunter bis über 1 m lange, 20—50 cm breite, bis 1,5 cm dicke, oft zerrissene, sehr weiche, geschmeidige, zähe, zimtbraune Vliese, an Wildleder erinnernd. Sie bestehen aus dünnwandigen, bräunlichen, lockeren Hyphen.

Bestandteile: Fungin, Harz, Säuren. Asche max. 3 %.

Anwendung: Äußerlich als Blutstillmittel, vielfach durch Eisenchloridwatte verdrängt. Technisch als Feuerschwamm oder Zunder (mit Salpeter getränkt). Bei Kohlezeichnungen als Radiermittel. Im Osten zu wärmenden Kleidungsstücken.

Handels- und Verordnungsformen: Fungus Chirurgorum siccatus.

Abarten, Verwechslungen, Verfälschungen: *F. igniarius* ist meist kugelig, mit flockigem, gelbbraunem Filz. Die Hutsubstanz ist holzig und hart. Baumschädling an Laubhölzern. *F. marginatus* hat einen korkigen, holzigen, flachen, kahlen oder grau bereiften Fruchtkörper, der am Rande verschiedenfarbig gezont ist. Die lederfarbene Hutsubstanz hat strohgelbe Poren und ist holzig. Nur als Zunder zu verwenden.

Prüfungen: F. Chirurgorum soll ein Vielfaches, mindestens aber das Doppelte seines Gewichtes an Wasser aufnehmen können. Eine Tränkung mit Salpeter darf bei pharmazeutischer Ware nicht vorgenommen werden. Verbrennung muß ohne Knistern und Funkensprühen erfolgen.

Bemerkungen: Im Erg.-B. 6 aufgeführt.

FRAGARIA

Stammpflanze: ***Fragaria vesca*** — Erdbeere.

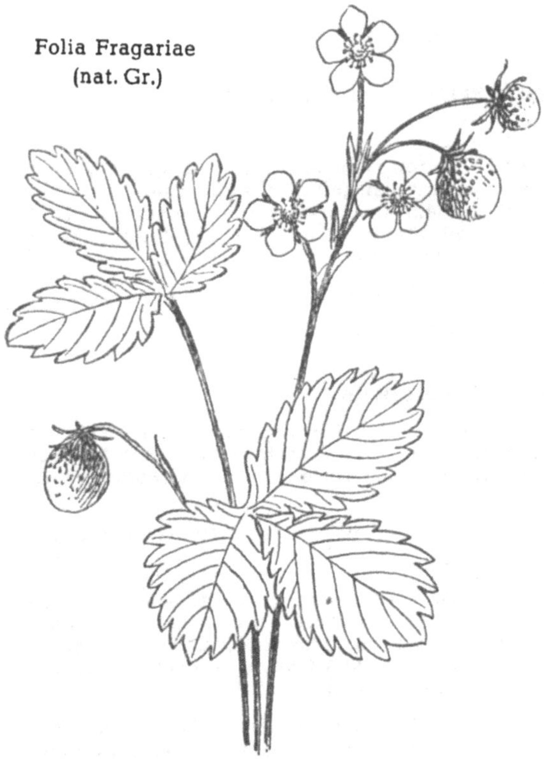

Folia Fragariae (nat. Gr.)

Familie: Rosaceae — Rosengewächse.

Beschreibung der Stammpflanze: Oberirdische Ausläufer treibendes, ausdauerndes Kraut, ca. 10—20 cm hoch. Wurzel vgl. unten. Blätter dreizählig, Blättchen sitzend, Stiele behaart, Blüten weiß, auf langen, aufrechten Stielen. In Doldentrauben mit 5 rundlichen, gekerbten Blütenblättern und zahlreichen Staubblättern, fünf Kelchblätter, an der Frucht abstehend oder zurückgekrümmt. Kraut, Früchte vgl. unten. Blütezeit Mai/Juni.

Standorte: Mittel- und Südeuropa. — In Wäldern und Gebüschen, auf Wiesen.

Anbau: In zahlreichen Kulturformen vor allem zur Gewinnung der wohlschmeckenden Früchte angebaut.

Verwendet werden: 1. die getrockneten Wurzeln, 2. die getrockneten Blätter, 3. die getrockneten Früchte.

1. Radix Fragariae

Handelsbezeichnungen: Rhizoma Fragariae (lat.) — Erdbeerwurzel (deutsch) — Strawberry root (engl.) — Racine de fraisier (franz.) — Raiz de moranqueiro (portug.) — Raiz de Fresa (span.).

Offizinell: Im portugiesischen und spanischen Arzneibuch.

Herkunft: Balkanländer.

Ernte und Bearbeitung: Die Wurzeln werden im Herbst gegraben, gewaschen und getrocknet.

Beschreibung der Droge: Ca. 5 cm lange, ca. 1 cm dicke, wenig verzweigte, dunkelbraune, etwas höckerige, undeutlich geringelte Rhizome mit zahlreichen Wurzeln und breiten, behaarten Blattstielbasen. Bruch hart, rötlichbraun. Wurzeln bis 1 mm dick, bis 10 cm lang, brüchig. Bruch weißlich.

Bestandteile: Ca. 10 % Gerbstoff.

Anwendung: Adstringens.

Handels- und Verordnungsformen: Radix Fragariae sine herba tota und concisa. Verordnet als Abkochung.

Prüfungen: Durch Eisenchloridlösung wird der Bruch geschwärzt. (Gerbstoff.)

2. Folia Fragariae

Handelsbezeichnungen: Herba Fragariae (lat.) — Walderdbeer-, Erdbeerblätter oder -kraut, Erbelkraut, Rotbeerkraut (deutsch) — Strawberry leaves (engl.) — Herbe de fraisier (franz.) — Folhas de Moranqueiro (port.).

Offizinell: Im portugiesischen Arzneibuch.

Herkunft: Deutschland und andere mittel- und südeuropäische Länder, besonders die Balkanländer. Hauptlieferland Bulgarien. Ferner Rußland (Westgebiete, Leningrader Bezirk, Ukraine usw.).

Ernte und Bearbeitung: Während der Blütezeit werden die Blätter möglichst kurzstielig und ohne Ranken gepflückt und getrocknet.

Beschreibung der Droge: Blätter dreizählig, oberseits hellgrün, unterseits graugrün, ungleichhälftig, scharf und grobgesägt, besonders an der Unterseite seidig behaart. Seitennerven fiederförmig angeordnet, fast parallel verlaufend, in den Randzähnen endend. Nebenblätter am Blattstiel angewachsen. Blattstiel behaart, grün bis blauviolett. Blüten gelblich, verfärbt, Blattknospen weißfilzig, Schuppen rotbraun. Geruchlos. Geschmack schleimig, herbe, etwas bitter.
Charakteristisch für die Schnittdroge sind die seidigglänzenden, dicht und weich behaarten Blattstückchen, Blattknospen und Blüten kommen gelegentlich, Stengelteilchen häufig vor.
Neben Walderdbeerkraut kommen große Mengen Gartenerdbeerkraut für Getränkzwecke im Handel vor. Struktur kräftiger und derber. Blattoberseite dunkler grün. Für pharmazeutische Zwecke gilt diese Ware nicht als vollwertig.

Bestandteile: Gerbstoff, Citral, Vitamin C. Asche max. 9 %.

Anwendung: Menstruationshemmendes und blutreinigendes Mittel. Heilmittel des Pfarrers Kneipp. Zu Hausteemischungen.

Handels- und Verordnungsformen: Herba Fragariae tota und concisa. Verordnet als heißer Aufguß.

Abarten, Verwechslungen, Verfälschungen: Die Gartenerdbeeren stammen nicht ausschließlich von *F. vesca,* sondern wesentlich auch von verschiedenen Unterarten von *F. elatior* und *F. collina* ab.

Bemerkungen: Im Erg.-B. 6 aufgeführt.

3. Fructus Fragariae

Handelsbezeichnungen: Erdbeeren, Walderdbeeren (deutsch) — Strawberries (engl.) — Fruits de fraisier (franz.) — Fresa (span.).

Offizinell: Im spanischen Arzneibuch.

Herkunft: Vgl. Folia Fragariae.

Ernte und Bearbeitung: Reife Früchte werden geerntet und sorgfältig getrocknet, damit keine Schimmelbildung eintritt.

Beschreibung der Droge: Die Scheinfrüchte bestehen aus dem fleischig gewordenen Blütenboden (Gynophor) mit den daraufsitzenden Nüßchenfrüchten. Aroma, Form und Farbe variieren und sind allgemein bekannt.

Bestandteile: Säuren, Zucker, Pektin, Aromastoffe.

Anwendung: Gegen Gicht. Zu Teemischungen. In der Likörindustrie. Die frischen Früchte werden zu Sirup verarbeitet.

Handels- und Verordnungsformen: Fructus Fragariae siccati. Als Aufguß in Mischungen verordnet. In der Homöopathie.

FRAXINUS

Stammpflanze: ***Fraxinus excelsior*** — Esche.

Familie: Oleaceae — Ölbaumgewächse.

Beschreibung der Stammpflanze: 20—40 m hoher Baum mit kugeliger Krone. Rinde grau bis braun. Knospen schwarz. Blätter kreuzweise gegenständig, gestielt, 9—13fach gefiedert. Blättchen fast sitzend (vgl. unten). Blüten vor den Blättern in hängenden Rispen, sie bestehen nur aus 2 dunkelrötlichen Staubblättern. Kelch und Krone fehlen. Frucht schmal, bis 4 cm lang, geflügelt, mit einem Samen. Blütezeit April/Mai.

Standorte: Europa. — Selten bestandbildend. In Gebüschen und lichten Wäldern, an Ufern und Dorfstraßen.

Anbau: Als Park- und Zierbaum angepflanzt.

Verwendet werden: die getrockneten Blätter.

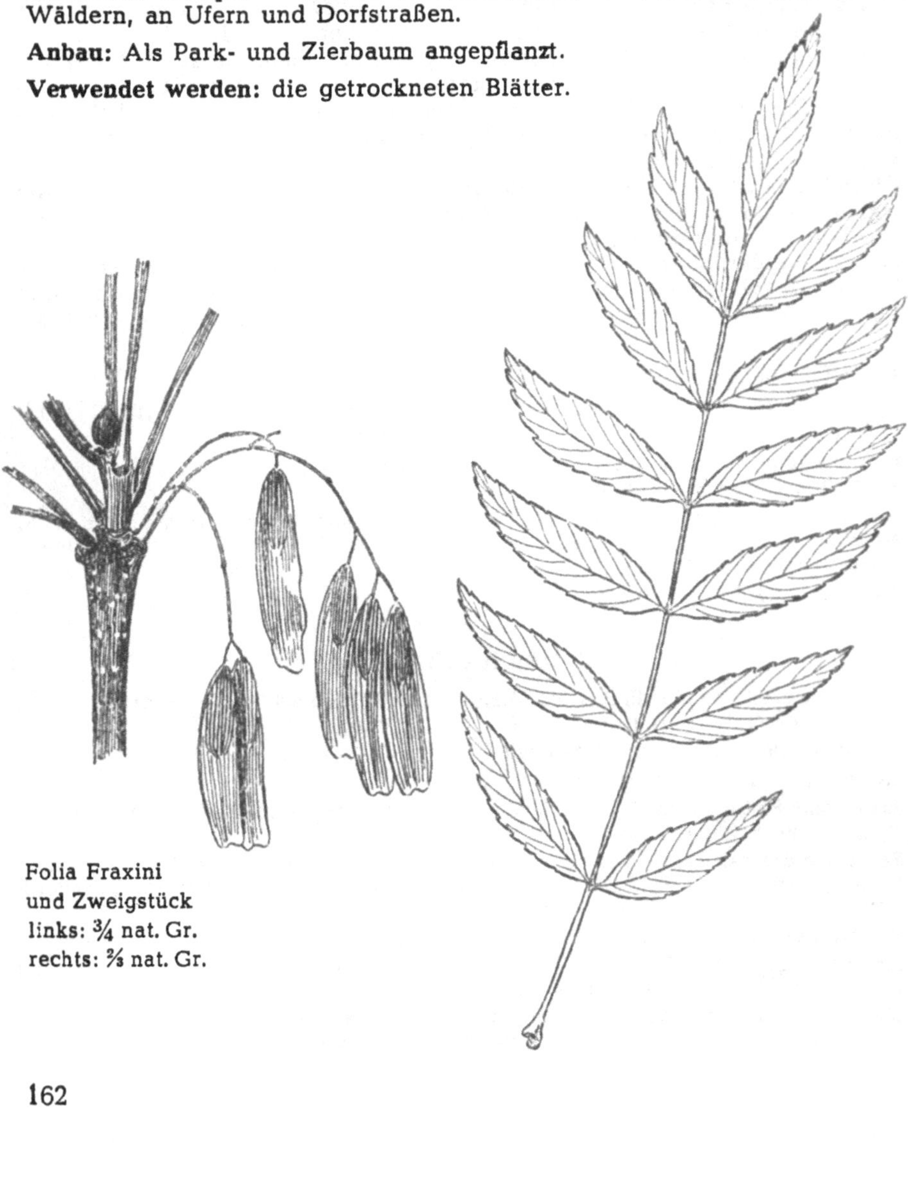

Folia Fraxini
und Zweigstück
links: 3/4 nat. Gr.
rechts: 2/3 nat. Gr.

Folia Fraxini

Handelsbezeichnungen: Eschenblätter, Wundholzblätter (deutsch) — Feuilles de frêne (franz.).

Herkunft: Deutschland, Balkanländer, Rußland.

Ernte und Bearbeitung: Im Mai/Juni werden die ganzen Blätter gepflückt und rasch und gut getrocknet. Trockene Ware ist sehr zerbrechlich. Zweige dürfen nicht vorhanden sein.

Beschreibung der Droge: Die Fiederblättchen stehen zu 9—13 zusammen. 5—8 cm lang, 1,5—2,5 cm breit, glatt, oberseits dunkelgrün, unterseits hellgrün, länglich-lanzettlich, am Grunde keilförmig, scharf gesägt, zugespitzt. Die Nerven treten auf der Unterseite hervor, Hauptnerven locker, filzig behaart. Geruchlos. Bei längerem Kauen bitter, zusammenziehend. Charakteristisch für die Schnittdroge sind die spröden Blattstückchen. Die Nerven treten nur auf der Unterseite in Erscheinung.

Bestandteile: Mannit, Gerbstoff, Inosit, ätherisches Öl. Asche max. 10 %.

Anwendung: Abführmittel. Gegen rheumatische Erkrankungen und Gicht. Fiebermittel.

Handels- und Verordnungsformen: Folia Fraxini tota, concisa, electa abgestreift. Verordnet als heißer Aufguß.

Abarten, Verwechslungen, Verfälschungen: Die Rinde — *Cortex Fraxini* — wird von jungen saftigen Zweigen gewonnen. Außenfläche grau bis graugrün, gerunzelt, mit Warzen besetzt. Innenseite schmutziggelb. Leicht zerbrechlich, kurzfaserig. Bestandteile Fraxin, Gerbstoff, Bitterstoff. Als Fiebermittel, besonders in der Homöopathie verwendet. Die Samen werden als Volksheilmittel zum Abführen benutzt. Italienische Eschenblätter stammen von *Fraxinus ornus var. rotundifolia*. Der Gerbstoffgehalt ist hoch, der Geschmack sehr bitter.

Bemerkungen: Im Erg.-B. 6 aufgeführt.

Stammpflanze: ***Fraxinus ornus*** — Mannaesche.

Beschreibung der Stammpflanze: 6—10 m hoher Baum, Rinde grau, glatt. Blätter gestielt, kreuzweise gegenständig. 7—9zählig gefiedert. Blättchen gestielt, eiförmig-lanzettlich, kerbig-gesägt. Blüten wohlriechend, weißgelb, mit langen Staubgefäßen, in Rispen. Früchte hängend, zungenförmig. Blütezeit April.

Standorte: Nordwestküste Siziliens. — In gemischter Kultur mit Oliven und Kastanien an Berghängen angebaut.

Verwendet wird: der beim Einschneiden der Stammrinde ausfließende, an der Luft eingetrocknete Saft.

Manna

Handelsbezeichnungen: Manna, Eschenmanna (deutsch) — Manna (engl.) — Manne (franz.).

Offizinell: In allen europäischen Arzneibüchern mit Ausnahme des englischen und niederländischen.

Herkunft: Sizilien, Süditalien.

Ernte und Bearbeitung: Die Gewinnung beginnt im achten oder zehnten Jahr nach der Anpflanzung im Juli/September. Von unten anfangend, schneidet man den Stamm in einem Drittel des Umfanges bis zum Kambium ein. Die Arbeit wird morgens gemacht. Der ausfließende Saft ist bräunlich, bläulich fluoreszierend und schmeckt bitter. Er erstarrt am Stamm zu einer

weißgelblichen, kristallinischen Masse und tropft zum Teil auf bereitgelegte Unterlagen (Ziegelsteine). Später werden die Schnitte auch am oberen Teil des Stammes angebracht, und in den folgenden Jahren auch an den bisher nicht eingeschnittenen Rindenflächen. Nach 15—20 Jahren wird der Baum gefällt und die Schößlinge in gleicher Weise behandelt.
Guter Ernteausfall hängt vom Wetter ab. Feuchtes Wetter bedingt schlechte Ernte. Wind wirft die am Baum erstarrte Manna zur Erde. Durch Wundreiz wird reichlichere Mannabildung ausgelöst. Auch die getrocknete Droge ist feuchtigkeitsempfindlich.

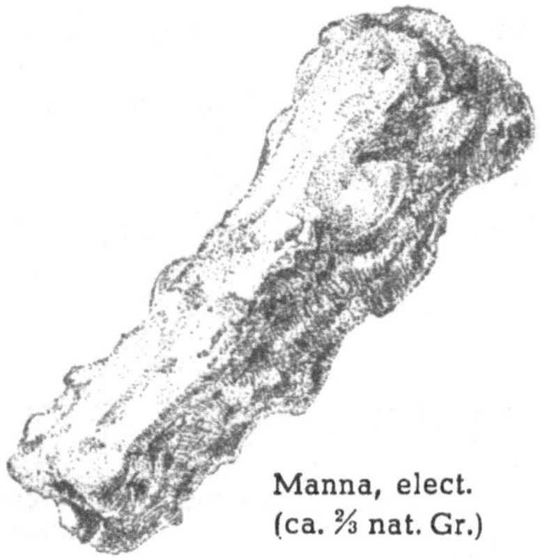

Manna, elect.
(ca. ⅔ nat. Gr.)

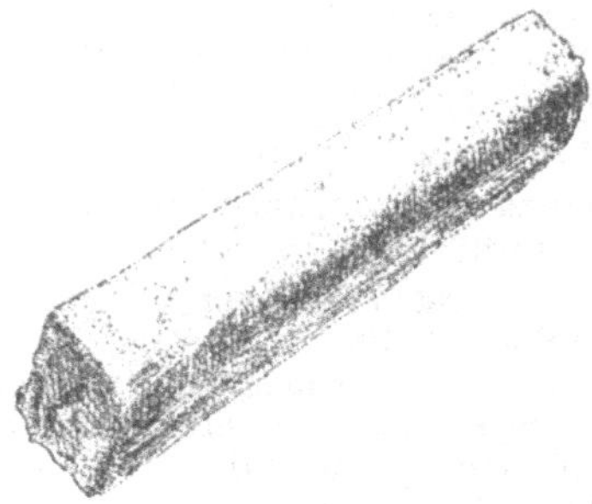

Manna, in Stangen

Beschreibung der Droge: *Manna cannulata* (Arzneibuchware), die beste Sorte, besteht aus trockenen, gelblichweißen, kristallinischen, rundlichen, flachen oder rinnenförmigen Stücken, der Bruch ist weiß.
Manna Gerace ist die vom Stamm abgekratzte oder abgetropfte Masse, die teils aus dunkleren, teils aus helleren Stücken besteht.
Manna pinquis oder *sordida* ist eine schmierige, mit Wasser und Rindenstückchen verunreinigte Substanz von wenig süßem Geschmack.
Die Hauptsorten sind der Qualität nach: 1. Manna Capaci in lacrimis, 2. Manna Gerace in lacrimis, 3. Manna Frassino in lacrimis, 4. Manna Rotamme Capaci, 5. Manna Gerace in sortis, 6. Manna Castelbuono Frassino.
Neuerdings kommt auch eine gereinigte, in Stangen gegossene Ware von fast weißer Farbe mit hohem Mannitgehalt in den Handel.
Manna ist in Wasser leicht löslich. Geruch schwach honigartig. Geschmack charakteristisch, bitterlich-süß.

Bestandteile: Ca. 70—90 % Mannit (ein Zuckeralkohol), Glukose, Fruktose und andere Zucker, Lävulose, Harz, Fraxin (Glykosid). Asche max. 3 %. Feuchtigkeitsgehalt max. 10 %. Bei den geringen Sorten beträgt der Mannitgehalt oft nur 30—40 %. Bei diesen Qualitäten wurden Schleimgehalt und Säuren festgestellt.

Anwendung: Reizmilderndes Abführmittel, besonders in der Kindertherapie. Bei Darmentzündungen, Leberleiden, Bronchialkatarrh. — Zur Mannitgewinnung. — Mannit wird zu Nährböden für Bakterienkulturen verwendet.

Handels- und Verordnungsformen: Manna cannulata electa, in fragmentis, contusa, Gerace.
Verordnet als Sirupus Mannae (D. A. B. 6), Sirupus Sennae c. Manna, Infusum Sennae compositum. Zu Teegemischen.

Abarten, Verwechslungen, Verfälschungen: *F. rotundifolia* — Süditalien — liefert ebenfalls Manna.

Prüfungen: Der Mindestgehalt an Mannit muß bei Arzneibuchware mindestens 75 % betragen. Er wird bestimmt durch Auskristallisieren aus der heiß hergestellten alkoholischen Lösung. Verfälschungen mit Mehl, Zuckerarten und Honig sind vorgekommen.

Bemerkungen: Manna wurde bereits im 9. Jahrhundert von den Venezianern aus Sizilien eingeführt und in den Handel gebracht. Seit dem 16. Jahrhundert ist die heutige Gewinnungsmethode bekannt.
Mannit ist außer in Manna noch in zahlreichen weiteren Drogen vorhanden, z. B. in Laminaria.

FUCUS

Stammpflanze: ***Fucus vesiculosus*** — Blasentang.

Familie: Fucaceae.

Beschreibung der Stammpflanze: 30—100 cm langer, olivbrauner, schleimiger Thallus, lederig oder laubartig, stark verzweigt. Verzweigungen bis 2 cm breit, mit verdickter Mittelrippe und paarig angeordneten, ca. 1 cm langen, ovalen Blasen. Manche Zweigenden sind verdickt, warzig und beherbergen die Fortpflanzungsorgane.

Standorte: Küstengebiete der Nord- und Ostsee, des Atlantischen Ozeans. Auf felsigem Grunde wachsend.

Verwendet wird: der getrocknete Tang.

Fucus vesiculosus

Handelsbezeichnungen: Quercus marina, Alga vesiculosa (lat.) — Blasentang, Höckertang, Meereiche, See-Eiche, Schweinetang (deutsch) — Bladder wrack, Kelp ware, Sea oak (engl.) — Varech vésiculeux (franz.) — Bodelha (port.).

Offizinell: Im portugiesischen und im Homöopath. Arzneibuch.

Herkunft: Deutsche Nord- und Ostseeküste. Hauptliefergebiet: Französische Kanalküste.

Ernte und Bearbeitung: Der von Stürmen im Sommer an den Strand geworfene Tang wird gesammelt, oder die Pflanzen werden von den Felsen losgerissen und sorgfältig getrocknet. Der durch Ebbe und Flut angespülte Tang sollte für pharmazeutische Zwecke nicht verwendet werden, da es sich um absterbende Pflanzenteile handelt. 4 T. frischer Tang = 1 T. Droge.

Beschreibung der Droge: Braunschwarz, knorpelig, brüchig, meist in Knäueln. Ein leichter Anflug getrockneten Salzes ist meist zu erkennen. Geruch seeartig. Geschmack schleimig, salzig, nicht angenehm.
Charakteristisch für die Schnittdroge sind die dunkelbraungrünen bis schwärzlichen, glatten, ganzrandigen Stückchen, sowie Bruchstücke der auf der Innenseite fein behaarten Schwimmblasen. Das Pulver ist schwarzbraun.

Fucus vesiculosus
(⅔ nat. Gr.)

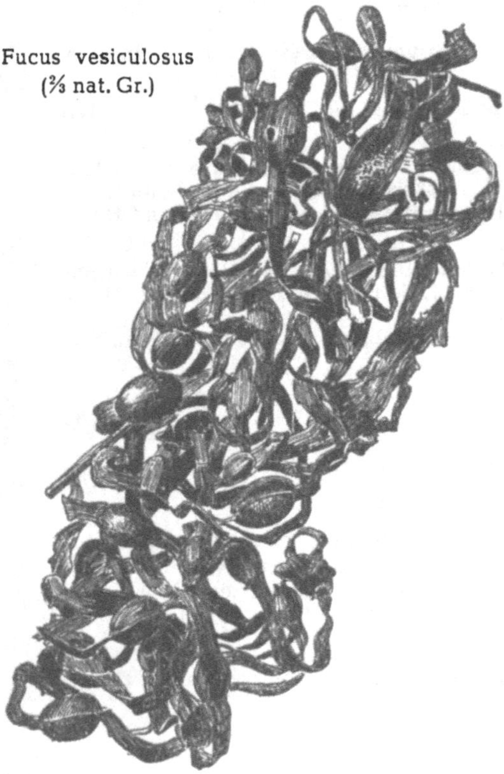

Bestandteile: Ca. 0,04 ‰ Jod, der Gehalt schwankt je nach dem Standort. Französische Ware hat den höchsten Gehalt. — Schleime (Algin, Fucin und andere), Mannit, Zucker, Farbstoffe, Brom. Asche max. 24 %.

Anwendung: Entfettungsmittel. Gegen Kropf, Arteriosklerose, Basedowsche Krankheit. — In der Homöopathie gegen Drüsenleiden.

Handels- und Verordnungsformen: Fucus vesiculosus depur., concisus, pulvis grossus.

Verordnet als heißer Aufguß, Fluidextrakt, Extrakt und Tinktur. In der Homöopathie.

Abarten, Verwechslungen, Verfälschungen: *F. serratus — Sägetang* — hat einen gesägten Thallusrand und keine Luftblasen. Ostseeküste — *F. nodosus* hat keine Mittelrippen, die Luftblasen stehen einzeln. Beide Drogen dürften die gleiche Wirkung wie F. vesiculosus erzielen.

Bemerkungen: Im Erz.-B. 6 aufgeführt.

FUMARIA

Stammpflanze: ***Fumaria officinalis, F. capreolata, F. media*** — Erdrauch.

Familie: Papaveraceae — Mohngewächse.

Beschreibung der Stammpflanze: *F. officinalis:* 1jährige oder ausdauernde Pflanze, Stengel 15—30 cm lang, Blätter wechselständig, bläulich bereift, gefiedert, Blättchen dreiteilig. Blüten klein, kurz gestielt, in dichten Trauben in den Blattwinkeln. Kelchblätter gezahnt, eilanzettlich. 4 Kronenblätter, purpurrot, an der Spitze schwärzlich, verwachsen, zweilippig, gespornt. Frucht kugelig, feinhöckerig, runzelig mit einem rotbraunen Samen. Blütezeit Mai/September. Ändert ab. Varietät *tenuiflora.*
F. capreolata: 1jähriges, kletterndes, bis 1 m hohes Kraut. Kronenblätter weißlich, an der Spitze dunkelrot. Früchte mit 2 Grübchen.
Blütezeit Juni/September.
F. media ist der obigen sehr ähnlich.

Standorte: Europa. — Auf Feldern, an Wegen, besonders auf feuchtem Boden. Weitverbreitet.

Verwendet wird: das getrocknete, blühende Kraut.

Herba Fumariae

Handelsbezeichnungen: Herba Capni florens, Capnon, Fumus terrae (lat.) — Erdrauchkraut, Grindkraut, Krätzheil, Ackerrautenkraut, Erdkraut, Feldrautenkraut, Rauchkraut, Taubenkerbel (deutsch) — Fumitory herb (engl.) — Fumeterre (franz.) — Herva molarinha (port.).

Officinell: Im französischen, portugiesischen, spanischen Arzneibuch. Im Homöopath. Arzneibuch ist die frische, blühende Pflanze offizinell.

Herkunft: Mittel- und osteuropäische Gebiete. Balkanländer, Rußland.

Ernte und Bearbeitung: Das Kraut wird während der Blütezeit gesammelt und an luftigen Orten rasch getrocknet. 5 T. frisches Kraut = 1 T. Droge.

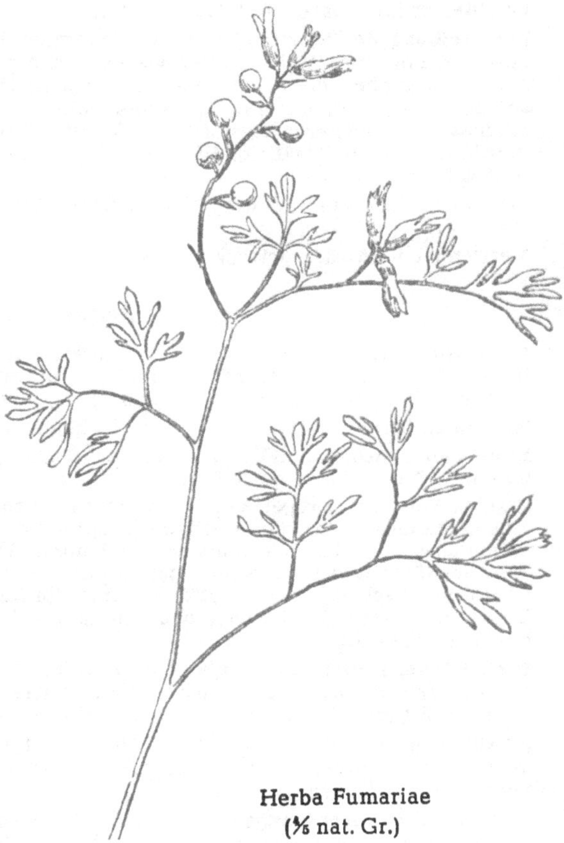

Herba Fumariae
(4/5 nat. Gr.)

Beschreibung der Droge: Die zarten oberirdischen Teile sind bläulich bis gelblichgrün, geschrumpft, Stengel kantig, hohl. Vgl. Beschreibung der Stammpflanze. Die Droge wird meist von F. officinalis gesammelt. Geruchlos. Geschmack bitter, etwas salzig.

Charakteristisch für die Schnittdroge sind die hellgrünen bis bräunlichen, hohlen, gefurchten Stengelteile und die geschrumpften Blütchen. Blattstückchen sind quantitativ weniger vertreten.

Bestandteile: Fumarin (Alkaloid), Fumarsäure, Harz, Bitterstoff, Stärke. Asche max. 16 %.

Anwendung: Blutreinigendes und schweißtreibendes Mittel. Tonikum bei Verdauungsstörungen. Gegen Katarrhe. In der Homöopathie bei Leber- und Gallenleiden.

Handels- und Verordnungsformen: Herba Fumariae tota und concisa.
Verordnet als Tinctura Fumarine (Erg.-B.). Extrakt, Sirup, kalter oder heißer Aufguß. In der Homöopathie: Essenz aus der frischen, blühenden Pflanze.

Bemerkungen: Im Erg.-B. 6 aufgeführt. Im Altertum wurde Fumaria in Galens Schriften genannt.

GALEGA

Stammpflanze: ***Galega officinalis*** — Geißraute.

Familie: Leguminosae — Hülsenfrüchtler.

Beschreibung der Stammpflanze: Ausdauerndes Kraut, 60—125 cm hoch. Stengel aufrecht, hohl, verästelt. Blätter wechselständig, 15—20 cm lang, 6—8jochig, fast sitzend. Blättchen ca. 5 cm lang, ca. 1 cm breit, lanzettlich, mit langer Stachelspitze, meist kahl, ganzrandig. Nebenblätter pfeilförmig oder geteilt. Blüten in langgestielten lockeren Trauben. Weiße bis bläuliche, bis 1,5 cm lange Schmetterlingsblüten. Kelch 5blättrig, Hülsenfrüchte schlank, mehrsamig.
Blütezeit Juli/August.

Standorte: Ost- und Südeuropa. — Feuchte Standorte, besonders sumpfige Wiesen und Ufer.

Verwendet wird: das getrocknete Kraut.

Herba Galegae officinalis

Handelsbezeichnungen: Herba Rutae caprariae (lat.) — Geißrautenkraut, Geißklee, Bockskraut, Ziegenraute, Pockenraute, Suchtkraut (deutsch) — Common Goat's rues (engl.) — Herbe de lavanèse (franz.).

Herkunft: Tschechoslowakei, Italien, Balkanländer, Rußland.

Ernte und Bearbeitung: Zur Blütezeit wird das ganze blühende Kraut gesammelt und an luftigen Orten getrocknet.

Beschreibung der Droge: Vgl. oben. Stengel knotig, längsrillig. Farbe der Blätter lebhaft hellgrün. Von den kräftigen Hauptnerven gehen im spitzen Winkel gerade Seitennerven ab. Geruch kaum wahrnehmbar. Geschmack etwas bitter, herb. Der Speichel färbt sich beim Kauen gelbgrün.
Charakteristisch für die Schnittdroge sind die hellgrünen Blattstückchen. Auf der Unterseite treten die Nerven deutlich in Erscheinung. Blütenteile weißgelblich, bläulich behaucht.

Bestandteile: Die alkaloidartige Base Galegin, die für die blutzuckersenkende Wirkung verantwortlich sein dürfte. Ferner das Glykosid Galuteolin, Gerbstoff, Saponin, Bitterstoff, Zucker, fettes Öl. Asche max. 10 %.

Anwendung: Bei Zuckerkrankheit. Harn- und schweißtreibendes Mittel. Gegen Würmer. Zur Förderung und Besserung der Milchsekretion bei Mensch und Tier, besonders bei Kühen.

Handels- und Verordnungsformen: Herba Galegae tota und concisa.
Verordnet als kalter Auszug, Fluidextrakt oder Tinktur.

Bemerkungen: Im Erg.-B. 6 aufgeführt. Semen Galegae gelten als sicheres und wirksames Antidiabetikum.

GALEOPSIS

Stammpflanze: ***Galeopsis segetum*** (= G. ochroleuca = G. dubia = G. grandiflora) — Hohlzahn, Daun.

Familie: Labiatae — Lippenblütler.

Beschreibung der Stammpflanze: 1jähriges, aufrechtes, stark verästeltes Kraut. 20—50 cm hoch. Wurzel faserig. Stengel kantig, behaart, im unteren Teil oft rotviolett angehaucht, mit Knoten. Unterhalb der Knoten nicht verdickt. Blätter gestielt, gekerbt oder gezahnt. Blüten sitzend, gelb, in 6- bis 8blütigen Scheinquirlen. Kelch röhrig bis glockig. Krone mit helmförmiger Oberlippe und dreispaltiger Unterlippe. Glatte Nüßchenfrüchte.
Blütezeit Juli/August.

Standorte: Ost- und Südosteuropa. — Auf Sandflächen, Wiesen und Brachland. In Getreidefeldern als Unkraut.

Anbau: Auf trocknem Boden kultiviert. Aussaat im Frühjahr, später säen sich die Pflanzen von selbst aus.

Verwendet wird: das getrocknete, blühende Kraut.

Herba Galeopsidis

Handelsbezeichnungen: Herba Galeopsidis grandiflorae (lat.) — Hohlzahnkraut, Liebersches Kraut, Spanischer oder Blankenheimer Tee, Daunnessel, Sandhohlzahn (deutsch).

Offizinell: Im österreichischen Arzneibuch.

Herkunft: Polen, Rußland (Westgebiete), Balkanländer.

Ernte und Bearbeitung: Von Juli/August wird das blühende Kraut mit der Sichel geschnitten und im Schatten getrocknet. Der Kieselsäuregehalt ist Ende Oktober am höchsten. Ca. 4—5 T. frisches Kraut = 1 T. Droge.

Beschreibung der Droge: Vgl. oben. Stengel vierkantig, oft rötlich, behaart, knotig. Blätter bis 5 cm lang, gestielt, in der Blattspitze verschmälert, eiförmig bis lanzettlich, spitz, grobgesägt, am Grunde ganzrandig, weich behaart. Blütenkelch 5zahnig, Stachelspitzig, drüsig behaart. Blütenkrone ca. 4mal so lang, blaßgelb; zweilippig behaart, mit weißgelber 3spaltiger Unterlippe mit schwefelgelbem Fleck, seitlich je 1 hohles, spitzes Zähnchen. Oberlippe helmartig. Geruch schwach. Geschmack salzig-bitter.
Charakteristisch für die Schnittdroge sind die samtartig behaarten, gerunzelten, hellgelbgrünen Blattstückchen und die hellgelben behaarten Kelchstücke. Die geschrumpften gelben Blüten sind seltener, Stengelstücke stärker vertreten.

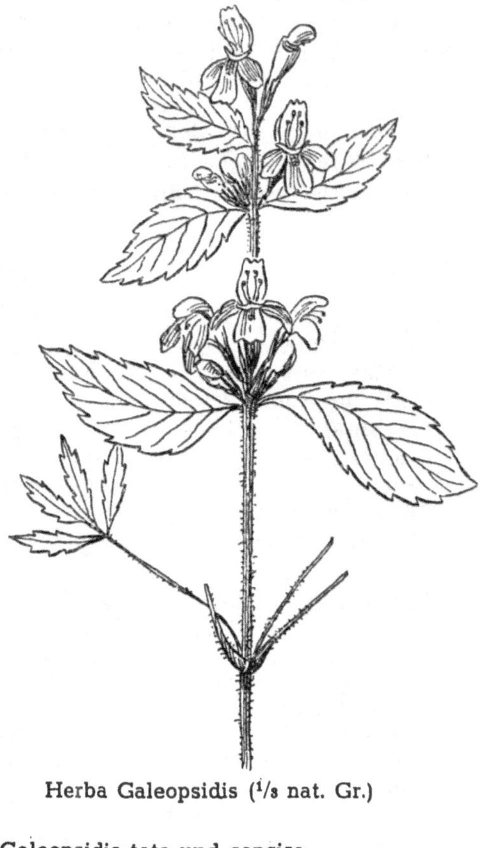

Herba Galeopsidis (1/3 nat. Gr.)

Bestandteile: Ca. 0,7—0,9 % Kieselsäure, Bitterstoff, Harz, ca. 6 % Gerbstoff, Saponine, Fett, Wachs, Pektin, Zucker. Asche max. 12 %.

Anwendung: Bei Lungen- und Bronchialleiden. Gegen Asthma. Schleimlösendes und schleimförderndes Mittel. Diuretikum. — Äußerlich gegen schlecht heilende Wunden.

Handels- und Verordnungsformen: Herba Galeopsidis tota und concisa. Verordnet als heißer Aufguß oder Abkochung. In der Homöopathie: Essenz aus der frischen, blühenden Pflanze ohne Wurzeln.

Abarten, Verwechslungen, Verfälschungen: *G. speciosa = G. versicolor* hat langborstige Stengel und rauhhaarige Blätter. Kelche lang, hellgelb und mit kräftigen Stacheln. Blumenkronen gelblichweiß mit leuchtend rotvioletten Mittellappen der Unterlippe. — *G. Tetrahit* hat dichtbehaarte Stengel mit steifen, abwärts stehenden Haaren. Blüten klein, rosa, in großen, strohgelben, glänzenden Kelchen mit abstehenden Stachelzähnen. — *G. pubescens* ist der *G. segetum* ähnlich und enthält ca. 10 % Gerbstoff. — *Stachys recta (= Sideritis hirsuta)* hat grobborstig behaarte, dunkelgrüne Blätter, Stengel mit abstehenden Haaren und kleinere gelbe Blüten. Kelche dunkelgrün, bauchig, locker behaart. — *Lamium-Arten* wurden als Beimengungen beobachtet.

Bemerkungen: Im Erg.-B. 6 aufgeführt. Die Handelsware ist oft ein Gemenge mehrerer Arten.

GALLAE

Abstammung: ***Gallen*** sind die durch die Gallwespe — Cynips tinctoria — auf Eichenarten, besonders Quercus infectoria, erzeugten Cynipidengallen.

Beschreibung der Stammpflanze: *Quercus infectoria:* Strauch oder kleiner Baum, Blätter kurzgestielt, ca. 5 cm lang, grob gesägt, an der Spitze der Sägezähne stachelspitzig. Blüten sitzend, oft einzeln in den Blattachseln. Früchte im zweiten Jahr reifend, bis 4 cm lang, walzig, glänzend braun, dreimal länger als der schuppige Fruchtbecher. Blütezeit März/April.

Standorte: Östliche Mittelmeergebiete. — In Eichenwäldern.

Verwendet werden: die getrockneten Gallen.

Gallae

Handelsbezeichnungen: Gallae quercinae, Gallae Quercus, Nux Gallae, Poma Gallarum (lat.) — Gallen, Galläpfel, Eichengallen, Eichäpfel (deutsch) — Gall nuts (engl.) — Noix de Galle (franz.) — Noce di galla (ital.) — Nuez de Agalla (span.).

Offizinell: Im dänischen, deutschen, englischen, finnischen, französischen, griechischen, kroatischen, niederländischen, norwegischen, portugiesischen, rumänischen, russischen, schweizerischen, serbischen, spanischen und ungarischen Arzneibuch.

Herkunft: Balkanländer (Ungarn). Die Hauptmengen der Droge kommen aus Kleinasien.

Entstehung: Gallen sind Mißbildungen an den Knospen oder jungen Trieben, die durch den Stich der Gallwespe — Cynips tinctoria — entstehen. Die Gallwespe sticht mit ihrer Legeröhre zwischen die jungen Blattanlagen der Knospen und legt dort ihr Ei ab. Die Eiablage selbst ruft noch keine Wucherungen hervor, sie entstehen erst bei der Entwicklung der Larve. Um die Larve herum bildet sich eine Art Nährschicht, in der sich das geflügelte Tier entwickelt. Ca. 5 Monate nach der Eiablage ist die Entwicklung zur Wespe beendet, und das Tier bohrt sich ein Flugloch von 2—3 mm Durchmesser und fliegt aus.

Ernte und Bearbeitung: Die Gallen werden in den Sommermonaten, bis zum September, geerntet. Je nach dem Entwicklungszustand der Wespe ist das geerntete Produkt verschieden.

Beschreibung der Droge: Gallen sind kugelig, selten birnförmig, hart, schwer, spröde, besonders an der oberen Hälfte unregelmäßig höckerig. Durchmesser 1,5—3 cm, am Grunde mit kurzem, dickem Stielteil. Junge Gallen sind dunkelgraugrün, ältere gelblichgrau, meist mit einem seitlichen Flugloch. Bei jüngeren Gallen ist das Insekt meist noch eingeschlossen. Innerer Hohlraum kugelig, Durchmesser ca. 7 mm, Bruch körnig oder strahlig, wachsglänzend, weißlich bis braun. Geruchlos. Geschmack anhaltend herbe, stark zusammenziehend. Das Pulver ist graugelblich.

Bestandteile: Ca. 50—70 % Gerbsäure (Tannin — ein Gemisch verschiedener Verbindungen), 2—4 % Gallussäure, ca. 2 % Ellagsäure, ca. 3 % Glukose, Stärke und ätherisches Öl.

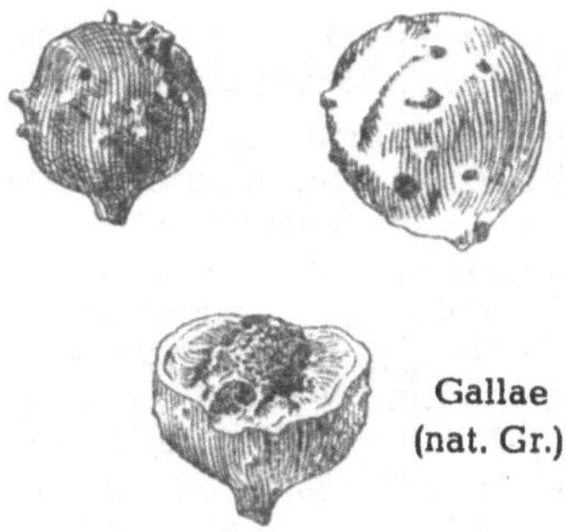

Gallae (nat. Gr.)

Anwendung: Zusammenziehendes Mittel bei Zahnfleischerkrankungen und Frostschäden. — Äußerlich zu Streupulvern. — Zur Herstellung von Tannin. — Große Mengen werden für technische Zwecke verwendet z. B. zur Fabrikation von Tinten sowie für Färberei-, Beiz- und Gerbzwecke.

Handels- und Verordnungsformen: Gallae totae, contusae, pulvis grossus und subtilis. Verordnet als Tinctura Gallae (D. A. B. 6), Pulver, Aufguß.

Abarten, Verwechslungen, Verfälschungen: *Qu. Valonea und andere Arten — Valonea-Arten:* Cynips calicis erzeugt Fruchtgallen, Knoppern, die ein gelbes Wachs und ca. 33 % Gerbstoff enthalten.
Qu. Robur (Sommereiche) und Qu. petraea (Wintereiche) — Dalmatien, Kroatien, Serbien. — Die Gallen werden erzeugt durch Cynips lignicola. Blattgallen mit 30—40 % Gerbstoff. Fruchtgallen oder Knoppern (besonders in Österreich vorkommend) mit ca. 24—35 % Gerbstoff. Technisch wichtig. — Zweiggallen enthalten ca. 30 % Gerbstoff. Deutsche Gallen werden durch Cynips Kollari erzeugt und enthalten ca. 30 % Gerbstoff.
Qu. Cerris — Zerreiche — Südeuropa, liefert die Morea- oder Krongallen mit ca. 30 % Gerbstoff. *Qu. Ilex — Steineiche* — Südeuropa, liefert Gallen mit ca. 40 % Gerbstoff. Technisch verwendet.
Diese Gallen weichen schon in der äußeren Form mehr oder weniger von den offizinellen ab.
Im Handel unterscheidet man hauptsächlich folgende Qualitäten der offizinellen Gallen: die schwärzlichgrünen Aleppo- und Jerli-Gallen, die ausgesucht kleinen Sorian-Gallen und die gelblichen Mossul- und Smyrna-Gallen. — Tripolis-Gallen entstehen auf *Qu. Ilex* und *Qu. coccifera.*

Prüfungen: Pulverisierte Gallen werden mit Eisenchloridlösung schwarzblau.

Bemerkungen: Gallen wurden schon von den Ärzten des alten Rom als wirksames Heilmittel sehr geschätzt.

Gallae Pistaciae

Pistazien-Gallen entstehen durch den Stich der Aphis Pistaciae auf *Pistacia Terebinthus — Terpentin-Pistazie.* — Es sind birnenförmige, innen hohle, ca. 2 cm lange Gebilde, manchmal zu mehreren zusammenhängend. Die Wandungen sind ca. 1,5 mm dick. Sie sitzen an den Blättern und Früchten. — Bestandteile: Ca. 60 % Gerbstoff, ca. 15 % Gallussäure, Harz, ca. 4 % ätherisches Öl. Die Hauptherkunftsgebiete sind Kasachstan, Kirgisien und die Kaukasusgebiete.
Gallen auf *P. integerrima* enthalten bis 75 % Gerbstoff.

GENTIANA

Stammpflanze: Verschiedene ***Gentiana-Arten***, besonders Gentiana lutea — Gelber Enzian, Gentiana punctata — Punktierter Enzian, Gentiana purpurea — Purpurroter Enzian, Gentiana pannonica — Österreichischer Enzian.

Familie: Gentianaceae — Enziangewächse.

Beschreibung der Stammpflanze: Es gibt ca. 300—400 Arten. Die Pflanzen blühen manchmal erst nach ca. 10—25 Jahren.

G. lutea: Ausdauernde, 50—130 cm hohe, kahle Pflanze. Aus einem mehrköpfigen Wurzelstock bildet sich eine bis armdicke Pfahlwurzel. Nach ca. 10 Jahren entwickelt sich ein aufrechter, unverzweigter, runder, hohler, kahler Stengel. — Blätter elliptisch, kahl, bläulichgrün, ganzrandig, mit 5—7 starken, bogenförmigen Nerven. Grundblätter bis 30 cm lang, kurz gestielt, Stengelblätter kleiner, mehr eiförmig, sitzend. — Blüten in langgestielten, reichblütigen Trugdolden in den Achseln der Tragblätter. Kelch blaßgelb, geschlitzt, zweiteilig. Krone radförmig, sechsteilig, goldgelb, klein, mit gespitzten Blättchen. — Frucht kapselförmig, bis 6 cm lang, spitzkegelförmig, zweiklappig, mit zahlreichen, ovalen, geflügelten Samen. — Blütezeit Juni/August.

G. punctata: Ausdauernde, bis 60 cm hohe, kahle Pflanze. Wurzelstock mehrköpfig, mit kräftigen Wurzeln. Stengel einfach, Blätter eiförmig, fünfnervig, die unteren gestielt. Blüten ungestielt, in den Blattachseln oder an der Spitze in Scheinquirlen. Kelch glockig, gespalten. Krone glockig, mit 5—8 Zipfeln, blaßgelb, violett gefleckt, bis 3 cm lang. Kapselfrüchte mit geflügelten Samen.
Blütezeit Juli/September.

G. purpurea: Ausdauernde, bis 60 cm hohe Pflanze. Stengel aufrecht mit eilanzettlichen, 5nervigen Blättern. Die unteren sind gestielt. Blüten zu 5—10 zusammensitzend. Kelch glockig. Krone glockig, 5—8zipfelig, außen rot, innen gelb getüpfelt. Kapselfrüchte mit geflügelten Samen.
Blütezeit Juli/September.

G. pannonica: Ausdauernde, bis 60 cm hohe Pflanze. Stengel aufrecht, 5—7nervige Blätter, elliptisch bis eiförmig. Blüten meist in Scheinquirlen. Kelch glockig, mit 5—8 Zähnen. Krone glockig, 5—9zipfelig, purpurfarben, am Grunde gelbgrün, schwarzrot punktiert. Kapselfrüchte mit geflügelten Samen.
Blütezeit August/September.
Wurzel der Pflanzen vgl. unten.

Standorte: *G. lutea:* Gebirge Südeuropas, Alpen, Vogesen, Schwarzwald, Karpathen, Bosnien. Auf Kalkboden, gesellig. Stellenweise ausgerottet. Auch im Flachland auf Ackerboden kultivierbar. — *G. punctata:* Alpen, Karpathen, Balkangebirge. — *G. purpurea:* Westalpen, bis Vorarlberg, Karpathen, Apennin, Skandinavien. — *G. pannonica:* Ostalpen, Böhmer Wald, Sudeten, Karpathen.

Anbau: Die G.-Arten sind leicht kultivierbar und gedeihen bei guter Pflege auch im Flachland. Die im August oder September reifenden Samen müssen möglichst schnell ausgesät werden, da sie bereits im darauffolgenden Frühjahr die Keimkraft verloren haben. Licht und Temperaturen unter 0°

sind zur Keimung erforderlich. Aussaat in Kästen. Im Juni des darauffolgenden Jahres sind die Samen meist aufgegangen. Im dann folgenden Frühjahr werden die Pflänzchen in das freie Land gesetzt. Ein Jahr später erfolgt Umsetzen. Steiniger, feuchter Kalkboden ist besonders geeignet. Kulturpflanzen blühen nach 6 oder 7 Jahren, wildwachsende erst nach 10—20 Jahren. Trotz der langen Zeitdauer bis zur Ernte und trotz erforderlicher Pflege wird der Enzianbau als lohnend empfohlen, da laufend große Mengen für arzneiliche und industrielle Zwecke benötigt werden. Stellenweise (besonders in Deutschland) stehen die Pflanzen unter Naturschutz. Die Bedarfsdeckung ist verhältnismäßig dünn, die Schweiz z. B. importiert zusätzlich. — Manche Gebiete des Ostens dürften zweifellos für eine Enziankultur besonders geeignet sein.

Verwendet werden: die getrockneten Wurzeln.

Radix Gentianae

Handelsbezeichnungen: Radix Gentianae rubrae (lat.) — Enzianwurzel, Bitterwurzel, Fieberwurzel, Bergfieberwurzel, Hochwurzel, Zinzallwurzel (deutsch) — Gentian root (engl.) — Racine de gentiane (franz.).

Offizinell: In allen europäischen Arzneibüchern. Im Homöopath. Arzneibuch ist die frische Wurzel von G. lutea offizinell.

Herkunft: Die Hauptlieferländer sind Spanien, Frankreich und Italien. Ferner werden gewisse Mengen in den Balkanländern (Bosnien) gewonnen. Kleinere Mengen kommen aus Skandinavien.

Ernte und Bearbeitung: Gute Wurzeln werden oft erst von mehr als 25jährigen Pflanzen geerntet. Sie werden im Spätsommer gegraben, gewaschen, gegebenenfalls gespalten und getrocknet. Schwächere Wurzeln werden zur Fortpflanzung wieder in den Boden gesetzt. — Die Arzneibücher verlangen meist eine vorsichtig und schnell getrocknete Ware von heller Farbe und hohem Extraktgehalt. Zur Branntweingewinnung werden die frischen Wurzeln auf Haufen geschichtet und einer Fermentation unterworfen. Die Farbe wird dann dunkelrotbraun, der Geruch intensiver. Die chemische Zusammensetzung wird durch diesen Prozeß weitgehend geändert und gewisse Aromastoffe gebildet. Die Bitterstoffe werden gleichfalls verändert. — Eine Fermentation wird meist nur bei rascher Trocknung im Warmluftstrom vermieden. Eine solche Ware ist gelblich, von schwachem Geruch, aber hohem Gehalt an Bitterstoffglykosiden. — Jahreszeit und Witterung ändern den Bitterstoffgehalt wenig oder gar nicht. In der Praxis wird der Warmluftstrom zur Trocknung wenig angewandt, meist wird in dünner Schicht in gut durchgelüfteten Räumen getrocknet. Eine teilweise Fermentation beeinträchtigt die medizinische Wirksamkeit nicht. 3—4 T. frische Wurzel = 1 T. Droge.

Beschreibung der Droge: Die ein- oder mehrköpfigen Wurzeln sind meist gelb bis dunkelbraun, 20—60 cm lang, 2—6 cm dick. Blatt- und Stengelreste sollen nicht vorhanden sein. *G. lutea* hat gelbbraune Wurzeln, die der übrigen Arten sind heller und dünner. — Die Wurzeln sind geringelt, wenig verzweigt, längsfurchig, zuweilen gespalten, zäh. Bruch glatt, nicht faserig oder mehlig; gelbbraun. In Wasser quillt die Droge stark, wird biegsam und zäh. Geruch charakteristisch. Geschmack anfangs süßlich, hinterher anhaltend stark bitter. — Charakteristisch für die Schnittdroge ist die gelbrotbraune, quergeringelte Außenfläche der

Rhizomstücke und die tieflängsrunzelige der Wurzelstücke. Der Querschnitt weist eine dünne, meist poröse Rinde mit Gruppen von braunen Siebröhren auf. Kambium schwarzbraun, wellig. Holzkörper hell- bis dunkelbraun, nur in Kambiumnähe radial gestreift.

Bestandteile: Bitterstoffglykoside, Gentiopicrin (1,5 %), Gentiamarin und Gentiin. Zuckerartige Stoffe, flüchtige Riechstoffe und Fermente, Pektin, Gentianasäure, Fett, Farbstoff, Asche max. 5 %. Bei der Trocknung oder beim Gärprozeß geht der ursprünglich höhere Gentiopicringehalt zurück. In der frischen Wurzel sind ca. 2 % vorhanden. Gentiamarin entsteht beim Trocknungsprozeß.

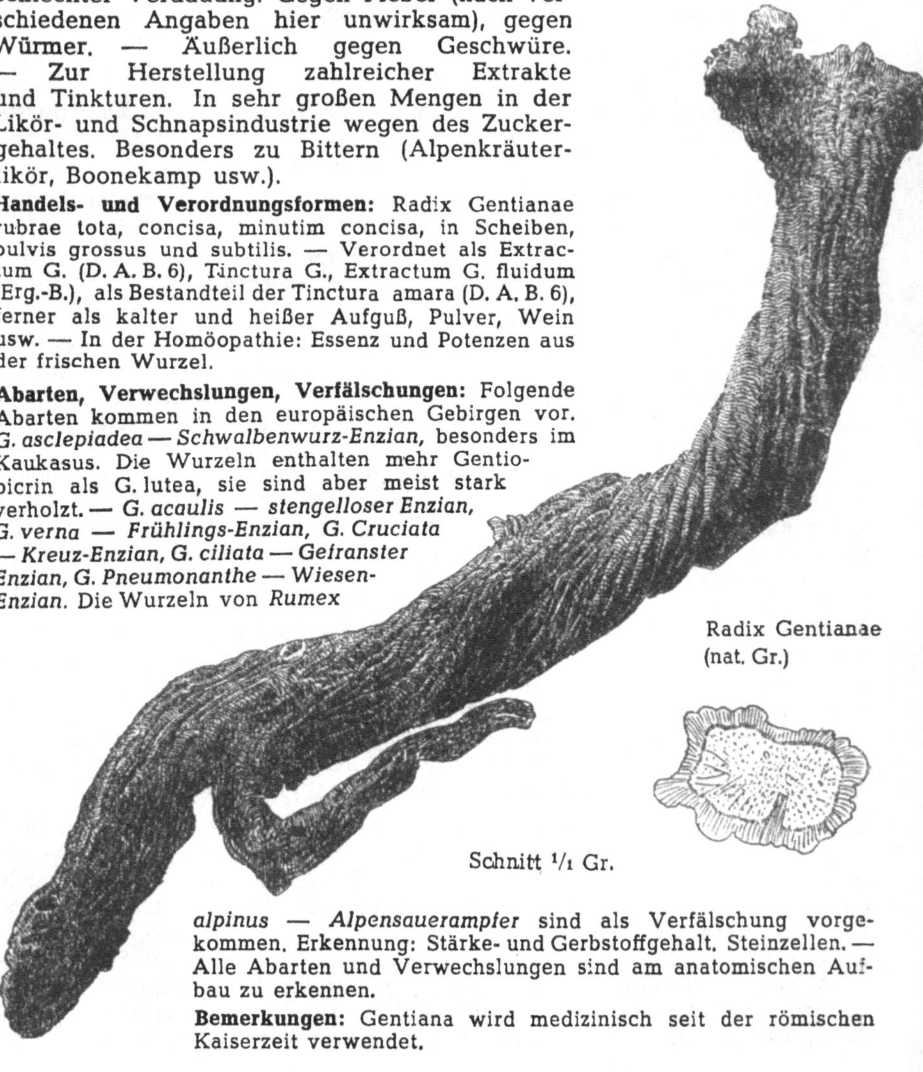

Radix Gentianae (nat. Gr.)

Schnitt 1/1 Gr.

Anwendung: Bitter- und Magenmittel bei schlechter Verdauung. Gegen Fieber (nach verschiedenen Angaben hier unwirksam), gegen Würmer. — Äußerlich gegen Geschwüre. — Zur Herstellung zahlreicher Extrakte und Tinkturen. In sehr großen Mengen in der Likör- und Schnapsindustrie wegen des Zuckergehaltes. Besonders zu Bittern (Alpenkräuterlikör, Boonekamp usw.).

Handels- und Verordnungsformen: Radix Gentianae rubrae tota, concisa, minutim concisa, in Scheiben, pulvis grossus und subtilis. — Verordnet als Extractum G. (D. A. B. 6), Tinctura G., Extractum G. fluidum (Erg.-B.), als Bestandteil der Tinctura amara (D. A. B. 6), ferner als kalter und heißer Aufguß, Pulver, Wein usw. — In der Homöopathie: Essenz und Potenzen aus der frischen Wurzel.

Abarten, Verwechslungen, Verfälschungen: Folgende Abarten kommen in den europäischen Gebirgen vor. *G. asclepiadea — Schwalbenwurz-Enzian,* besonders im Kaukasus. Die Wurzeln enthalten mehr Gentiopicrin als G. lutea, sie sind aber meist stark verholzt. — *G. acaulis — stengelloser Enzian, G. verna — Frühlings-Enzian, G. Cruciata — Kreuz-Enzian, G. ciliata — Gefranster Enzian, G. Pneumonanthe — Wiesen-Enzian.* Die Wurzeln von *Rumex alpinus — Alpensauerampfer* sind als Verfälschung vorgekommen. Erkennung: Stärke- und Gerbstoffgehalt, Steinzellen. — Alle Abarten und Verwechslungen sind am anatomischen Aufbau zu erkennen.

Bemerkungen: Gentiana wird medizinisch seit der römischen Kaiserzeit verwendet.

GERANIUM

Stammpflanze: ***Geranium Robertianum*** — Ruprechtskraut.

Familie: Geraniaceae — Storchschnabelgewächse.

Beschreibung der Stammpflanze: Einjährige oder überwinternde buschige Pflanze, aufrecht, 20—50 cm hoch. Stengel und Zweige rötlich. Die langgestielten Rosettenblätter vertrocknen vorzeitig. Stengelblätter gestielt, meist 3zählig, mit 2 kleinen Nebenblättern. Stengel und Blätter mit abstehenden, langen, weichen, rötlichen Haaren. Blütenstiele rund, schwach gerillt, 2blütig. Kelch 5zählig. Blütenblätter verkehrt-eiförmig, karminrot mit 3 hellen Streifen. Storchschnabelartige 2klappige Springfrüchte. Samen mit 2 weißen Haaren. Geruch der Pflanze widerlich. Blütezeit Juni/September.

Standorte: Mitteleuropa. — Feuchte Stellen in Laub- und Nadelwäldern. An schattigen, steinigen Plätzen und alten Mauern. Oft im Gebirge.

Verwendet wird das getrocknete Kraut.

Herba Geranii Robertiani

Handelsbezeichnungen: Herba Ruperti (lat.) — Robertsgeranium, Ruprechtskraut, stinkender Storchschnabel (deutsch).

Herkunft: Deutschland, Italien, Ungarn.

Ernte und Bearbeitung: Das blühende Kraut wird während der Sommer- und Herbstmonate gesammelt und getrocknet.

Beschreibung der Droge: Vgl. oben! Die Droge zerbricht leicht an den verdickten Stengelgelenken. Blätter meist stark geschrumpft. Kelchblätter eiförmig-lanzettlich, sie umschließen Blüte oder Fruchtansatz. Geruch widerlich. Geschmack schwach, bitter, salzig. — Charakteristisch für die Schnittdroge sind die karminroten Blüten, die stark geschrumpften Fiederblattstückchen und die grünlichroten Stengelstückchen. — Das Pulver ist hellgrün.

Bestandteile: Gerbstoff, ein unbekannter Riechstoff. Asche max. 14 %.

Anwendung: Adstringens bei Blutungen und Diarrhoe. Gegen Angina. — Zu Gurgelwässern.

Handels- und Verordnungsformen: Herba Geranii Robertiani tota und concisa.
Verordnet als heißer oder kalter Aufguß. In der Homöopathie: Essenz aus der frischen blühenden Pflanze.

Abarten, Verwechslungen, Verfälschungen: *G. macrorrhizum* — *Felsenstorchschnabel* — Balkanländer. Als Heilpflanze angebaut. Die Blätter enthalten ätherisches Öl. — Als Verwechslungen kommen in Betracht *G. silvaticum*

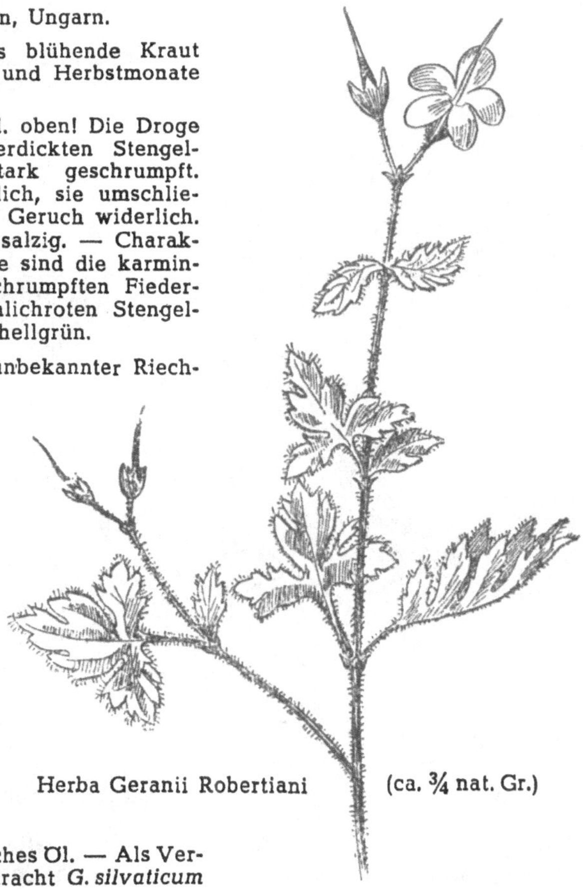

Herba Geranii Robertiani (ca. 3/4 nat. Gr.)

Waldstorchschnabel, G. sanguineum — Blutroter Storchschnabel, G. molle — weicher Storchschnabel.

Bemerkungen: Im Erg.-B. 6 aufgeführt.

GLECHOMA

Stammpflanze: ***Glechoma hederacea*** — Gundermann.

Familie: Labiatae — Lippenblütler.

Beschreibung der Stammpflanze: Ausdauerndes bis 30 cm hohes Kraut mit dünnem Wurzelstock. Stengel 4kantig, kriechend, an den Knoten bewurzelt. Blütentriebe aufrecht.

Subspec. glabriusculum hat zerstreut behaarte Stengel und Blätter, ca. 3 cm breit, ca. 2 cm lang. Blüten violettblau, rötlich oder weiß.

Subspec. hirsutum hat kräftigere, stärker behaarte Stengel und größere Blätter, sowie größere hellblaue Blüten. Blütezeit April/Juni und oft zum zweiten Male im Herbst.

Standorte: Mitteleuropa. — An schattigen und feuchten Stellen auf Wiesen, an Wegrändern, unter Büschen und Hecken. An Grabenrändern.

Verwendet wird das getrocknete Kraut.

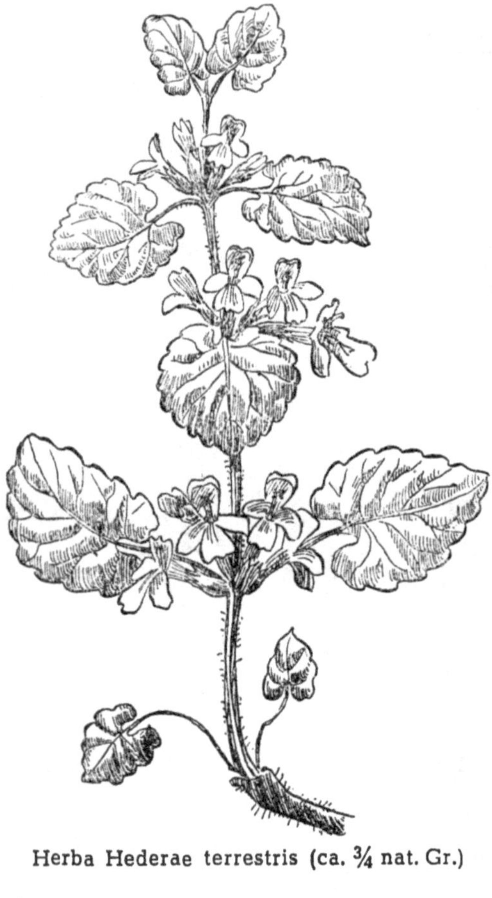

Herba Hederae terrestris (ca. ¾ nat. Gr.)

Herba Hederae terrestris

Handelsbezeichnungen: Herba Glechomae, Herba Nepetae (lat.) — Gundermann, Gundelrebe, Erdefeu, Donnerrebe, Grundrebe, Katzenminze, Widerruf (deutsch) — Gill herb (engl.) — Herbe de lierre terrestre (franz.).

Herkunft: Mitteleuropa, Balkanländer.

Offizinell: Im französischen, portugiesischen, spanischen Arzneibuch. Im Homöopath. Arzneibuch ist die frische, blühende Pflanze offizinell.

Ernte und Bearbeitung: Das Kraut wird zur Zeit der Blüte gesammelt und im Schatten gut getrocknet. 5 T. frisches Kraut = 1 T. Droge. Welke und braun gewordene Blätter dürfen in der Handelsware nicht enthalten sein.

Beschreibung der Droge: Ausläufer dünn, 4kantig, niederliegend, wie auch die 5 cm langen Blattstiele bläulichrot gefärbt. Blätter rundlich-eiförmig oder rundlich-nierenförmig, grobgekerbt, grobrunzelig, oberseits dunkelgrün mit schwach rötlichem Schimmer, unterseits heller, zerstreut behaart.

Blütentriebe weich und zottig behaart. Blüten in Scheinquirlen, 2—6blütig, in den Blattachseln. Kelch 5zähnig, röhrenförmig. Krone meist hellviolett oder bläulich, 3mal länger als der Kelch. Oberlippe 2spaltig, Unterlippe 3spaltig. Nüßchenfrüchte. Fast geruchlos, Geschmack gewürzig, bitter, etwas kratzend. — Charakteristisch für die Schnittdroge sind die oberseits dunkelgrünen, unterseits hellgrünen spröden Blattstückchen. Die Stengelstückchen sind violett behaucht.

Bestandteile: Ca. 5 % Gerbstoff, ätherisches Öl, Bitterstoff, Harz, Wachs, Säuren, Zucker. Asche max. 10 %.

Anwendung: Bei Darmkatarrhen, Blasen- und Steinleiden. Expektorans. Bei Leberleiden. — Äußerlich gegen Geschwüre und als Wundheilmittel.

Handels- und Verordnungsformen: Herba Hederae terrestris tota, concisa, pulvis subtilis.
Verordnet als heißer Aufguß. In der Homöopathie: Essenz aus der frischen blühenden Pflanze.

Bemerkungen: Im Erg.-B. 6 aufgeführt. — Herba Hederae terrestris ist ein altes, jetzt ziemlich vergessenes Heilmittel.

GLYCYRRHIZA

Stammpflanze: ***Glycyrrhiza glabra,*** var. typica, — var. violacea, — var. glandulifera, — var. pallida und andere ***G.-Arten*** und Varietäten.

Familie: Leguminosae — Hülsenfrüchtler.

Beschreibung der Stammpflanze: Ausdauerndes, buschiges Kraut mit einer Pfahlwurzel und zahlreichen horizontal kriechenden, unterirdischen Ausläufern. (Wurzel vgl. unten!) Die Nebenwurzeln sind tiefgehend, oft mehrere Meter lang. — Stengel aufrecht, ästig. Blätter 4—7jochig. Blättchen kurz gestielt, länglich, Nebenblätter klein. Kleine Schmetterlingsblüten in langgestielten Trauben. Hülsen kahl, meist 4samig, zusammengedrückt, schwach gekrümmt.
Var. typica: Stengel fast kahl, Blättchen unterseits drüsig behaart, Kelchblätter lineallanzettlich. Kronenblätter blau. Hülsen kahl.
Var. violacea: Blättchen kleiner, mehr elliptisch. Kelchblätter fast 3eckig. Kronenblätter violett.
Var. glandulifera: Stengel weich behaart oder drüsig rauh. Blättchen unterseits oft drüsig behaart. Hülsen oft stachelig, vielsamig.
Var. pallida: Stengel mit angedrückten Haaren, nicht drüsig. Blütentrauben länger als die Blätter. Kelch drüsig behaart mit schmalen Zähnen. Kronenblätter rötlichweiß.

Standorte: *Var. typica:* Südeuropa, Kaukasusländer, Nordiran. — *Var. violacea:* Euphratländer. — *Var. glandulifera:* Südosteuropa bis Turkestan, Afghanistan, Südsibirien, besonders in Galizien, Zentral- und Südrußland wildwachsend. — *Var. pallida:* Kleinasien (Assyrien).
Die G.-Arten wachsen wild in: *Rußland* (Gebiet des Uralflusses und Kaukasusländer), *Italien,* Kalabrien, sowie außerhalb Europas in Kleinasien (Anatolien), Syrien, Buchara, Mesopotamien, China.
Die G.-Arten werden kultiviert in: *Spanien* (Aragonien, Katalonien, Andalusien, Navarra, Altkastilien, Valencia [Var. typica]), *Italien* (Kalabrien,

Sizilien), **Rußland** (Wolgadelta, Sarepta, Batum [var. glandulifera], Krim, Kaukasusgebiete [var. typica]), ferner in Ungarn, Südfrankreich, England, sowie außerhalb Europas in Kleinasien (bei Smyrna), in Nordamerika und Neuseeland. Die G.-Arten bevorzugen lehmig-sandigen Boden in mäßig feuchtem, wärmerem Klima.

Anbau: Die Vermehrung erfolgt durch Ausläufer (Fechser), seltener durch Samen. Die jungen Pflanzen müssen gedüngt und vor Frost geschützt werden. Nach 3 oder 4 Jahren kann mit der Ernte begonnen werden. Der höchste Gehalt wird ca. im zehnten Jahr erreicht. — Junge Ausläufer werden zwischen die älteren gelegt, so daß dauernd geerntet werden kann. Die Rhizome läßt man stehen, da sie neue Ausläufer treiben. — Nährstoffreicher Boden wird bevorzugt. — Die Kulturen decken nur einen kleinen Teil des Weltbedarfs. Die wesentlichen Mengen werden von wildwachsenden Pflanzen, besonders im Gebiet des Ural gewonnen.

Verwendet werden: 1. die getrockneten Wurzeln, 2. der eingedickte Saft.

1. Radix Liquiritiae

Handelsbezeichnungen: Radix Glycyrrhizae (lat.) — Süßholz, Süßholzwurzeln, Lakritzenwurzel, Lakritzenholz (deutsch) — Licorice root (engl.) — Racine de réglisse (franz.) — Radice di liquirizia, Regolizia (ital.) — Orozuz, Raiz de Regaliz (span.) — Alcacuz (port.).

Offizinell: Im österreichischen, kroatischen und serbischen Arzneibuch (Qualität cruda), in allen europäischen Arzneibüchern (Qualität mundata).

Herkunft: Vgl. Standorte.

Ernte und Bearbeitung: Die Süßholzernte erfolgt im Herbst, die Ware lagert den Winter über und gelangt im darauffolgenden Sommer in den Handel. Die vollständige Trocknung dauert sehr lange und muß an Ort und Stelle erfolgen. Aus Südeuropa wurde sog. halbgetrocknete Ware angeboten und verladen, der Inhalt der Waggons kam verschimmelt und verdorben am Bestimmungsort an. — Russisches Süßholz wird gewaschen und zu den großen Sammelplätzen transportiert, erst hier erfolgt die einfache oder doppelte Schälung. — Große Quantitäten werden unmittelbar der Succus-Fabrikation zugeführt. Hierzu werden frische Wurzeln verwendet, da der Succus aus getrockneten Wurzeln eine andere Konsistenz aufweist und aus bisher unbekannten Gründen nicht hart wird.

Beschreibung der Droge: Arzneibuchware besteht aus geschälten und getrockneten Wurzeln und Ausläufern. Stücke meist unverzweigt, bis über 1 m lang, bis 4 cm dick, spindel- oder walzenförmig bis rundlich, am oberen Ende oft keulenförmig verdickt, hellgelb, feinfaserig, zähe. — Bruch langfaserig, grobsplitterig. Der Querschnitt zeigt eine hellgelbe bis 4 mm dicke Rinde und einen gelben Holzkörper. Das Holz ist vielfach gespalten. Die Ausläufer haben ein deutlich sichtbares Mark, das den Rhizomen fehlt. Ungeschältes (naturelles) Süßholz ist außen mit graubraunem, längsrunzeligem Kork bedeckt. Geruch schwach charakteristisch. Geschmack süß. Charakteristisch für die geschälte Schnittdroge sind die Fasern und Risse sowie die deutliche Abgrenzung der Bast- und Holzstrahlen. Stücke von Ausläufern sind im Bau dichter als die zerklüfteten Stücke der Hauptwurzeln. Naturelle Ware weist an den Außenflächen den graubraunen Kork auf.

Qualitäten: Die Haupthandelssorten sind 1. russisches Süßholz, 2. spanisches Süßholz, 3. italienisches Süßholz, ferner an außereuropäischen Sorten 4. anatolisches Süßholz. 1. und 4. haben im Handel die größte Bedeutung. *Radix Liquiritiae bismundata* ist hellgelb und schmeckt rein süß (meist russische Ware).

Radix Liquiritiae mundata, $^{3}/_{4}$*mundata* und $^{1}/_{2}$*mundata* stammt meist aus Kleinasien oder Rußland. Leicht bitterer Beigeschmack.

Radix Liquiritiae naturell stammt meist aus Rußland, Spanien (Tortosa und Alicante; in dünnen Ruten) und Italien. Die italienische Ware ist qualitativ geringwertiger. Die Struktur ist härter, fast hornartig.

Radix Liquiritiae pulvis ist je nach der Provenienz, Schälung und Mahlung hellgelb bis bräunlich. Die hellsten und feinsten Mahlungen werden von den Franzosen und Russen in den Handel gebracht.

Bestandteile: Ca. 6—14 % Glycyrrhizinsäure, ein saponinartiger Stoff (= Glycyrrhizin), Harz, das Glykosid Liquiretin, ca. 3 % Bitterstoffe, Stärke, Gummi, Mannit und Zuckerarten, Spuren von ätherischem Öl, Gerbstoff.

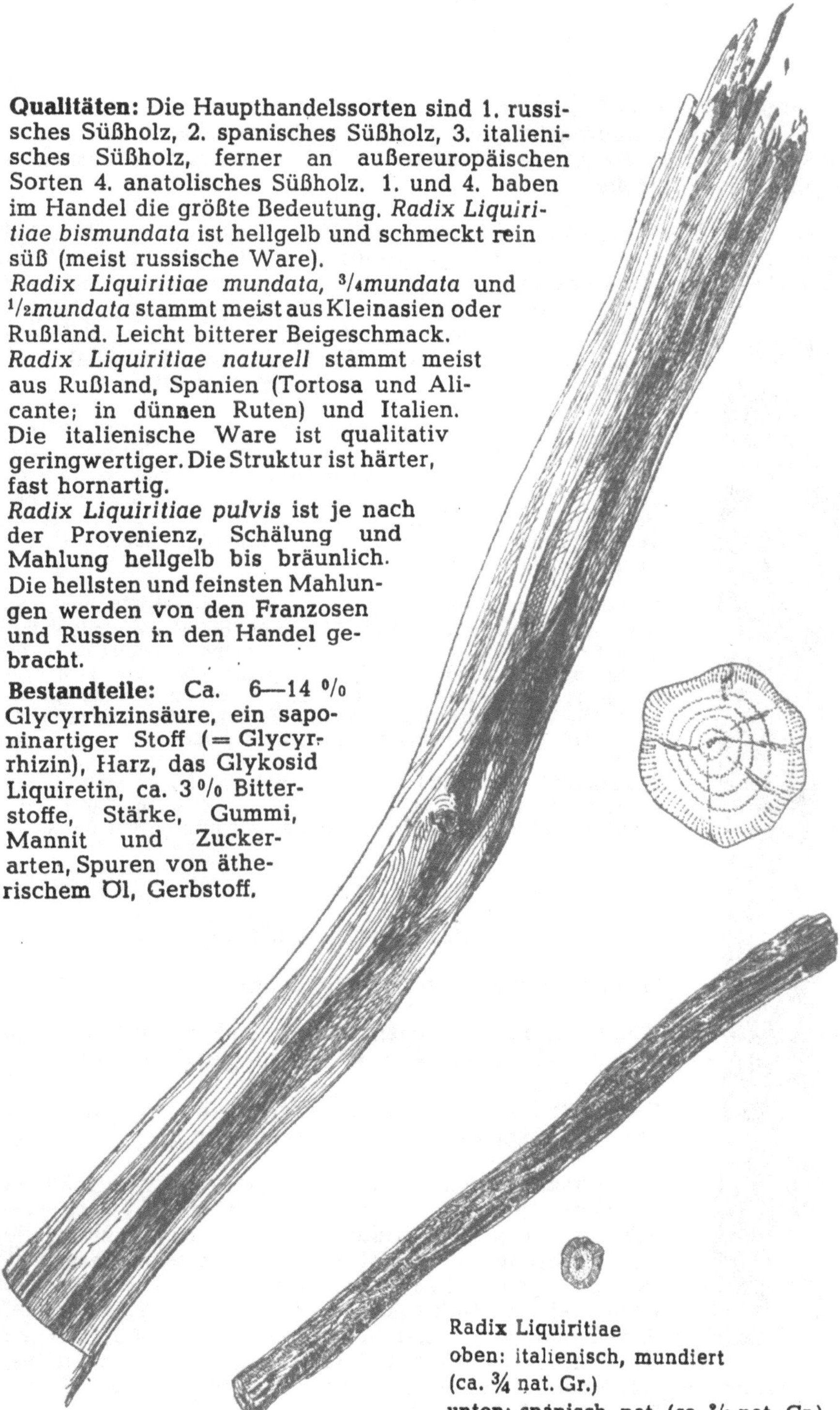

Radix Liquiritiae
oben: italienisch, mundiert
(ca. ¾ nat. Gr.)
unten: spanisch, nat. (ca. $^{2}/_{3}$ nat. Gr.)

Asche max. 6,5 %. — Russische Ware zeichnet sich durch einen besonders hohen Glycyrrhizinsäuregehalt aus. Dieser Stoff schmeckt 150mal süßer als Rohrzucker, er macht die Darmwände empfänglich für die Aufnahme arzneilicher Wirkstoffe.

Anwendung: Expektorans bei Katarrhen und Heiserkeit. — Diuretikum bei Gicht und Rheuma. — Blutreinigungsmittel. — Unentbehrliches Geschmackskorrigens. — Bestandteil zahlreicher Teemischungen und anderer Kompositionen. — Zur Herstellung von Succus, Sirupus und Extractum Liquiritiae. Große Mengen werden besonders in Amerika bei der Herstellung von Kautabak verwendet. Zu Porterbier. In der Likörindustrie.

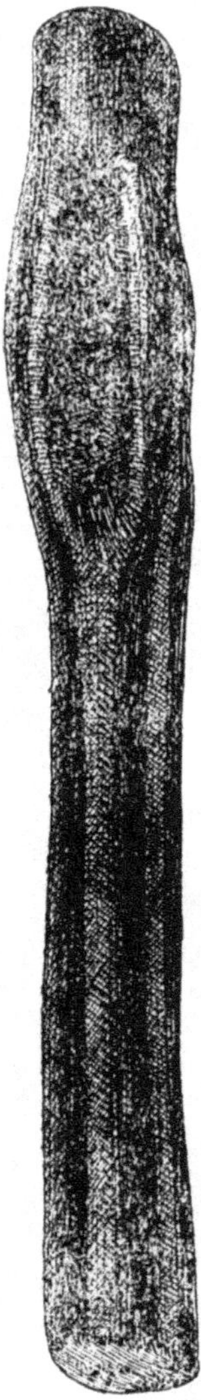

Succus Liquiritiae (nat. Gr.)

Verordnet als Sirupus Liquiritiae (D. A. B. 6), in geschnittener Form als Aufguß oder Abkochung, besonders in gemischten Arzneitees. Bestandteil der offizinellen Species diureticae, Species lignorum und Species pectorales. — Als Pulver Bestandteil des offizinellen Pulvis Liquiritiae compositus. Ferner verordnet als Extrakt, Fluidextrakt, zu Pillen, Tabletten usw. In der Homöopathie.

Prüfungen: Wegen des wechselnden Gehaltes an Glycyrrhizinsäure und gelegentlicher Verfälschungen des Pulvers mit extrahierter Ware ist eine Gehaltsbestimmung erwünscht. (Vgl. Thoms Band V, 1186 und folg.) — Spanisches Süßholz ist spezifisch schwerer als russisches und sinkt im Wasser unter. Russische Ware schwimmt auf dem Wasser. Süßholzpulver wird durch 80%ige Schwefelsäure orangegelb gefärbt.

Bemerkungen: Die Süßholzwurzel und der Süßholzsaft waren schon im Altertum bekannt und wurden von Galen (130 v. Chr.) benutzt. Im Mittelalter gab es deutsche Kulturen bei Bamberg.

2. Succus Liquiritiae

Handelsbezeichnungen: Süßholzsaft.

Offizinell: Im deutschen und in anderen europäischen Arzneibüchern sind Succus Liquiritiae und Succus Liquiritiae depuratus.

Herkunft: Italien, Kalabrien, Spanien, Rußland. Kleinere Mengen werden in Deutschland hergestellt.

Gewinnung: Frische Süßholzwurzeln werden geschält, in Maschinen zerquetscht, zerrieben und mit Wasser ausgekocht. Der durch Filtration, Pressung und nachfolgende Klärung erhaltene Extrakt wird nach verschiedenen Verfahren eingedampft. Früher wurde offenes Feuer, für die letzten Phasen Holzkohlenfeuer verwendet. Heute findet das Eindampfen meist bei indirekter Heizung oder im Vakuumapparat statt. Die erhaltene, beim Erkalten fest werdende Masse wird zu Broten oder Stangen geformt. Zahlreiche Fabrikmarken haben Weltruf erlangt.

Beschreibung: Harte, glänzende, schwarze, in der Wärme weich werdende Blöcke oder Stangen. Bruch scharfkantig. Geruch und Geschmack charakteristisch, süßlich.

Bestandteile: 13—18 %, mind. 10 % Roh-Glycyrrhizin, Zucker, Asparagin, ca. 20—22 % Stärke, Gummi. — Succus Liquiritiae enthält nicht soviel Glycyrrhizin, wie nach einer theoretischen Berechnung unter Zugrundelegung des Gehaltes der frischen Wurzel angenommen werden könnte. Das Glycyrrhizin wird bei der Succusbereitung offenbar gespalten und zersetzt. — Die neueren fabrikmäßigen Verfahren ergeben einen höheren Gehalt als die alten primitiven Arbeitsmethoden.

Anwendung: Wichtiges Expektorans. Gegen Verschleimung und Katarrhe. — Geschmackskorrigens. Zu Hustenpastillen und -tabletten. Zur Pillenherstellung. Zur Herstellung von Lakritzwaren (Bärenzucker, Bärendreck). Zusätze bei der Fabrikation der Lakritzwaren sind Stärke, Süßholzpulver, Zucker, Sirup, Gummi arabicum usw. — Succus Liquiritiae ist in der Tabakwarenindustrie von großer Bedeutung. Rußland deckt auch den großen Bedarf Amerikas. — Früher in der Feuerlöschtechnik zu Schaumlöschern.

Handels- und Verordnungsformen: Succus Liquiritiae in dicken, mittleren und dünnen Stangen, in Scheibchen, in massa (5-kg-Blöcke), pulvis mittelfein und subtilis.

Succus Liquiritiae depuratus

Gereinigter Süßholzsaft wird durch Ausziehen von Süßholzsaft mit Wasser bei Zimmertemperatur hergestellt. Die filtrierte klare Flüssigkeit wird zu einem dicken Extrakt eingedampft. Ausbeute 60—80 %. Farbe braunschwarz. In Wasser klar löslich. Geschmack süß.

Handelsformen: Succus Liquiritiae depurat. inspissat. — Als Elixir e Succo Liquiritiae (Brustelexir — D. A. B. 6) und Bestandteil der Mixtura solvens (Erg.-B.) verordnet, ferner als Bestandteil zahlreicher galenischer Präparate. — Extractum Liquiritiae radic. aquos. frigide parat. spissum und siccum pulvis subtilis plane solubile sind weitere bekannte Handelsformen.

Bemerkungen: Die Rückstände bei der Succus- und Extraktfabrikation dienen heute in großem Maße zur Herstellung von schallsicheren Wandplatten.

GNAPHALIUM

Stammpflanze: ***Gnaphalium dioicum*** (= Antennaria dioica) — Gemeines Katzenpfötchen.

Familie: Compositae — Korbblütler.

Beschreibung der Stammpflanze: Ausdauernde 10—20 cm hohe Pflanze mit kriechendem Wurzelstock und oberirdischen bewurzelten Ausläufern. Stengel einfach, filzig behaart. Grundblätter rosettenförmig angeordnet, gestielt, spatelförmig, oberseits kahl, unterseits filzig behaart. Stengelblätter mehr lanzettlich, spitz zulaufend. Blütenköpfchen meist zu 12 in einer Doldentraube (vgl. unten). Früchte bis 1 mm lang. Blütezeit Mai/Juni.

Standorte: Heidegebiete Europas. — Sonnige Hügel- und Heideflächen. Weit verbreitet.

Verwendet werden: die getrockneten Blüten.

Flores Gnaphalii

Handelsbezeichnungen: Flores Pedis cati, Flores Pilosellae albae (lat.) — Weiße bzw. rosa Katzenpfötchen, weiße oder rote Immortellen, Ruhrkrautblüten, Himmelfahrtsblüten (deutsch) — Cats foot flowers (engl.) — Fleurs de piet de chat, Fleurs de gnaphale (franz.) — Fiori di gnaphalio (ital.).

Offizinell: Im belgischen und französischen Arzneibuch.

Herkunft: Balkanländer, Rußland.

Ernte und Bearbeitung: Während der Blütezeit werden die noch nicht ganz aufgeblühten Köpfchen gesammelt und getrocknet. Zu weit aufgeblühte Köpfchen haben ihren Handelswert verloren.

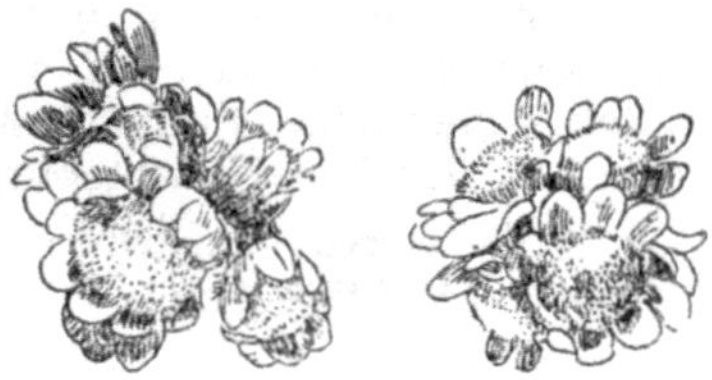

Flores Gnaphalii (nat. Gr.)

Beschreibung der Droge: Die äußeren, rundlichen Hüllblätter der Blütenköpfchen decken sich dachziegelig, die unteren sind wollig behaart, die oberen häutig. Blütchen röhrenförmig, 5zähnig, weiß oder purpurrot. Geruchlos. Geschmack leicht bitter.

Bestandteile: Harz, Gerbstoff, Phytosterin.

Anwendung: Diuretikum. Bei Gallenleiden, Blutungen, Magenkatarrhen, Durchfall. Gegen Nervenschmerzen. Hustenmittel.

Handels- und Verordnungsformen: Flores Gnaphalii tot. und concisi. Verordnet als Teeaufguß oder in Form einer Abkochung mit Wein.

Abarten, Verwechslungen, Verfälschungen: Vgl. *Helichrysum arenarium* — (Flores Stoechados). — G. *Leontopodium* — *Edelweiß* ist die bekannte Alpenpflanze.

GRAMINIS

Stammpflanze: ***Agropyron repens*** — Quecke.

Familie: Gramineae — Grasgewächse.

Beschreibung der Stammpflanze: Ausdauerndes Grasgewächs mit ca. 25 cm bis über 1 m hohen Halmen. Kriechende Rhizomsysteme (vgl. unten). Stengel aufrecht, ebenso wie die Blattscheiden glatt und kahl. Blätter flach, grün bis bläulichgrün, oberseits, besonders auf den Nerven borstig behaart, unterseits glatt. Ähren länglich, 3—5blütig, hellgrün. Hüllspelzen 5nervig, in eine Granne auslaufend, Deckspelzen stumpf oder spitz. Früchtchen länglich. Blütezeit Juni/Juli. Eine Varietät hat meergrüne Blätter und behaarte Blattscheiden.

Standorte: Europa. — Lästiges Unkraut auf Wiesen, an Weg- und Waldrändern, auf Feldern und in Gärten.

Verwendet werden: die getrockneten Wurzeln.

Radix Graminis

Handelsbezeichnungen: Rhizoma Graminis, Radix Agropyri, Radix Tritici repentis, Radix Graminis albi, arvensis, canini, officinarum, repentis, vulgaris (lat.) — Queckenwurzel, Graswurzeln, Ackergraswurzel, Knotengras, Kriechweizen (deutsch) — Couch grass (engl.) — Chiendent officinell (franz.) — Gramigna (ital.) — Raiz de Grama (span.).

Offizinell: Im belgischen, französischen, griechischen, rumänischen, schweizerischen, spanischen und ungarischen Arzneibuch.

Herkunft: Tschechoslowakei, Ungarn, Rumänien, Rußland (Ukraine).

Ernte und Bearbeitung: Im Frühjahr vor der Entwicklung der Halme oder im Herbst nach dem Absterben werden die Rhizome meist bei der Feldbestellung ausgepflügt, in fließendem Wasser gewaschen, Nebenwurzeln und Blattansätze entfernt. Die Ware muß sofort geschnitten werden. Bei künstlicher Wärme gut trocknen. 5 T. frische Wurzeln = 1 T. Droge. — Wird getrocknete Ware geschnitten, entsteht ein schlechter Schnitt. — Trocken und luftig aufbewahren, da sonst Schimmelbildung eintritt.

Beschreibung der Droge: Sehr lange, bis 4 mm dicke ästige Wurzelstücke mit 2—5 cm langen, hohlen, längsfurchigen, glatten, glänzenden, strohgelben Stengelgliedern, Nebenwurzeln und zerfranste Scheiden von Niederblättern an den Knoten, die nicht hohl und nicht verdickt sind. Geruchlos. — Geschmack süßlich. Charakteristisch für die Schnittdroge sind die strohgelben, glänzenden Rhizomgliederteile. Die dünnen fadenförmigen Wurzeln sollen möglichst wenig vorhanden sein. Die bräunlichen Blattscheiden sind vertreten.

Bestandteile: Ca. 7 % Triticin (Kohlehydrat), Zucker, Saponin, ein Glykosid, ein vanillinartiger Stoff, Schleim, ca. 8 % Rohprotein, Kieselsäure Laevulose, Mannit (keine Stärke). Asche max. 5 %.

Anwendung: Reizmilderndes Mittel bei Erkrankungen der Harnwege, Diuretikum. Bei Hämorrhoidalleiden. Gegen Katarrhe, Fieber und Hautleiden. Bei rheumatischen Erkrankungen als Blutreinigungsmittel. — In Extraktform zur Pillenfabrikation. Zur Herstellung von Sirup (Mellago Graminis). Geröstet als Kaffee-Ersatz.

Handels- und Verordnungsformen: Rhizoma Graminis totum, concisa, pulvis grossus und subtilis.
Verordnet als Abkochung, kalter Auszug, Pulver, Extrakt oder Fluidextrakt.
In der Homöopathie: Urtinktur aus der frischen Wurzel.

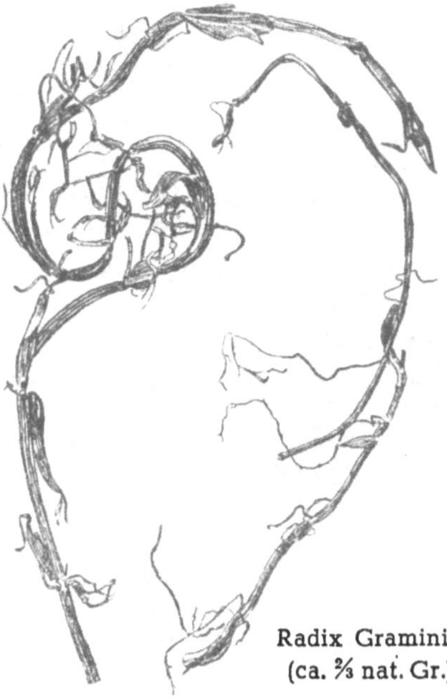

Radix Graminis
(ca. ⅔ nat. Gr.)

Abarten, Verwechslungen, Verfälschungen: Radix Graminis italici (vgl. unten), Radix Caricis (vgl. S. 74).

Prüfungen: Stärkehaltige Stücke, die sich mit Jodlösung nach einiger Zeit blau färben, dürfen nicht vorhanden sein.

Bemerkungen: Im Erg.-B. 6 aufgeführt. — Queckenwurzeln wurden schon im Mittelalter als Arzneimittel verwendet.

Stammpflanze: ***Cynodon dactylon*** — Italienische Graswurzel.

Beschreibung der Stammpflanze: Bis 50 cm hohes ausdauerndes Grasgewächs mit kriechenden Ausläufern. Blätter unterseits behaart, Ähren mit 3—5 Blüten. Blütezeit Juli/August.

Standorte: Südeuropa. — Sandfelder, an Wegen.

Verwendet werden: die getrockneten Wurzeln.

Radix Graminis italici

Handelsbezeichnungen: Rhizoma Graminis italicum, Radix Dactyli (lat.), italienische Queckenwurzeln, helle Graswurzel (deutsch), Grama (ital.).

Offizinell: Im portugiesischen Arzneibuch.

Herkunft: Italien, Balkanländer. — In verschiedenen südeuropäischen Ländern Rhizoma Graminis von A. repens ersetzend.

Ernte und Bearbeitung: Vgl. A. repens.

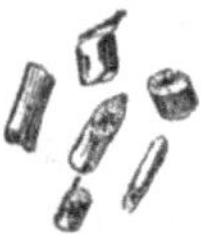

Radix Graminis italici concis. von Cynodon dactylon (ca. 1/1 Gr.)

Beschreibung der Droge: Graugelbe bis weißliche, glänzende, verzweigte Rhizome. Dicke ca. 3 mm, Internodien 2—3 cm lang, hohl. An den Knoten graue, bis 2 cm lange strohige Niederblätter, wenige dünne, graue Wurzeln. Hauptsächlich in geschnittenem Zustand im Handel.

Bestandteile: Saponin, Zucker, Schleim, Stärke (im Gegensatz zu Rhizoma Graminis).

Anwendung: Vgl. A. repens.

Handels- und Verordnungsformen: Radix Graminis italici tot. und concis. — Verordnet wie A. repens.

Bemerkungen: Cynodon dactylon war den alten griechischen und römischen Ärzten bekannt.

GRATIOLA

Stammpflanze: ***Gratiola officinalis*** — Gottesgnadenkraut.

Familie: Scrophulariaceae — Rachenblütler.

Beschreibung der Stammpflanze: Ausdauernde 15—40 cm hohe Pflanze mit verästeltem, kriechendem, schuppigem Wurzelstock. Stengel aufrecht. Blätter gegenständig (vgl. unten). Blüten weiß oder rötlich. Zweifächerige Kapselfrüchte. Blütezeit Juni/August.

Standorte: Mittel- und Osteuropa. Feuchte Stellen, Sumpfgebiete, an Teich- und Grabenufern.

Anbau: An feuchten Wiesenrändern durch Ausstreuen der Samen angepflanzt. Die Samen keimen langsam. Vermehrung auch durch Wurzelteilung.

Verwendet wird: das getrocknete Kraut.

Herba Gratiolae

Handelsbezeichnungen: Herba Gratiae dei (lat.), Gratiola (hom.), Gottesgnadenkraut, Gnadenkraut, Purgierkraut, Wilder Aurin, Heckenhyssop, Gichtkraut, Gallenkraut, weißes (deutsch), Hedge hyssop (engl.), Herbe de gratiole (franz.).

Offizinell: Im portugiesischen Arzneibuch. Im Homöopath. Arzneibuch ist das frische Kraut offizinell.

Herkunft: Deutschland, Italien, Frankreich, Balkanländer, Rußland.

Ernte und Bearbeitung: Kurz vor und während der Blütezeit wird das Kraut geschnitten und an luftigen Orten rasch getrocknet. 4 T. frisches Kraut = 1 T. Droge.

Beschreibung der Droge: Stengel 4kantig, kahl, unten rötlich angehaucht, oben mehr rundlich, grün. Blätter 2—5 cm lang, spitz, hellgrün, von der Mitte bis zum Rande gesägt, 3—5nervig, halbstengelumfassend, kahl, punktiert. Blüten langgestielt, einzeln in den Blattachseln stehend. Kelch 5teilig, Kelchzipfel spitz. Krone röhrig, fast zweilippig, rötlich oder weißlich, stark geschrumpft. Kapselfrüchte gelb, grün bis braun mit zahlreichen kleinen bräunlichen Samen. — Geruchlos, Geschmack bitter und brennend.
Charakteristisch für die Schnittdroge sind die bräunlichgrünen, geschrumpften Blattstückchen, drüsig punktiert, Nerven unterseits deutlich. Die Blütenteile sind meist braunviolett.

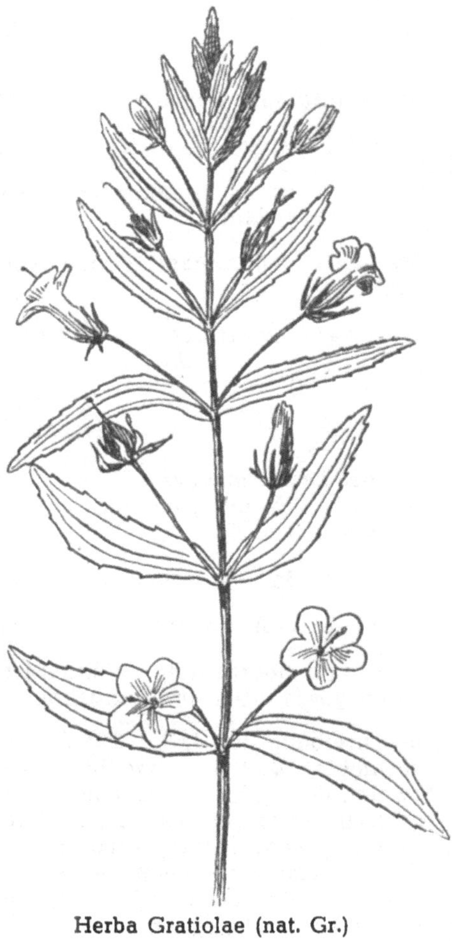

Herba Gratiolae (nat. Gr.)

Bestandteile: Stark wirksame Glykoside, besonders das digitalisähnliche Gratiotoxin. Gratiolin scheint indifferent zu sein. Ferner ätherisches Öl. Keine Saponine. Asche max. 10 %.

Anwendung: Diuretikum. Bei chronischen Hautleiden. Gegen Wassersucht und Gicht. — Bei Gebrauch der Droge sind wiederholt unangenehme Nebenwirkungen aufgetreten. Wegen der Giftigkeit nicht mehr als Abführmittel benutzt.

Handels- und Verordnungsformen: Herba Gratiolae tota, concisa, pulvis grossus und subtilis.
Verordnet als Pulver, Aufguß oder Fluidextrakt. In der Homöopathie: Urtinktur aus dem frischen vor der Blüte gesammelten Kraut.

Abarten, Verwechslungen, Verfälschungen: *Radix Gratiolae* wird ebenfalls gesammelt. Ernte im Herbst.

Bemerkungen: Im Erg.-B. 6 aufgeführt. **Giftdroge!**

GRINDELIA

Stammpflanze: ***Grindelia robusta*** — Grindeliakraut.

Familie: Compositae — Korbblütler.

Beschreibung der Stammpflanze: Ausdauernde, bis über 1 m hohe Pflanze. Blütezeit Mai/Juni.

Standorte und Anbau: Heimat Nordamerika. In Europa wird die Pflanze kultiviert.

Verwendet wird: das getrocknete Kraut.

Herba Grindeliae

Handelsbezeichnungen: Herba Grindeliae robustae (lat.), Grindeliakraut (deutsch), Hardy grindelia, Yellow tarweed (engl.), Sommité fleurie de Grindélia (franz.).

Offizinell: Im englischen, französischen und russischen Arzneibuch.

Herkunft: Rußland (Ukraine).

Ernte und Bearbeitung: Während der Blütezeit Mai/Juni wird das ganze Kraut geschnitten und getrocknet.

Beschreibung der Droge: Die Droge besteht aus Stengeln und miteinander verklebten Blättchen und Blütenköpfchen. Stengel rötlichgelb, rund, verzweigt, holzig, bis 25 cm lang. Blätter gekreuzt gegenständig, sitzend, gelbgrün, meist lanzettlich oder spatelförmig, bis 5 cm lang, am Grunde herzförmig, gesägt, lederig, klebrig, durchscheinend punktiert, brüchig, in der Droge meist zerbrochen. — Blütenköpfchen gelblich, mit Harz bedeckt, einzeln an den Zweigenden, Durchmesser 1—1,5 cm. Hüllkelch halbkugelig. Blättchen dachziegelig angeordnet, lineallanzettlich, ganzrandig, steif.

Blütenboden flach gewölbt mit gelben Scheibenblüten und 6—8 mm langen Strahlenblüten. Geruch schwach würzig. Geschmack bitter, aromatisch. Charakteristisch für die Schnittdroge sind die steifen, gelbgrünen Blattstückchen mit dem lackglänzenden Harzüberzug, die starren, gekrümmten, glänzenden Hüllkelchblätter und die gelben Zungenblüten, Stengelteilchen sind vielfach vertreten.

Bestandteile: Äther. Öl, ca. 10 % Harz, Grindelin (ein Alkaloid —?), Gerbstoff, ca 2 % Saponin. Asche max. 8 %. Die Blätter sind besonders wirksam.

Anwendung: Expektorans bei Entzündungen der Luftwege. Diuretikum. Beruhigendes Mittel. Gegen Lungenleiden und Asthma, als Räuchermittel. Äußerlich bei Verbrennungen. — Zu Asthmazigaretten.

Handels- und Verordnungsformen: Herba Grindeliae tota, minutim concisa und pulvis grossus.
Verordnet als Extractum Grindeliae fluidum (Erg.-B.), als Aufguß.

Abarten, Verwechslungen, Verfälschungen: Neben *G. robusta* kommt fast stets *G. Squarrosa* in der Handelsware vor. In der amerikanischen Provenienz auch meist *G. integrifolia, G. inuloides* und *G. glutinosa.*

Bemerkungen: Im Erg.-B. 6 aufgeführt.

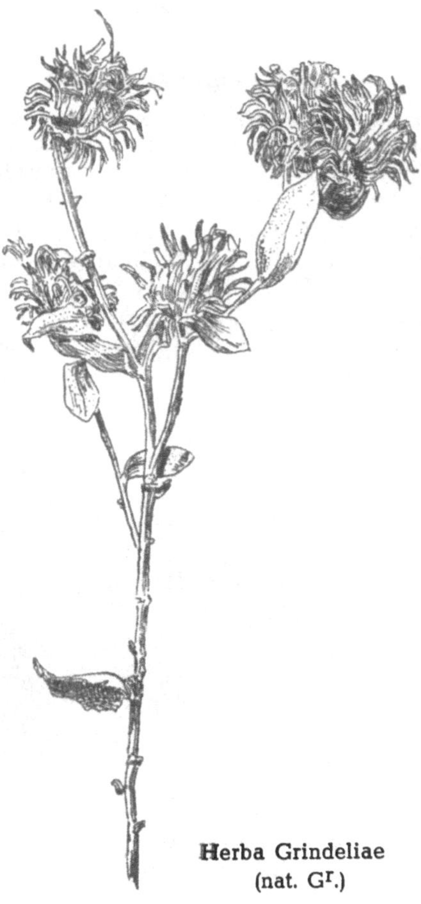

Herba Grindeliae
(nat. Gr.)

GYPSOPHILA

Stammpflanze: Verschiedene ***Gypsophila-Arten***, besonders ***G. paniculata*** und ***G. Arrostii*** — Weiße Seifenwurzel.

Familie: Caryophyllaceae — Nelkengewächse.

Beschreibung der Stammpflanze: *G. paniculata:* Ausdauernde bis 1 m hohe rundliche Büsche mit dicker, zylindrischer, verzweigter Wurzel. Die Zweige haben bis 5 cm lange, schmale, kurzhaarige Blätter und kleine, lockere Blütenrispen. Der Außenkelch der Blüten fehlt, die Krone ist meist glockig, weiß. Kapselfrüchte kugelig, mehrsamig. Samen nierenförmig. *G. Arrostii* ist im Wuchs der obigen ähnlich.

Standorte: *G. paniculata:* Südost- und Osteuropa. — Auf Sandboden häufig. — *G. Arrostii:* Süditalien, Sizilien. — Auf kalkhaltigem Boden.

Anbau: Stellenweise werden die Pflanzen kultiviert.

Verwendet werden: die getrockneten Wurzeln.

Radix Saponariae albae

Handelsbezeichnung: Radix Saponariae hispanicae oder levanticae, Radix Lanariae (lat.) — Weiße Seifenwurzel, russische oder Levantiner Seifenwurzel (deutsch).

Herkunft: Mittelmeerländer, besonders Süditalien und Sizilien. Rußland (Kasachstan, Kirgisien, Dongebiet).

Ernte und Bearbeitung: Die Wurzeln werden gegraben, in Stücke zersägt und getrocknet.

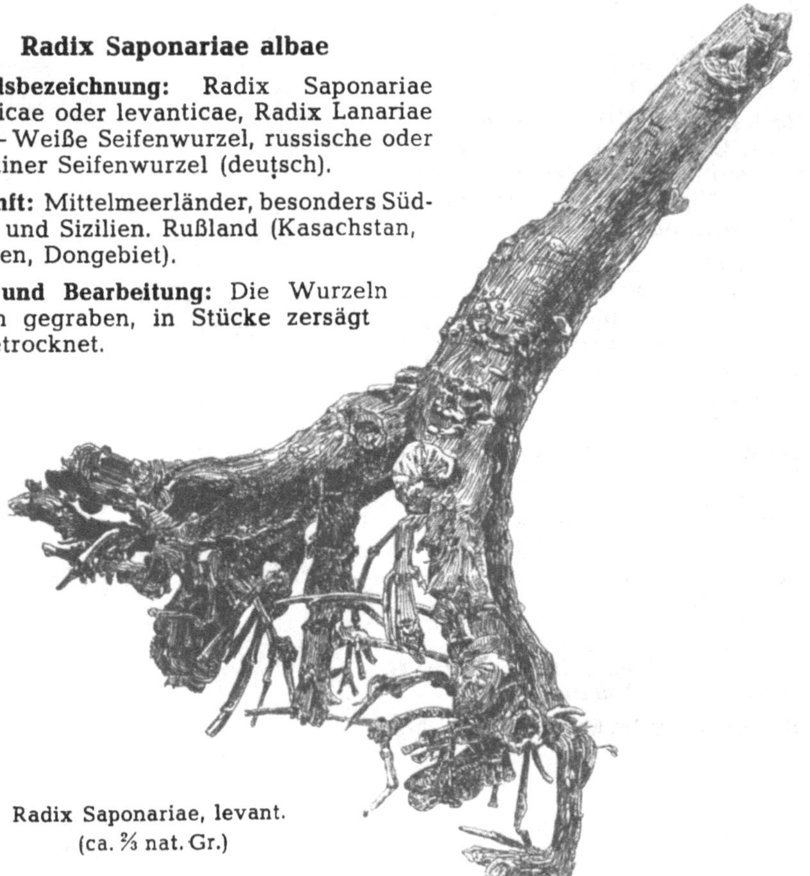

Radix Saponariae, levant. (ca. ⅔ nat. Gr.)

Beschreibung der Droge: Die Wurzeln werden oft mehr als 1 m lang und sind in mehrere Stücke geteilt. Bis 10 cm dick, mit Wurzelkopf, etwas gedreht, längsrunzelig, graubraun. Der Querschnitt weist eine 2—3 mm dicke Rinde auf und einen zähen, faserigen, gelblichen, radialgestreiften Holzkörper. Die Markstrahlen und die äußere Rindenschicht sind weiß.
Die aus den Mittelmeerländern stammenden Wurzeln sind kleiner als die russischen und nach unten hin verzweigt. Charakteristisch für die Schnittdroge sind die unregelmäßigen Stückchen mit der gelbbraunen, runzeligen Außenfläche, der weißlichen Rindenschicht und dem gelblichen Holzkörper. Das Pulver ist gelblichweißgrau.

Bestandteile: Ca. 10—20 % Saponin und Sapotoxin.

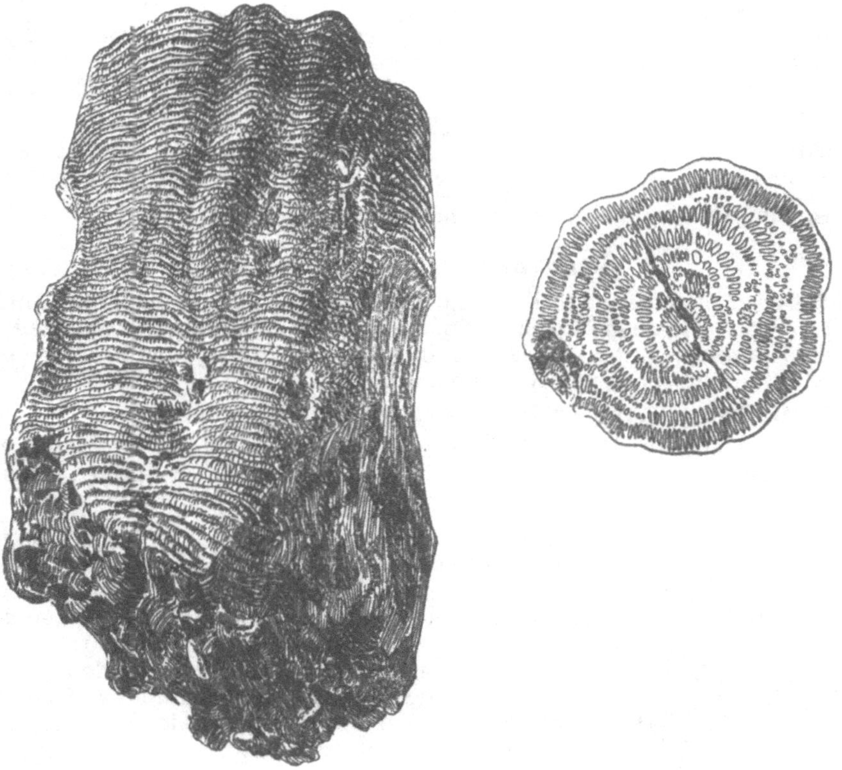

Radix Saponariae, russisch
(ca. 1/1 nat. Gr.)

Anwendung: Schweiß- und harntreibendes Mittel. Expektorans. Bei Rheuma, Hautleiden. Technisch zur Herstellung von Saponin.

Handels- und Verordnungsformen: Radix Saponariae alba tot., in Scheiben, concis., minut. concis., pulvis grossus und subtilis.
Verordnet als Aufguß.

Abarten, Verwechslungen, Verfälschungen: Für die Gewinnung der Droge kommen wahrscheinlich auch noch andere G.-Arten in Frage. Nach neuerer Ansicht aber nicht die vielfach in der Literatur angegebene G. Struthium.

Saponin ist enthalten in: *G. acutifolia, G. altissima, G. cretica, G. effusa, G. fastigiata* und *G. elegans.*

Bemerkungen: Weiße Seifenwurzel war schon den alten Ägyptern und Römern bekannt. Sie wurde als Waschmittel verwendet.

HELICHRYSUM

Stammpflanze: ***Helichrysum arenarium*** — Gelbe Sandstrohblume

Familie: Compositae — Korbblütler.

Beschreibung der Stammpflanze: 10—30 cm hohe, ausdauernde Pflanze mit mehrköpfiger, senkrechter Wurzel. Stengel zahlreich, aufrecht, weißwollig behaart, reich beblättert, einfach, oben verästelt. Blätter wechselständig, länglich, 4—8 cm lang, 0,5—1 cm breit, wollig behaart. Blüten vgl. unten. Früchte knotenförmig.
Blütezeit Juli/Oktober.

Standorte: Mittel-, Ost- und Südosteuropa. — Grassteppen, Heideflächen, Sandflächen, besonders an sonnigen Stellen verbreitet.

Verwendet werden: die getrockneten Blüten.

Flores Stoechados citrinae

Handelsbezeichnungen: Flores Gnaphalii arenarii, Flores Amaranthi lutei (lat.) — Gelbe Katzenpfötchen, Sandstrohblumen, Immortellen, Ruhrkrautblüten, Harnblumen, Rainblumen, Sandimmortellen, Sandgoldblumen, gelbe Mottenkrautblumen (deutsch) — Immortelles (franz.).

Herkunft: Balkanländer, Rußland (Ukraine, Weißrußland).

Ernte und Bearbeitung: Zur Blütezeit werden die Trugdolden mit den noch nicht völlig aufgeblühten Blütenköpfchen gesammelt und an luftigen Orten getrocknet. Zu weit aufgeblühte, sog. „wollige" Ware ist geringwertig.

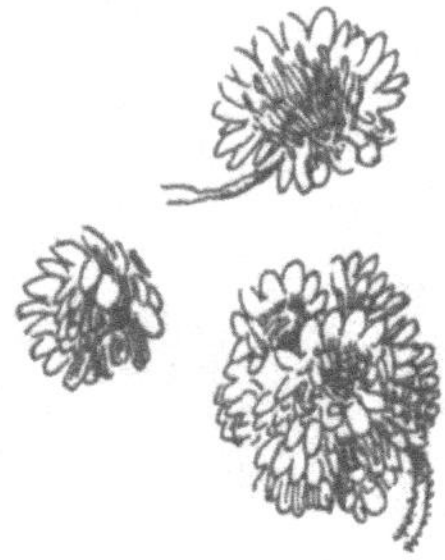
Flores Stoechados citrinae

Beschreibung der Droge: Die reichblütigen Trugdolden bestehen aus kleinen zitronengelben Köpfchen. Durchmesser ca. 0,5 cm. Stiele filzig behaart, Hüllblätter der Köpfchen dachziegelartig angeordnet, glänzend, abstehend, breitlanzettlich, trockenhäutig, zitronengelb. Auf dem Blütenboden zahlreiche kleine gelbe, röhrenförmige Blüten. Pappus vorhanden. Geruch gewürzhaft, süßlich. Geschmack zusammenziehend, etwas bitter.

Bestandteile: Gerbstoff, ätherisches Öl und unbekannte diuretische Wirkstoffe. Asche max. 8 %.

Anwendung: Diuretikum. Bei Gicht, Nieren- und Blasenleiden, Wassersucht und Gallenleiden. Bei Magenleiden und als Adstringens bei Durchfällen.

Handels- und Verordnungsformen: Flores Stoechados citrinae in fascibus, abgestreift und concis.
Verordnet als Aufguß oder Abkochung.

Abarten, Verwechslungen, Verfälschungen: Eine Varietät von H. arenarium hat orangefarbene Hüllkelche.
H. angustifolium (= H. italicum), Südeuropa. Die Blüten enthalten ätherisches Öl und gelben Farbstoff. *H. Stoechas*, Südeuropa. Die Blüten enthalten ätherisches Öl und waren schon im Altertum als Heilmittel bekannt. *H. saxatile*, Italien. Die Blüten enthalten ein rosenartig duftendes ätherisches Öl. *Flores Stoechados neapolitanae* sind die Blüten von *Gnaphalium stoechas*. *Flores Stoechados purpureae* sind die Blüten von *Lavandula stoechas*.

Bemerkungen: Im Erg.-B. 6 aufgeführt.

HELLEBORUS

Stammpflanze: ***Helleborus viridis*** — grüne Nieswurzel.

Familie: Ranunculaceae — Hahnenfußgewächse.

Beschreibung der Stammpflanze: 30—50 cm hohes, ausdauerndes Kraut. Wurzelstock verästelt, mit Nebenwurzeln (vgl. unten). Stengel aufrecht, gabelig verästelt. Grundblätter langgestielt, 7—13fach geteilt, mit lanzettlichen, dunkelgrünen, lederigen Abschnitten, wenige am Rhizom, einige an den wenigblütigen Stengeln, am Rande gesägt. Blütenstengel rund, rötlich angehaucht. Blüten mit 5 blumenblattartigen grünlichweißen oder grünlichrosa Kelchblättern und 5 gelbgrünen Honigblättern. Kapselfrüchte mit mehreren Samen.
Blütezeit März/April.

Standorte: Gebirge Europas, besonders Alpengebiete. — Gebirgswälder, auf kalkhaltigem Boden. Nicht häufig.

Anbau: In Gärten als Zierpflanze angebaut.

Verwendet werden: die getrockneten Wurzeln.

Radix Helleboris viridis

Handelsbezeichnungen: Rhizoma Helleboris viridis (lat.), Grüne oder Große Nieswurz, Grüne Christwurzel, Bärenwurzel (deutsch).

Offizinell: Im Homöopath. Arzneibuch.

Herkunft: Süddeutschland, Italien, Frankreich.

Ernte und Bearbeitung: Die Wurzelstöcke werden mit den Nebenwurzeln im Herbst oder im Frühjahr vor der Blütezeit gegraben und sorgfältig getrocknet.

Beschreibung der Droge: Rhizome mehrköpfig, ästig, von Blattnarben geringelt, 3—8 cm lang, ca 1 cm dick, schwarzbraun, mit kurzen Wurzeln und Wurzelresten, ca. 2 mm dick, braun oder braunschwarz, gestreift, zylindrisch oder bandartig. Geruch unangenehm. Geschmack stark bitter, hinterher brennend.

Bestandteile: 0,1 % Helleborin (Glykosid), 0,2 % Alkaloide, Harz, Farbstoff, Saponine, fettes Öl, Stärke, Kalziumphosphat. Asche max. 6 %.

Anwendung: Herzmittel. Bei Menstruationsstörungen und Nervenleiden. In der Veterinärmedizin.

Handels- und Verordnungsformen: Radix Helleboris viridis tot., cum und sine herba, pulvis grossus.
Verordnet als Pulver, Tinktur oder Extrakt. In der Homöopathie.

Bemerkungen: Giftdroge!

Stammpflanze: ***Helleborus niger*** — schwarze Nieswurzel.

Beschreibung der Stammpflanze: 15—30 cm hohes, ausdauerndes Kraut. Wurzelstock ästig (vgl. unten). Aus den Knospen treibt je 1 Blatt und 1 Blütenstengel. Blätter erst nach der Blüte erscheinend. Blütenstengel blattlos, 1—2blütig, rund, rötlich, mit schuppenförmigen Blättchen. Blüten mit 5 großen weißen oder rötlichen Kelchblättern. Kronenblätter klein und unscheinbar, grünlich. Die Früchte sind vielsamige Balgkapseln. Blätter

langgestielt, fußförmig geteilt, lederartig, glänzend dunkelgrün, kahl, mit 7—9 Abschnitten, an der Spitze gesägt.
Blütezeit Dezember/Februar.

Standorte: Gebirge Europas, besonders in den Waldgebieten der östlichen und südlichen Alpen. — Auf Kalkboden, in schattigen Wäldern.

Anbau: Auf kräftigem Waldboden an schattigen Stellen. Vermehrung meist durch Wurzelstockteilung. — In Gärten als Zierpflanze.

Verwendet werden: die getrockneten Wurzelstöcke mit den Wurzeln.

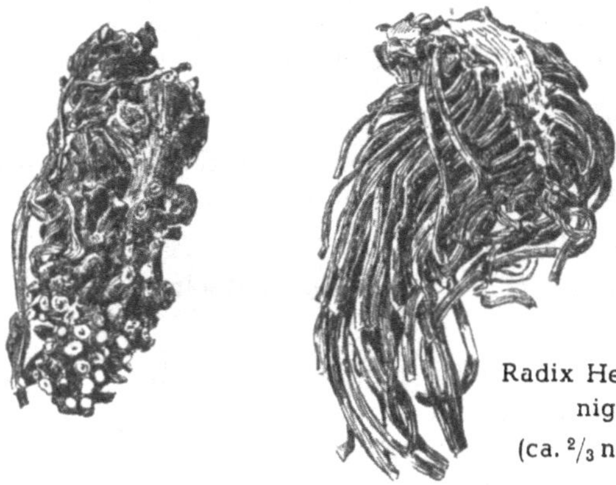

Radix Hellebori nigri (ca. $^2/_3$ nat. Gr.)

Radix Hellebori nigri

Handelsbezeichnungen: Rhizoma Hellebori nigri, Radix Melampodii, Radix Hippocratis (lat.) — Helleborus (hom.) — Schwarze Nieswurz, Christrosenwurzel, Schneerosenwurzel, Weihnachtswurzel, Krätzwurzel (deutsch) — Christmas root (engl.) — Rhizome d'hellébore noir (franz.) — Helleboro negro (port.).

Offizinell: Im belgischen, griechischen, portugiesischen, rumänischen und im Homöopath. Arzneibuch.

Herkunft: Süddeutschland, Österreich, Italien, Balkanländer (Bosnien und Herzegowina), Rußland (Baschkirien, Tatarien, Ukraine, Kaukasus, Nordgebiete).

Ernte und Bearbeitung: Die Wurzelstöcke werden mit den Nebenwurzeln im März gegraben und sorgfältig getrocknet. 3 T. frische Wurzel = 1 T. Droge.

Beschreibung der Droge: Der oben beschriebenen Art ähnlich. — Schwärzliche, mehrköpfige, verästelte Wurzelstöcke mit verschieden langen Wurzeln. Wurzelstock 3—6 cm lang, ca. 1 cm dick. Äste geringelt mit vertieften Stengelnarben. Wurzeln zylindrisch, 2—3 mm dick, schwarzbraun, Bruch weißlich. Geruch unangenehm. Geschmack stark bitter, brennend. Charakteristisch für die Schnittdroge sind die zahlreichen braunschwarzen Wurzelstückchen und die Rhizomteilchen, die einen strahligen Bruch des Holzkörpers erkennen lassen. Das Pulver ist braun.

Bestandteile: Ein Glykosid Helleborin, von digitalisähnlicher Wirkung und Helleborein, ein Saponin, keine Alkaloide. Fettes Öl, Stärke, Kalziumphosphat. Asche max. 6 %.

Anwendung: Diuretikum und Herzmittel. Wegen der unangenehmen Nebenwirkungen wurde die Droge in den Hintergrund gedrängt. Es wird wegen der stark wirkenden Inhaltsstoffe die Verwendung biologisch eingestellter Droge empfohlen. Ferner auch verordnet bei Menstruationsstörungen, Harngrieß, Gelbsucht, Nervenleiden, gegen Wassersucht, Hautleiden, Geschwüre und Würmer. — Zu Schnupfpulvern. — In der Veterinärmedizin. In der Homöopathie gegen Nieren- und Harnleiden.

Handels- und Verordnungsformen: Radix Hellebori nigri sine herba tota, concisa, pulvis grossus und subtilis.
Verordnet als Pulver, Tinktur, Extrakt. In der Homöopathie.

Abarten, Verwechslungen, Verfälschungen: *H. foetidus*. Außer den oben aufgeführten Inhaltsstoffen soll die Wurzel ein Alkaloid enthalten. — *H. dumentorum*. Das Kraut enthält Saponine. — Radix Hellebori wurde wegen der sich überschneidenden deutschen Namen „Nieswurz" mit Radix Veratri verwechselt. Die Unterscheidung der Ganzdroge bedeutet keine Schwierigkeit (vgl. Band II). Beim Pulver deutet der Nachweis von Alkaloiden auf Veratrum hin.

Bemerkungen: Im Erg.-B. 6 aufgeführt. **Giftdroge!**

HERNIARIA

Stammpflanze: ***Herniaria glabra*** und ***H. hirsuta*** — Harn- oder Bruchkraut.

Familie: Caryophyllaceae — Nelkengewächse.

Beschreibung der Stammpflanze: 1jährige oder ausdauernde Pflanzen mit dünnen, hellen Wurzeln. Stengel dünn, 5—25 cm lang, kreisförmig niederliegend, verästelt. Blätter elliptisch, gegenständig, das eine ist oft kleiner oder am Blütenstand nicht mehr vorhanden. Blüten in achselständigen, meist 10blütigen Knäueln, gelbgrün, 5teilig. Kelchblätter stumpf.
Blütezeit Juni/September.
H. glabra ist kahl, grün. Die Varietät *ciliata* hat wenige kurze Haare am Blattrand und auf der Spitze der Kelchblätter. Die Varietät *puberula* hat kurz- und weichhaarige Stengel und Blätter. — *H. hirsuta* ist blaugrün, an allen Teilen kurz und dicht behaart. Blätter an der Basis verschmälert, lanzettlich. Kelchblätter mit steifen Haaren.

Standorte: Mittel-, Ost- und Südosteuropa. Sandige Äcker, Wegränder, Heideflächen und Steppen. Besonders auf saurem Boden. Häufig in Rasen.

Anbau: Im Frühjahr auf Sand oder sandigem Lehmboden aussäen. In Form von Einfassungen an Beeten. Keimung bei warmem Wetter nach 4 Wochen.

Verwendet wird: das getrocknete Kraut.

Herba Herniariae

Handelsbezeichnungen: Herba Herniariae multigranae (lat.) — Harn- oder Bruchkraut, Tausendkorn, Kuckucksseife, Dürrkraut, Jungfernkraut (deutsch).

Offizinell: Im österreichischen und serbischen Arzneibuch.

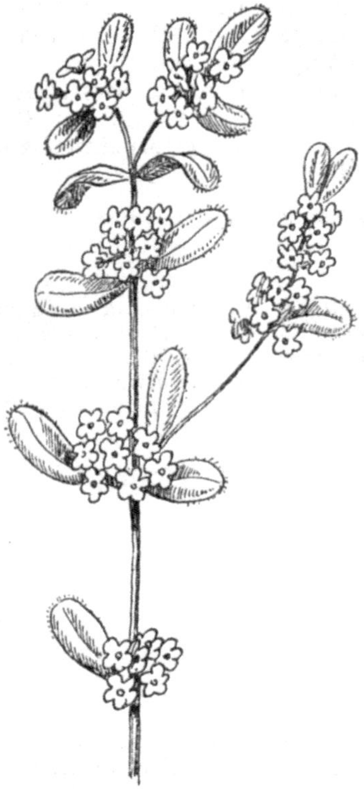

Herba Herniariae (nat. Gr.)

Herkunft: Tschechoslowakei, Ungarn, Bulgarien, Rumänien, Polen, Rußland (Ukraine, Kasachstan).

Ernte und Bearbeitung: Das blühende Kraut wird im Juni/Juli über dem Erdboden abgeschnitten und in luftigen Bodenräumen getrocknet. Im Herbst kann gegebenenfalls ein zweiter Schnitt erfolgen. Der Geruch entsteht beim Trocknen. Die Wirksamkeit geht beim Trocknen und Lagern infolge Zersetzung der Saponine zurück.

Beschreibung der Droge: Verzweigte, rundliche Stengel mit kleinen, ca. 0,7 cm langen, elliptischen Blättern, dicklich, am Rande gewimpert, mit trockenhäutigen Nebenblättern (vgl. oben). Blüten klein, grünlich, fünfzählig. Früchtchen ca. 1,5 mm lang, ca. 1 mm breit. Geruchlos oder angenehm schwach kumarinartig riechend. — Geschmack schwach salzig, etwas kratzend. Charakteristisch für die Schnittdroge sind die hellgraugrünen Blütenknäuel und die dünnen, grünen Stengelstückchen.

Bestandteile: 1 Glykosid, 2 Saponine, ca. 3 % Herniarin und ca. 0,4 % Herniariasäure, Gerbstoff, ätherisches Öl und angeblich ein Alkaloid. Asche max. 10 %.

Anwendung: Harntreibendes Mittel bei Blasenkatarrh und Nierensteinen. Äußerlich zur Wundbehandlung. — In der Homöopathie Diuretikum.

Handels- und Verordnungsformen: Herba Herniariae totae, concisa. Verordnet als kalter oder heißer Aufguß, Extrakt oder Fluidextrakt. — In der Homöopathie: Urtinktur aus der frischen im Juli gesammelten Pflanze ohne Wurzeln.

Abarten, Verwechslungen, Verfälschungen: *H. incana* und *H. argea* enthalten saponinartige Glykoside.

Prüfungen: Mit Wasser zerrieben, schäumt die Pflanze infolge ihres Saponingehalts. Wurzeln dürfen nur in geringem Maße vorhanden sein.

Bemerkungen: Im Erg.-B. 6 aufgeführt.

HUMULUS

Stammpflanze: ***Humulus lupulus*** — Hopfen.

Familie: Moraceae — Maulbeergewächse.

Beschreibung der Stammpflanze: Mehrjährige Pflanze mit starker, reich verzweigter Wurzel. Stengel zahlreich, Stengel bis 5 m lang, rechts windend. Man hat festgestellt, daß der Stengel einer Hopfenpflanze in ca. 2 Stunden eine Windung vollführt. Durch starke Klimmhaare ist der fast 6kantige Stengel rauh, Blätter gegenständig, 3—5lappig, rundlich, grobgesägt, oberseits glatt, unterseits rauh behaart. Nebenblätter paarweise, verwachsen. Männliche Blüten in lockeren Rispen, zahlreich, gelbgrün. Weibliche Blüten in dichten Scheinähren mit zapfenartigem Aussehen. Die Vorblätter der weiblichen Blüten, bzw. der Früchte, sind mit Drüsenschuppen besetzt. Blütezeit Juni/September.

Standorte: Mittel- und Osteuropa. — In Gebüschen, an Flußufern und Gräben wildwachsend.

Anbau: Hopfen wird für seinen Hauptverwendungszweck — die Bierbrauerei — in großem Maße angebaut. Bei der Kultur werden die männlichen Pflanzen ausgerottet, um eine Befruchtung zu verhindern. Die Blütenstände entwickeln sich trotzdem.

Verwendet werden: 1. die getrockneten weiblichen Blüten, 2. die Drüsenschuppen.

1. Flores Humuli Lupuli

Handelsbezeichnungen: Strobili Lupuli oder Glandulae Lupuli (die richtigeren Bezeichnungen), Flores Lupuli, Coni Lupuli, Fructus Lupuli, Humulus, Lupus salictarius (lat.) — Lupulus (hom.) — Hopfenblüten, Hopfenzapfen, Hopfenkätzchen (deutsch) — Hops (engl.) — Houblon (franz.) — Luparo, Pé de Gallo (port.) — Cono de Lupulo (span.).

Offizinell: Im französischen, griechischen, portugiesischen, rumänischen und spanischen Arzneibuch. Im Homöopath. Arzneibuch sind die frischen Fruchtzapfen offizinell.

Herkunft: Deutschland (Franken, Bayern, Württemberg. — Haupthandelssorten sind der Nürnberger, Saazer, Hallertauer und Tettnanger Hopfen), Balkanländer, Rußland.

Ernte und Bearbeitung: Die Hopfenzapfen werden im Herbst gesammelt und getrocknet. Die Droge wird meist in Ballen gepreßt. Reife Früchte dürfen nicht vorhanden sein. — Frische Hopfenzapfen rufen oft Hautreizungen, die sog. Hopfenpflückerkrankheit, hervor, die sich in Blasenbildung auf der Haut und Augenentzündungen äußert. Oft tritt starkes Schlafbedürfnis auf.

Beschreibung der Droge: 2—4 cm lange, eiförmige Zapfen, die aus dachziegelartig angeordneten, trockenhäutigen, eiförmigen Blättchen bestehen. In der Achsel meist 2 weibliche Blüten, die von Vorblättern umhüllt sind. Achsel und Vorblätter sind mit grünlichbraunen, eiförmigen, derben Schuppen besetzt.
Am Grunde auf der Außenseite leicht abfallende Drüsenhaare. Geruch charakteristisch würzig. Geschmack kratzend, wegen der Drüsenschuppen beim Kauen klebrig.

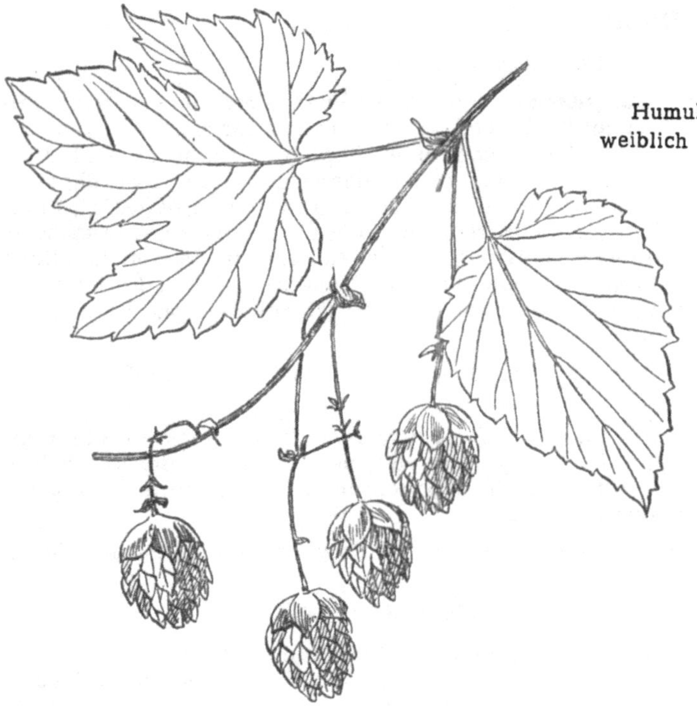

Humulus lupulus, weiblich (ca. ⅔ nat. Gr.)

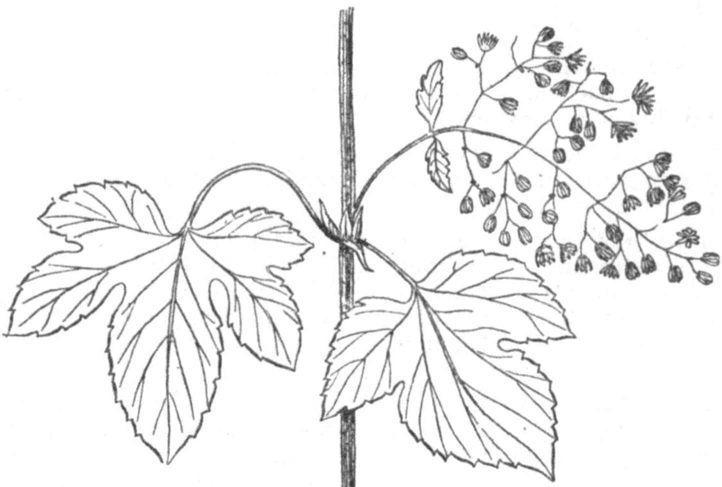

Humulus lupulus, männliche Blüten (ca. ⅔ nat. Gr.)

Flores Humuli Lupuli

Bestandteile: Lupulin, ca. 15 % Harz, ca. 0,15 % ätherisches Öl von aromatischem Geruch, Gerbstoff, Baldriansäure, Hopfenbittersäuren. Asche max. 8 %. — Die Wirkung der einzelnen Sorten ist oft verschiedenartig und nimmt bei der Lagerung rasch ab.

Anwendung: Antaphrodisiakum. — Diuretikum. Beruhigungs- und Schlafmittel, Bittermittel bei Verdauungsstörungen. — In riesigen Mengen in der Bierbrauerei. — Als Tabaksurrogat.

Handels- und Verordnungsformen: Flores Humuli lupuli tot. und concisi.
Verordnet als Extractum Lupuli (Erg.-B.), heißer Aufguß, Tinktur, Fluidextrakt, Öl
In der Homöopathie: Urtinktur aus den frischen Zapfen.

Bemerkungen: Im Erg.-B. 6 aufgeführt. — Hopfen wird seit dem 12. Jahrhundert in Mitteleuropa für Brauereizwecke kultiviert. Auch in Rußland wird seit mehreren Jahrhunderten Hopfen für Brauereizwecke kultiviert. Die medizinische Verwendung ist seit dem Beginn des 19. Jahrhunderts bekannt.

2. Lupulin

Handelsbezeichnungen: Glandulae Lupuli (lat.) — Hopfenmehl, Hopfendrüsen, Lupulin (deutsch) — Lupuline (franz.) — Glandole de Luppolo (ital.) — Lupulino (port.).

Offizinell: Im italienischen, niederländischen, österreichischen, portugiesischen, schweizerischen und im Homöopath. Arzneibuch.

Herkunft: Deutschland (Franken, Sudetengau), Rußland.

Ernte und Bearbeitung: Durch Absieben und kräftiges Schütteln der getrockneten Fruchtstände gewonnene Drüsenschuppen. Die Reinigung von Sand erfolgt durch Anrühren des Lupulins mit Wasser und nachheriges Abschlämmen. Trocknung ohne künstliche Wärme. — Nicht länger als ein Jahr aufbewahren. Vor Licht schützen.

Beschreibung der Droge: Grünlichgelbes, gold- oder orangefarbenes, grobes, klebriges Pulver aus kreiselförmigen Körpern. Sie enthalten in manchen Teilen ein gelbes bis bräunliches Sekret. Durchmesser der Drüsenschuppen 0,13—0,25 mm. Geruch charakteristisch, kräftig. Geschmack bitter, würzig.

Bestandteile: Ca. 1—3 % ätherisches Öl, ca. 55 % Harz, mit ca. 10 % Hopfenbittersäuren und anderen Bitterstoffen. Gerbstoff, Cholin, Asparagin. Asche max. 12 %. — Das ätherische Öl scheint der wirksame Bestandteil zu sein und auch die Ursache der oben erwähnten Hopfenpflückerkrankheit.

Anwendung: Beruhigungs- und Schlafmittel. Antaphrodisiakum. Gegen Blasenleiden. Bittermittel. Zu Streupulvern und Salben bei Geschwüren. — Das Interesse der pharmazeutischen Industrie an Lupulin scheint wegen der wenig konstanten Wirkung erheblich zurückgegangen zu sein.

Handels- und Verordnungsformen: Lupulinum natur. und depurat.
Verordnet als Droge oder Tinktur.

Prüfungen: Bei längerer und auch bei unsachgemäßer Lagerung wird wahrscheinlich durch Zersetzung der Bitterstoffe der Geruch baldrian- oder käseartig, die Farbe wird braun und unansehnlich. Der Aschegehalt sollte 10 % nicht übersteigen, beträgt aber manchmal bis 35 %.
Ätherextraktausbeute mindestens 70 % mit reinem Hopfenaroma.

Bemerkungen: Im Erg.-B. 6 aufgeführt.

HYOSCYAMUS

Stammpflanze: ***Hyoscyamus niger*** — Bilsenkraut.

Familie: Solanaceae — Nachtschattengewächse.

Beschreibung der Stammpflanze: 1- oder 2jährige Pflanzen mit rübenförmiger Wurzel, die im unteren Teil spindelförmig ist. — Stengel aufrecht, einfach oder verästelt, klebrig-zottig, bis 1 m hoch. — Die 2jährigen Pflanzen entwickeln im ersten Jahr eine Blattrosette und im zweiten Jahr den blühenden Stengel. Blätter vgl. unten. Blüten sitzend, Kelch drüsig behaart, 5zahnig, becherförmig. Krone trichterförmig, 5lappig, schmutziggelb mit violetten Adern, im Grunde rotviolett. Früchte 2klappige Deckelkapseln mit zahlreichen kleinen nierenförmigen Samen. Blütezeit Juni/Oktober. Die Varietät *agrestis* ist kleiner, hat keine Rosettenblätter und nur wenig ausgebuchtete Stengelblätter. Die Varietät *pallidus* hat blaßgelbe Blumenkronen. Seltener.

Standorte: Europa. — Ruderalpflanze. An Hecken, an Wegrändern, auf Schuttplätzen.

Anbau: Die Pflanze ist nicht unbedingt winterhart. Für die Kultur wird daher die 1jährige Form bevorzugt. Stickstoffreicher oder guter, gedüngter Boden sind zu bevorzugen. Ein vorheriges Quellen der Samen in warmem Wasser ist vorteilhaft. Aussaat im Spätherbst, keinesfalls im Frühjahr. Kein Umpflanzen. Starke Trockenheit und größere Nässe schaden.

Verwendet werden: 1. die getrockneten Wurzeln, 2. die getrockneten Blätter, 3. die reifen Samen.

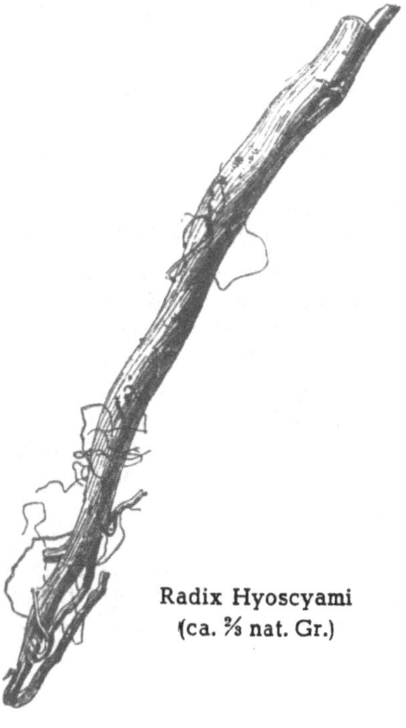

Radix Hyoscyami
(ca. ⅔ nat. Gr.)

1. Radix Hyoscyami

Handelsbezeichnung: Bilsenkrautwurzel.

Herkunft: Balkanländer, Rußland.
Ernte und Bearbeitung: Die Wurzeln werden im Herbst gegraben und sorgfältig getrocknet.

Beschreibung der Droge: Die Wurzeln sind möhrenförmig, weißlichgelb mit wenigen dünnen Nebenwurzeln. Länge 15—20 cm.

Bestandteile: 0,08 % Hyoscyamin und andere Alkaloide.

Anwendung: Gegen Schmerz- und Erregungszustände. Zur Fabrikation der Alkaloide.

Handelsformen: Radix Hyoscyami tot., concis, pulvis grossus und subtilis.

Bemerkungen: Giftdroge! Die Droge wird nur noch selten gehandelt.

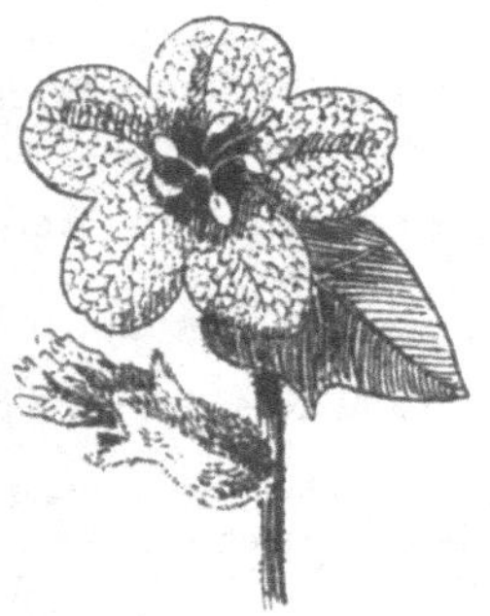

Blüte von
Hyoscyamus niger L.

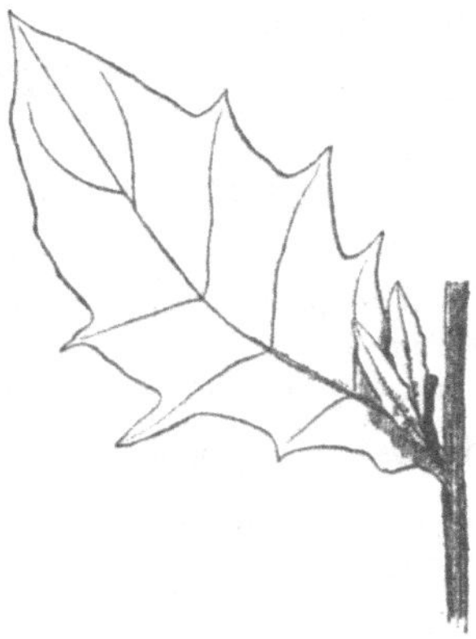

Folia Hyoscyami

2. Folia Hyoscyami

Handelsbezeichnungen: Hyoscyamus (hom.) — Bilsenkraut, schwarzes Bilsenkraut, Säukraut, Schlafkraut, Tollkraut, Zigeunerkraut (deutsch) — Henbane leaves (engl.) — Feuilles de jusquiame (franz.) — Foglie di guisquiamo (ital.) — Hoja de beleno (span.).

Offizinell: In allen europäischen Arzneibüchern. Offizinell im Homöopath. Arzneibuch ist die frische blühende Pflanze.

Herkunft: Deutschland, Balkanländer, besonders Ungarn, Rußland (Ukraine, Baschkirien, Nordkaukasus, Kujbyschew-Gau, Woronescher Gebiet).

Ernte und Bearbeitung: Von Juni/August werden die großen Stengelblätter bei trockenem Wetter von wildwachsenden und kultivierten Pflanzen gepflückt und bei ca. 30° unter häufigem Umwenden getrocknet. Von der 2jährigen Form können im ersten Jahr auch die Rosettenblätter geerntet werden. Zur Fabrikation der Alkaloide wird von der chemischen Industrie auch das ganze Kraut verwendet. — Vorsicht bei der Ernte. Giftdroge. Die Hände sind durch Handschuhe zu schützen. Die Droge ist feuchtigkeitsempfindlich. 5—7 T. frische Blätter = 1 T. Droge.

Beschreibung der Droge: Blätter matt graugrün, beiderseits behaart, mit heller, breiter Mittelrippe, 10—40 cm lang, bis 10 cm breit, länglicheiförmig, zugespitzt, in den Blattstiel verschmälert, meist grob gezahnt oder buchtig fiederspaltig, mit 3—6 Zähnen auf jeder Blatthälfte. Die größeren Grundblätter sind gestielt, die Stengelblätter ungestielt, stengelumfassend, kleiner, 5—15 cm lang. Blätter wildwachsender Pflanzen sind stärker, die kultivierter Pflanzen schwächer behaart. Geruch narkotisch, besonders bei frischer Ware. Geschmack etwas bitter, scharf. Charakteristisch für die Schnittdroge sind die graugrünen behaarten Blattstückchen. Bei manchen Stücken ist die helle Mittelrippe zu erkennen.
Das Pulver ist gelblichgrün bis graugrün.

Bestandteile: 0,017—0,29 % Hyoscyamin (nach dem D. A. B 6 mindestens 0,07 %), Scopolamin und andere Alkaloide, ein Glykosid, 4,5—7 % Gerbstoff, ätherisches Öl, Harz. Asche max. 30 %. 1jährige Pflanzen weisen im allgemeinen einen höheren Gehalt auf als 2jährige, wildwachsende sind gehaltreicher als kultivierte. Das Mark des Stengels enthält ebenfalls Alkaloide. Düngung scheint keinen Einfluß auf den Gehalt zu haben. Nach Ansicht einiger Autoren soll Kalidüngung den Alkaloidgehalt verringern. Der von der Pflanze bevorzugte nährstoffreiche Boden bedingt den hohen Aschegehalt.

Anwendung: Narkotikum, bei Neuralgie, Krampfhusten, Asthma und anderen Leiden der Atmungsorgane. Bei Magenkrämpfen und Koliken. In Form von Oleum Hyoscyami zu Einreibungen bei Rheuma und Neuralgie.

Handels- und Verordnungsformen: Folia Hyoscyami tota, concisa, pulvis grossus und subtilis.
Verordnet als Extractum Hyoscyami (D. A. B. 6), andere Extraktarten werden im Vakuum hergestellt. Oleum Hyoscyami (D. A. B. 6), Extractum Hyoscyami spissum und Tinctura Hyoscyami (Erg.-B.). Zu Pflastern und Räuchermitteln. — In der Homöopathie: Essenz und Potenzen aus der frischen, blühenden Pflanze.

Abarten, Verwechslungen, Verfälschungen: *H. Muticus*, sog. *Ägyptisches Bilsenkraut*, enthält 1,2—1,4 % Hyoscyamin, Scopolamin und andere Alkaloide. Wegen des höheren Gehalts sollte der Anbau auch in Europa gefördert werden. In den Balkanländern wurden Erfolge erzielt. In den Ostgebieten dürfte der Anbau lohnend sein. — Die Droge wird speziell zur fabrikmäßigen Herstellung der Alkaloide verwendet. — *H. albus* — *Weißes Bilsenkraut* — Südeuropa. Die Droge enthält bis 0,35 % Alkaloide. — *H. aureus* — *Goldbilsenkraut* — scheint nur einen geringen Gehalt zu haben.

Bemerkungen: Giftdroge! Hyoscyamus war schon im Altertum dem Dioskorides und Plinius bekannt. Im Mittelalter wurde die Droge zu den „Hexensalben" verwendet. Mittel für Giftmorde (Hamlet).

3. Semen Hyoscyami

Handelsbezeichnungen: Bilsenkrautsamen, Gichtkrautsamen, Bilsensamen, Rasenwurzsamen, Schlafkrautsamen, Zigeunerkrautsamen, Tollkrautsamen (deutsch) — Henbane seed (engl.) — Graines de jusquiame (franz.).

Offizinell: Im dänischen, französischen, portugiesischen, rumänischen, spanischen Arzneibuch.

Herkunft: Balkanländer, Rußland.

Ernte und Bearbeitung: Die reifen Kapseln werden Ende August geschnitten und auf Unterlagen nachgetrocknet. Die Kapseln werden zerdrückt und aus den Samen entfernt.

Beschreibung der Droge: Samen flach zusammengedrückt, matt, grau bis bräunlich, 1—1,5 mm im Durchmesser, an der Seite etwas zugespitzt oder nierenförmig, netzgrubig, innen weiß. Das Pulver ist graugelb.

Bestandteile: Ca. 0,16 % Hyoscyamin und Scopolamin, ca. 25 % fettes Öl.

Anwendung: Gegen Asthma. Bei Koliken. Beruhigungsmittel bei Schmerz- und Erregungszuständen. Zur Herstellung der Alkaloide.

Handelsformen: Semen Hyoscyami tot., pulvis grossus und pulvis subtilis sine oleo pingui.

Bemerkungen: Giftdroge!

HYPERICUM

Stammpflanze: ***Hypericum perforatum*** — Johanniskraut.

Familie: Guttiferae — Hartheugewächse.

Beschreibung der Stammpflanze: Ausdauernde, 30—60 cm hohe Pflanze mit stark verästelter Wurzel. Stengel aufrecht, oben stark verästelt. Stiel rundlich, mit 2 Längskanten, kahl. Blätter und Blüten vgl. unten.
Blütezeit Juni/September.
Beim Zerreiben der frischen Blüten tritt ein rotvioletter Saft hervor.

Standorte: Europa. — Trockene Stellen in lichten Wäldern, auf Heideflächen und Steppen, an Wegrändern, auf trockenen Wiesen.

Verwendet wird: das getrocknete, blühende Kraut.

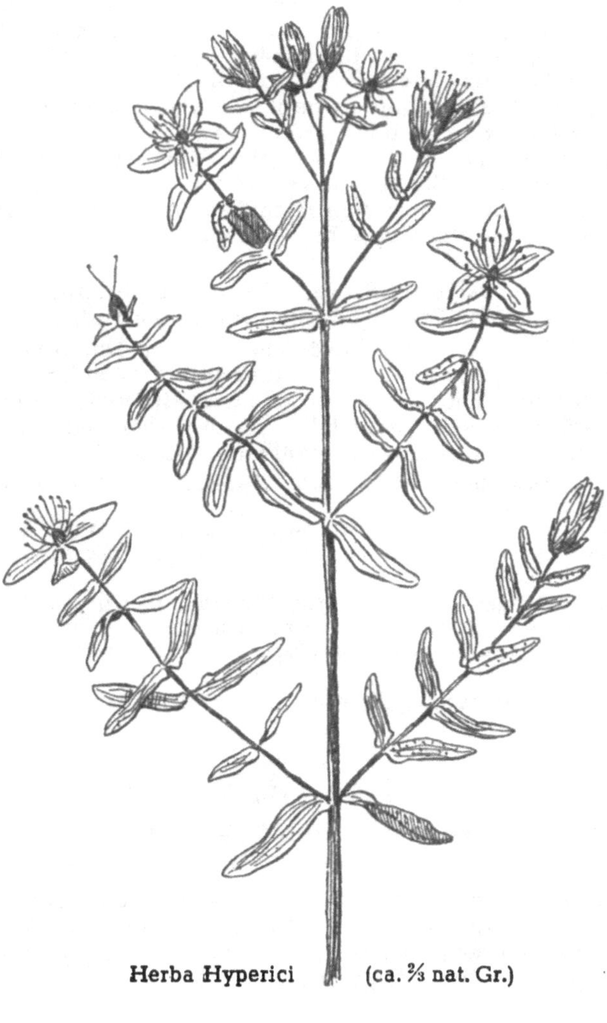

Herba Hyperici (ca. ⅔ nat. Gr.)

Herba Hyperici

Handelsbezeichnungen: Summitates Hyperici (lat.) — Hypericum (hom.) — Johanniskraut, Hartheu, Hexenkraut, Tüpfelhartheu, Bockskraut, Blutkraut, Feldhopfen, Johannisblut, Waldhopfen, Walpurgiskraut (deutsch) — St. John's wort (engl.) — Herbe de millepertius perfolie (franz.).

Offizinell: Im Homöopath. Arzneibuch ist die frische, blühende Pflanze.

Herkunft: Deutschland, Italien, Balkanländer, Rußland (besonders Ukraine).

Ernte und Bearbeitung: Von Juli/September wird das blühende Kraut bei trockenem Wetter mit nicht zu langen Stielen geschnitten und an der Luft getrocknet. 5 T. frisches Kraut = 1 T. Droge.

Beschreibung der Droge: Der 2kantige, grüngelbe, kahle Stengel ist markig, bei jungen Pflanzen rötlich. Blätter gegenständig, sitzend, länglich-eiförmig, 1,5—3,5 cm lang, ganzrandig, kahl, durchscheinend punktiert. Blüten zahlreich, kurz gestielt, in Trugdolden. Kelch 5teilig, mit lanzettlichen, spitzen, schwarzpunktierten Blättchen. Kronenblätter schiefeiförmig, gelb, am Rande mit dunkelroten Drüsen, gezahnter Rand, zahlreiche Staubblätter in drei Bündeln. Fruchtkapseln 3klappig, rötlich, bis 1 cm lang, vielsamig. Sie dürfen in der Handelsware nur in geringem Maße vorhanden sein. Fast geruchlos. Geschmack herbe und bitter.
Charakteristisch für die Schnittdroge sind die gelbgrünen bis rötlichbraunen, z. T. verholzten Stengelstücke mit den 2 Längsleisten. Die Blüten sind meist noch leuchtend gelb oder leicht bräunlich verfärbt. Die gelblichgrünen, geschrumpften Blattstückchen erscheinen im durchfallenden Licht punktiert.

Bestandteile: Ca. 9 % Gerbstoffe, die Farbstoffe Hyperinrot und Hypericin, ca. 0,1 % ätherisches Öl, Säuren, Zucker. Asche max. 8 %.

Anwendung: Bei Darm- und Frauenleiden. Gegen Durchfall, Leber- und Nierenleiden, bei Hysterie. Gegen Bettnässen. Bestandteil von Magen-, Gallen-, Entfettungs- und Nerventees. Wundheilmittel. Oleum Hyperici wird aus frischen Blüten hergestellt, als Antirheumatikum verwendet. Stellenweise besonders in den Ostgebieten als Gewürz.

Handels- und Verordnungsformen: Herba Hyperici cum floribus tota, concisa, pulvis grossus und subtilis.
Verordnet als heißer Aufguß, Tinktur, öliger Auszug, zu Waschungen und Umschlägen. In der Homöopathie: Essenz und Potenzen aus der frischen, blühenden Pflanze mit den Wurzeln.

Abarten, Verwechslungen, Verfälschungen: *H. acutum und H. maculatum* — Europa — haben 4kantige Stengel. Die Pflanzen sind behaart, die Kelchblätter gesägt und bewimpert. — *H. crispum* kommt im Mittelmeergebiet, besonders in Griechenland vor.

Bemerkungen: Das getrocknete, blühende Kraut und die frische blühende Pflanze sind im Erg.-B. 6 aufgeführt.

HYSSOPUS

Stammpflanze: ***Hyssopus officinalis*** — Ysop.

Familie: Labiatae — Lippenblütler.

Beschreibung der Stammpflanze: Kräftiger, 40—60 cm hoher Halbstrauch mit starker Pfahlwurzel. Stengel am Grunde verholzt, niederliegend und aufsteigend oder aufrecht, verzweigt. Kraut vgl. unten. Braune glatte, eiförmige Nüßchenfrüchte. Blütezeit Juni/September.

Standorte: Vom westlichen Südeuropa bis zum Ural. — An trockenen Stellen, oft verwildert.

Anbau: Aussaat im Frühjahr in Gärten. Die jungen Pflanzen werden umgepflanzt. Trockene sonnige Lagen auf nicht zu fettem Boden werden bevorzugt. Düngung ist nicht erforderlich. Später säen sich die Pflanzen von selbst aus. — In verschiedenen Varietäten kultiviert.

Verwendet werden: 1. das getrocknete Kraut, 2. das ätherische Öl.

1. Herba Hyssopi

Handelsbezeichnungen: Summitates Hyssopi (lat.) — Ysop, Isop, Ipsenkraut, Josefskraut, Weinespenkraut (deutsch) — Hyssopwort (engl.) — Herbe de hyssope (franz.).

Offizinell: Im französischen, portugiesischen, rumänischen, schwedischen, spanischen Arzneibuch.

Herkunft: Tschechoslowakei, Kroatien, Ungarn, Serbien, Südfrankreich (Dauphiné, Provence), Rußland (Krim, Moskauer Gebiet).

Ernte und Bearbeitung: Vor und während der Blütezeit wird das Kraut zuerst im Juni geschnitten und in luftigen Räumen, im Schatten getrocknet. Im Herbst kann unter Umständen eine zweite Ernte erfolgen. 4 T. frisches Kraut = 1 T. Droge.

Beschreibung der Droge: Stengel 4kantig, flaumig behaart, Blätter gegenständig, fast sitzend, bis 4 cm lang, lineallanzettlich abgestumpft, ganzrandig, punktiert, fast kahl, lebhaft grün, glänzend, am unteren Ende umgerollt. Blüten in einseitigen endständigen Trauben. Kelch 5zahnig, röhrenförmig, behaart, 0,5—1 cm lang, bläulich. Krone 2lippig, blauviolett, seltener rosa oder weißlich. Oberlippe flach, 2spaltig. Unterlippe 3spaltig. Griffel violett. 4 lange Staubblätter. Geruch würzig, kampferartig. Geschmack würzig, bitter, zusammenziehend.
Charakteristisch für die Schnittdroge sind die bläulichen, 5zahnigen Kelche. Die blauen Blüten sind meist stark geschrumpft, die Blattstückchen gerollt, die Stengelstückchen kantig, hellgrün.

Bestandteile: 0,5—0,8 % ätherisches Öl (mindestens 0,25 %), ca. 5 % Gerbstoffe, ca. 5—6 % Bitterstoff (Hesperidin), Farbstoff, Gummi, Harz, Zucker. Asche max. 10 %.

Anwendung: Gegen Hals- und Brustleiden. Bei Darmkatarrhen. Gegen geschwollene Mandeln und Heiserkeit. Bei Nachtschweiß, Rheuma, Gallen- und Nierenleiden. — Zu Umschlägen und Waschungen. — Bestandteil verschiedener Augenwässer. — Gewürzkraut. In der Spirituosenindustrie zu Kräuterlikören.

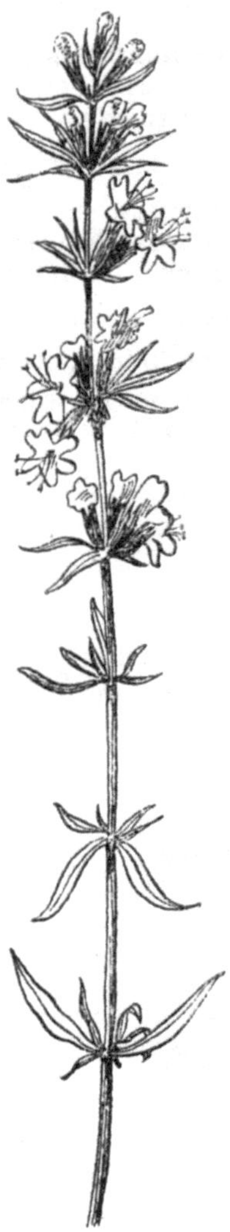

Herba Hyssopi
(⅔ nat. Gr.)

Handels- und Verordnungsformen: Herba Hyssopi tot. cum florib., gestreift in foliis, concisa, pulvis grossus und subtilis.
Verordnet als heißer Aufguß, zu Bädern und Waschungen.

Bemerkungen: Im Erg.-B. 6 aufgeführt.

2. Oleum Hyssopi

Handelsbezeichnungen: Ysopöl (deutsch) — Oil of Hyssop (engl.) — Essence d'hysope (franz.).

Herkunft: Vgl. Herba H. Besonders in Südfrankreich zur Ölgewinnung angebaut, ferner in Süditalien (Kalabrien), Ungarn, Rußland.

Gewinnung: Das ätherische Öl des blühenden Krautes wird durch Wasserdampfdestillation gewonnen. Ausbeute bei frischem Kraut 0,07—0,29 %, bei trockenem Kraut 0,3—0,9 %.

Beschreibung: $\alpha_{D}^{20°}$ = — 17 bis — 23. Geruch angenehm aromatisch, etwas an Rainfarm erinnernd. Dichte 0,925—0,940. — Je nach dem Zeitpunkt der Gewinnung, ob es sich um blühendes oder verblühendes, trockenes oder welkendes Kraut handelt, sind die Eigenschaften verschieden.

Bestandteile: β-Pinokamphen, β-Pinen, Sesquiterpen.

Anwendung: Gegen Katarrhe, früher auch gegen Asthma.

Abarten, Verwechslungen, Verfälschungen: *H. cretaceus,* in Rußland wildwachsend, gibt eine Ölausbeute von 0,5—1,05 %.

Register der lateinischen Drogen- und Stammpflanzennamen

Die Zahlen weisen auf die Seiten hin

I

L

M

N

O

T

U

V

X

Register der deutschen und fremdsprachigen Handelsbezeichnungen

Die Zahlen weisen auf die Seiten hin.

C

D

E

F

Während der Drucklegung notwendig gewordene Ergänzungen sowie ein Literaturverzeichnis werden in dem in Vorbereitung befindlichen zweiten Band aufgeführt. Zu dem Kapitel Cannabis wird auf Grund neuerer Untersuchungen, die dem Verfasser erst jetzt zugängig wurden, im II. Band eine Ergänzung gebracht.

Europäische Drogen — I. Band

Heinz A. Hoppe

Ergänzungen und Verbesserungen

Seite	3	*(Herba Achilleae moschatae)*	
		Handelsbez.:	Achillea moschata (hom.).
„	4	Anwendung:	Hom. das getrocknete Kraut bei Epilepsie und Hämorrhoidalblutungen.
		Abarten:	Das frische, blühende Kraut von A. filipendula ist als A. Eupatorium im Hom. A.-B. offizinell.
„	6	*(Radix Aconiti)*	
		Abarten:	A. Stoerkianum: Frische Knollen sind im Hom. A.-B. offizinell.
„	8	*(Herba Aconiti)*	
		Offizinell:	Im Hom. A.-B. sind die frischen, blühenden Pflanzen von A. Napellus, A. Anthora und A. Lycoctonum.
„	10	*(Rhizoma Calami)*	
		Bestandteile:	Erg.-Spuren von Asaron, Cholin, Trimethylamin.
„	11	*(Herba Capillorum Veneris)*	
		Handelsbez.:	Adiantum capillus Veneris (hom.).
		Offizinell:	Im Hom. A.-B. ist die frische Pflanze.
„	12	Anwendung:	Hom. als Expektorans.
„	12	*(Herba Adonidis vernalis)*	
		Handelsbez.:	Adonis vernalis (hom.).
„	13	Abarten:	A. aestivalis ist gleichfalls im Hom. A.-B. offizinell. A. microcarpus wird in ähnlicher Weise wie die übrigen Arten verwendet. —
„	16	*(Herba Alchemillae vulgaris)*	
		Handelsbez.:	Common Ladies Mantle (engl.) — Manteau des Dames (franz.).
		Offizinell:	Im Hom. A.-B. ist die frische Pflanze
„	19	*(Radix Althaeae)*	
		Handelsbez.:	Althaea (hom.)
		Offizinell:	Im Hom. A.-B. ist die frische Wurzel.
„	20	Anwendung:	Hom. als Expektorans.
„	23	*(Flores Malvae arboreae)*	
		Bestandteile:	Anthocyan-Farbstoff Althaein.
„	25	*(Folia Hepaticae)*	
		Bestandteile:	Hepatrilobin (Glykosid).
		Anwendung:	Hom. bei Halsleiden.
„	27	*(Herba Pulsatillae)*	
		Bestandteile:	Die frische Pflanze enthält das giftige, blasenziehende Anemol. Es zersetzt sich beim Trocknen.
„	33	*(Flores Chamomillae romanae)*	
		Bestandteile:	äther. Öl (mind. 0,6 %) — ferner Säuren.
„	35	*(Radix Bardanae)*	
		Anwendung:	Hom. bei Blasen- und Hautleiden. —
„	36	*(Folia Uvae-ursi)*	
		Anwendung:	Hom. als Diuretikum.

Seite	38	*(Radix Arnicae montanae)*	
		Bestandteile:	6—10 % Inulin.
„	39	*(Herba Arnicae montanae)*	
		Offizinell:	Im Hom. A.-B. ist die frische, blühende Pflanze ad usum externum.
		Anwendung:	Hom. bei Quetschungen.
„	41 —	*(Herba Abrotani)*	
		Bestandteile:	Das Alkaloid wird jetzt als Abrotanin bezeichnet. —
		Anwendung:	Hom. bei Gicht und Rheuma.
„	44 —	*(Herba Artemisiae)*	
		Ernte:	Juli bis September. — Trocknung vorsichtig, da die Blätter sonst auf der Oberseite schwarz werden. — Der Höchstgehalt an ätherischem Öl befindet sich in den Zweigspitzen. —
„	46 —	*(Radix Artemisiae)*	
		Bestandteile:	Hom. bei Epilepsie.
„	47 —	*(Radix Asari cum herba)*	
		Beschreibung:	Geschmack pfefferartig, anästhesierend.
		Anwendung:	Hom. als Antineuralgikum.
„	49	*(Herba Asperulae)*	
		Anwendung:	Hom. als Stomachikum.
„	51	*(Radix Belladonnae)*	
		Bestandteile:	Erg. B. 6 schreibt einen Mindestgehalt von 0,3 %, einen Höchstgehalt von 0,5 % Hyoscyamin vor.
„	53	*(Folia Belladonnae)*	
		Abarten:	Außer der ganzen, frischen Pflanze „Belladonna" sind im Hom. A.-B. offizinell „Belladonna e fructibus immaturis", unreife Beeren, „Belladonna e radice", frische Wurzel, „Belladonna e seminibus", reife Samen. — Anwendung: Bei Kongestionen, gegen Krämpfe, Fiebermittel, Antineuralgikum. — Verordnet als Essenz bzw. bei den Samen als Tinktur. *Belladonna pulverata* ist ein mit einem indifferenten Stoff, meist Milchzucker auf 0,3 % Alkaloide eingestelltes Belladonnapulver. —.
„	54	*(Radix Berberidis)*	
		Bestandteile:	Harz, Wachs, Gerbstoff.
		Anwendung:	Laxans. Hom. bei Rheuma.
„	55	*(Cortex Betulae)*	
		Handelsbez.:	Birch bark (engl.) — Ecorce de bouleau (franz.).
„	57	*(Folia Betulae)*	
		Bemerkungen:	Birkensaft wird hom. als Betula alba bezeichnet.
„	58	*(Pix Betulina)*	
		Anwendung:	Rektifizierter Birkenrindenteer = Oleum Rusci (Betulae) rectificatum.
„	59	*(Semen Sinapis)*	
		Anwendung:	Hom. als Diätetikum und Hautreizmittel. —
		Abarten:	Sareptasenf ist in Rußland und Amerika offizinell. — Die Samen von B. sinaproidis sind in Belgien offizinell. —
„	61	*(Semen Rapae)*	
		Handelsbez.:	Colza seed (engl.) — Semenzes de colza (franz.)
		(Oleum Rapae)	
		Bemerkungen:	Die frischen, blühenden Pflanzen von B. oleracea und Unterarten sind im Hom. A.-B. offizinell.

Seite 63	*(Flores Calendulae)*	
	Bestandteile:	Salicylsäure.
	Abarten:	Herba Calendulae enthält ebenfalls Salicylsäure. — Hom. bei Wunden und Geschwüren. —
„ 63 —	*(Flores Ericae)*	
	Handelsbez.:	Common heath flowers (engl.) — Fleurs de bruyère commune (franz.).
„ 65 —	*(Herba Ericae)*	
	Handelsbez.:	Erica (hom.).
	Offizinell:	Im Hom. A.-B. ist das Heidekraut.
	Anwendung:	Volksheilmittel bei Blasenleiden, Rheuma und Gicht. — Hom. gegen Nierensteine. —
„ 67 —	*(Herba Cannabis indicae)*	
	Anwendung:	Hom .bei Erkrankungen der Harnwege, als Hypnotikum und Analgetikum.
	(Fructus Cannabis)	
	Bestandteile:	Trigonellin (Alkaloid), Cholin.
„ 68 —	*(Oleum Cannabis)*	
	Beschreibung:	Farbe grünlich, später braungelb. Geruch schwach, Geschmack milde. —
„ 69 —	*(Cantharides)*	
	Anwendung:	Hom. bei Harnstörungen und Verbrennungen.
„ 71 —	*(Herba Bursae pastoris)*	
	Anwendung:	Hom. gegen Blutungen.
„ 73 —	*(Fructus Capsici)*	
	Anwendung:	Hom. als Stimulans bei Magen- und Darmleiden, bei Mittelohrentzündungen, Halsschmerzen. — Äußerlich zu Gurgelwässern, Pflastern und Kataplasmen. —
„ 80 —	*(Folia Castaneae)*	
	Ernte:	Erg. B. 6 schreibt als Sammelzeit September bis Oktober vor.
	Bestandteile:	Glykose, Glykoside, Inosit.
	Anwendung:	Hom. bei Keuchhusten und Muskelrheumatismus.
„ 83 —	*(Herba Centaurii minoris)*	
	Offizinell:	Im Hom. A.-B. ist das frische Kraut.
	Anwendung:	Hom. bei skrofulösen Haut- und Augenentzündungen. —
„ 84 —	*(Lichen islandicus)*	
	Handelsbez.:	Cetraria islandica (hom.).
	Beschr. d. St. Pfl.:	Die Flechte ist sehr formenreich.
„ 85	Anwendung:	Hom. als Bittermittel, bei Katarrhen, Diarrhoeen. und Nierenentzündungen Expektorans.
	Abarten:	Bei einer aus dem Hochgebirge stammenden Ware findet man auch C. Cucullata.
„ 88 —	*(Herba Chenopodii ambrosioidis)*	
	Ernte:	Sammelzeit Juni bis September.
	Handelsbez.:	Chenopodium ambrosioides (hom.).
	Anwendung:	Hom. als Stomachikum und Nervinum. — Wurmmittel.
	Abarten:	Ch. ambrosioides var. anthelminticum: Offizinell im Hom. A.-B. ist das frische, blühende Kraut unter dem Namen Ch. anthelminticum. Bestandteile: bis 0,35 % äther. Öl, Saponin. Anwendung: Wurmmittel. Bei Ohrenleiden und Lähmungen.

Seite 89 — Ch. vulvaria. Bestandteile: Trimethylamin, Betain, Gerbstoff, Salze. — Offiz. im Hom. A.-B. ist die frische, blühende Pflanze als Ch. olidum. — Ch. botrys — Traubiger Gänsefuß. Bestandteile: 0,03—0,04 % äther. Öl. — Offiz. im Hom. A.-B. ist das frische Kraut als Ch. Botrys. — Anwendung: Stomachikum und Nervinum. — Beide Arten kommen in Mittel- und Südeuropa vor. —

„ 91 — *(Flores Chrysanthemi)*
Anwendung: Zur Herstellung von Pyrethrumextrakten. —
Handels- und Verordnungsformen: Die getrockneten Blüten von Ch. roseum sind als Pyrethrum roseum e floribus im Hom. A.-B. offizinell. Anwendung gegen Madenwürmer und zu Klistieren. —

„ 92 — *(Herba Tanaceti)*
Handelsbez.: Tanacetum vulgare (hom.).

„ 94 — *(Herba Tanaceti)*
Bestandteile: Asche max. 12 %.
Anwendung: Hom. als Fieber- und Wurmmittel.

„ 101 — *(Cortex Aurantii fructus amar.)*
Bemerkungen: Unter dem Namen Aurantii cortex ist im Hom. A.-B. Orangenschale, unter dem Namen Citrus vulgaris — frische, bittere Orangenschale offizinell. — Anwendung: Bittermittel. Bei Kopfschmerz, Erbrechen, Übelkeit, Schwindelgefühl. —

„ 102 — *(Cortex Aurantii fructus dulcis)*
Bemerkungen: Flavedo Aurantii dulcis recens — frische Apfelsinenschalen sind in verschiedenen Ländern (Schweiz) offizinell. Zur Herstellung der Tinctura Aurantii dulcis. —

„ 111 — *(Bulbus Colchici)*
Bestandteile: Nach verschiedenen Angaben sollen die Knollen bis 0,5 % Colchicin enthalten. — Bei frischen Knollen wird der Gehalt mit 0,2 % angegeben. —

(Semen Colchici)
Handelsbez.: Colchicum e seminibus (hom.).

„ 118 — *(Fructus Coriandri)*
Bemerkungen: Unter dem Namen Coriandrum sativum sind die reifen Früchte im Hom. A.-B. offizinell. — Anwendung: Magenstärkungs- und Beruhigungsmittel.

„ 120 — *(Flores Crataegi oxyacanthae)*
Bestandteile: Glykosid (Oxyacanthin).

„ 121 — *(Fructus Crataegi oxyacanthae)*
Anwendung: Hom. bei Herzbeklemmungen und Schlaflosigkeit. —

„ 123 — *(Crocus)*
Ernte: Nach verschiedenen Literaturangaben liefert Spanien allein schon 70 000 bis 100 000 Kilo. (?)
Anwendung: Hom. als Stomachikum, Antispasmodikum, Sedativum und Emmenagogum. —

„ 125 — *(Semen Cucurbitae)*
Bestandteile: Phytosterin, wahrscheinlich als Glykosid, Phytosterolin, Globulin, Edestin, Lecithin, Phytin, Harz, Salicylsäure. —
Anwendung: Hom. werden die frischen Samen von C. Pepo als Bandwurmmittel verordnet.

Seite 126 — *(Semen Cydoniae)*
Bestandteile: Vitamin C.

„ 128 — *(Herba Spartii scoparii)*
Abarten: Die frischen Blüten sind als Spartium Scoparium im Hom. A.-B. offizinell. Anwendung: Diuretikum, Purgans. Bei Herzkrankheiten. —
Semen Spartii scoparii. Die Samen enthalten außerdem das Alkaloid Cytisin. —
Neben Flores Spartii scoparii werden auch die Blüten von Spartium junceum — Spanischer Ginster — verwendet. Höherer Alkaloidgehalt. —
Gleiche Teile frischer Sprossen, Blätter und Blüten von Genista tinctoria sind als G. tinctoria im Hom. A.-B. offizinell. Anwendung: Bei Hämorrhoiden, Milz- und Leberleiden. Diuretikum. Laxans. —

„ 129 — *(Cortex Mezerei)*
Anwendung: Hom. als Antineuralgikum.
Abarten: Die frische Rinde von D. laureola ist im Hom. A.-B. offizinell. Anwendung: Bei Rheuma und Augenleiden. —

„ 133 — *(Flores Calcatrippae)*
Abarten: Semen Calcatrippae enthalten etwa 25 bis 30 % fettes Öl und unter anderem das Alkaloid Delsolin. —

„ 134 Die Blüten von Consolida orientalis — Ungarn — sind dunkelviolett, die Samen dunkelrot. — Beide gelten als Verfälschung der Handelsdroge. —

„ 138 — *(Folia Digitalis purpureae)*
Abarten: Die frischen Blätter von D. lutea sind im Hom. A.-B. offizinell. Anwendung: Herzmittel und Diuretikum. —

„ 141 — *(Herba Droserae)*
Ernte: Juli bis August.
Bestandteile: Von verschiedenen Autoren wird Plumbagin und ein peptonisierendes Ferment angeführt. —

„ 143 — *(Radix Filicis maris)*
Anwendung: Hom. auch bei Lymphdrüsenentzündungen. —

„ 146 — *(Herba Ephedrae vulgaris)*
Anwendung: Als Ephedra vulgaris sind im Hom. A.-B. frische Blätter und Zweige offizinell. Anwendung: Bei Basedow. —
Die Droge wurde früher bei Diarrhoe und Rheuma angewandt. —
Abarten: Die Früchte von E. vulgaris — Amenta Uvae marinae — galten als Fiebermittel. —

„ 148 — *(Herba Equiseti arvensis)*
Abarten: Die frischen Pflanzen von E. hiemale und E. limosum sind im Hom. A.-B. offizinell. — Anwendung: Bei Harn- und Blasenkrankheiten. —

„ 154 — *(Flores Spiraeae ulmariae)*
Abarten: Radix Spiraeae ulmariae ist als Spiraea ulmaria (frische Wurzeln) im Hom. A.-B. offizinell. Anwendung: Wurmmittel. —

„ 158 — *(Fructus Foeniculi)*
Anwendung: Die frischen Früchte sind als Foeniculum im Hom. A.-B. offizinell. Anwendung: Appetitanregungsmittel. Expektorans. Galaktagogum.

Seite 163 — *(Folia Fraxini)*

Bestandteile:	Calciummalat, Quercitrin, Fermente, Vitamin C.
Abarten:	Frische Eschenrinde ist als Fraxinus excelsior im Hom. A.-B. offizinell. Anwendung: Bei Rheuma und bei Gebärmutterleiden. —

„ 167 — *(Herba Fumariae)*

Ernte:	Mai bis zum Herbst.

„ 169 — *(Herba Galeopsidis)*

Bestandteile:	(Erg.) Phytosterin, Phlobaphene, Cholin, 1-Stachydrin. —
Anwendung:	Die frische blühende Pflanze ist im Hom. A.-B. als Galeopsis offizinell. Anwendung: Bei Lungenleiden. —

„ 170 — *(Herba Galeopsidis)*

Abarten:	Als weitere Abart kommt noch G. Ladanum in Frage.

„ 171 — *(Gallae)*

Anwendung:	Als Gallae turcicae sind Gallen im Hom. A.-B. offizinell. Anwendung: Wie Tannin. Zu Fußbädern.

„ 174 — *(Radix Gentianae)*

Anwendung:	Hom. als Tonikum und Antipyretikum. Bei Periodenstörungen. —
Abarten:	Im Hom. A.-B. sind ferner offizinell: Die frischen Wurzeln von G. amarella — Bitterlicher Enzian — und G. cruciata — Kreuzenzian —. Anwendung: Bei Hals- und Magenleiden. — Die frische Pflanze von G. quinquefolia — Fünfblütiger Enzian —. Anwendung: Gegen Dyspepsie. —

„ 176 — *(Herba Hederae terrestris)*

Ernte:	April bis Juni.

„ 185 — *(Herba Gratiolae)*

Ernte:	Juni bis August.

„ 186

Anwendung:	Hom. bei Magenkatarrh. Laxans. Bei Blasen- und Harnröhrenleiden.

„ 187 — *(Herba Grindeliae)*

Anwendung:	Im Hom. A.-B. ist das getrocknete Kraut von G. robusta und G. squarrosa offizinell. — Anwendung wie angegeben sowie bei Milzerkrankungen und Lähmungen. —

„ 190 — *(Flores Stoechados citrinae)*

Anwendung:	Die frische blühende Pflanze von H. arenarium ist als Gnaphalium arenarium im Hom. A.-B. offizinell. Anwendung: Antirheumatikum. Diuretikum.

„ 194 — *(Herba Herniariae)*

Anwendung:	Die frische Pflanze von Herniaria glabra ist im Hom. A.-B. offizinell. —

„ 197 — *(Flores Humuli Lupuli)*

Anwendung:	Hom. bei nervösen Magenstörungen, Kopfschmerzen, Delirium tremens, Muskelrheumatismus.

„ 202 — *(Herba Hyperici)*

Anwendung:	Hom. bei Nervenschwäche und Blutarmut. Als blutstillendes Mittel. —
Abarten:	H. pulchrum — Schönes Hartheu —. Die frische, blühende Pflanze ist im Hom. A.-B. offizinell. — Anwendung wie oben. —

FSC
www.fsc.org
MIX
Papier | Fördert gute Waldnutzung
FSC® C083411

Zeitfracht Medien GmbH
Ferdinand-Jühlke-Straße 7
99095 Erfurt, Deutschland
produktsicherheit@kolibri360.de